KB248551

고구마 밥상

건강을 위한 기적의 식사법

병은 없다

고구마 밥상 병은 없다

펴 냄	2009년 10월 25일 1판 1쇄 박음 • 2010년 4월 5일 1판 2쇄 펴냄
지 은 이	진견진(陳堅眞)
옮 긴 이	조순례 · 이다연
펴 낸 이	김철종
펴 낸 곳	(주)한언
	등록번호 제1−128호 / 등록일자 1983. 9. 30
주 소	서울시 마포구 신수동 63−14 구 프라자 6층(우 121−854)
	TEL. 02 - 701 - 6616(대) / FAX. 02 - 701 - 4449
책임편집	정민규 · 한지연 · 함정훈
디 자 인	정현영 · 양미정 · 백은미 · 김영민
홈페이지	www.haneon.com
e − m a i l	haneon@haneon.com

이 책의 무단전재 및 복제를 금합니다.

잘못 만들어진 책은 구입하신 서점에서 바꾸어 드립니다.

I S B N   978−89−5596−541−4   13510

고구마 밥상

건강을 위한 기적의 식사법

병은 없다

진견진 지음 | 조순례 · 이다연 옮김

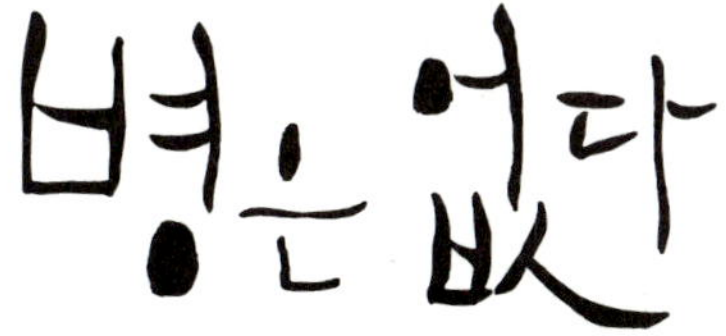

陳堅眞時食養生法

Original Copyright© 2006 by 陳堅眞

All rights reserved

Korean translation copyright ⓒ 2009 by HanEon Community Co.

"本書中文繁體字版ⓒ 200X由台灣城邦原水文化授權,由(株)韓言獨家出版, 發行韓國語版."

"본 중국어번체판ⓒ200X도서는 대만 성방원수문화에서 출판권을 양도하여 (주)한언에서 한국어판을 독점 출판, 발행한다."

이 책의 한국어판 저작권은 原水文化와의 독점 계약으로 (주)한언이 소유합니다.

저작권법에 의해 한국 내에서 보호를 받는 저작물이므로 무단 전재와 복제를 금합니다.

누구나 젊고 건강하게 살 수 있다

자연율례 건강센터를 찾은 많은 사람들이 내게 묻는다. "어떻게 하면 건강해질 수 있을까요?" 약을 먹고 운동도 하고 식사 조절도 하는데 여전히 몸이 아프다고 하소연한다. 그들은 유명한 의사와 병원을 찾아갔지만, 아무런 효과가 없었다고 말하며 간절한 눈빛으로 내게 답을 구하러 온다.

그들이 건강해지지 않는 이유는 간명하다. 자연에 따른 삶을 살지 않기 때문이다. 처음 찾아온 환자에게 '자연'이라는 말을 꺼내면 그들은 믿지 못하겠다는 눈빛을 보인다. 아마 지금 이 글을 읽고 있는 독자 중에도 이런 사람들이 있을 것이다.

하지만 몇 가지만 생각해보자. 왜 서양 사람들은 육류를 잘 소화시키는 반면 동양 사람들은 육류를 잘 소화하지 못하는 걸까? 왜 동양인의 70%는 우유를 소화시키지 못하는 유당불내증(乳糖不耐症)을 갖고 있는 걸까? 그 이유 역시 간단하다. 바로 오랫동안 환경에 적응하면서 신체 구조가 그 환경에 적합하게 바뀌었기 때문이다. 수천 년 전부터 육류와 유제품을 먹었던 서양인의 신체와 벼농사가 중심이었던 동양인의 신체가 다른 것은 당연하지 않을까? 이는 과학에서 말하는 '진화론'이다.

사람들은 '과학', '진화론', '물리 법칙'을 이야기하면 신뢰를 하고, 자연의 법칙을 따르라는 뜻의 '자연율례(自然律例)'를 말하면 과학적인 것인지 의심을 한다. 그럼 여기서 '환경'이라는 단어와 '자연'이라는 단어를 바꿔보자. 수십만 년 동안 '자연' 속에서 살아왔던 인간이 여기서 벗어나 건강한 삶을 살 수 있을까?

잠시 우리의 삶을 돌아보자. 휴식을 취해야 할 시간까지도 우린 스트레스를 받으며 일을 한다. 그 스트레스를 해소하기 위해 더 늦은 시간까지 술을 마신다. 우리가 먹는 음식에도 인간이 만든 화학조미료가 잔뜩 들어간다. 걷는 시간보다 인간 기술이 만들어낸 교통수단을 타고 있는 시간이 더 많다. 이처럼 우리가 살아가는 방식을 돌아보면 그 어디에도 '자연'은 존재하지 않는다.

신체는 아직 자연의 주기에 따른 휴식과 활동을 원하는데 실제 우리의 삶은 여기서 벗어나 있다. 이 때문에 우리는 바다를 벗어나 땅 위에서 숨을 헐떡이는 물고기와 같은 처지에 놓여 있다. 그러면서도 바다로 다시 돌아가려고 하기보다는 몇 방울의 증류수를 몸에 끼얹으며 건강해지려고 노력한다. 물고기가 살아나려면 바다로 돌아가야 하듯이 우리 역시 건강해지기 위해선 우리의 몸이 원하는 '자연의 법칙'을 따라야 한다.

자연율례를 여러 해 동안 가르치면서 나는 이 부분이 가장 안타까웠다. 아픈 사람들의 대부분은 질병을 근본적으로 해결하기 위해 '바다'로 돌아갈 생각을 해야 함에도, 오히려 임시방편인 '약간의 물'을 찾기 위해 엄청나게 노력하고 있었다. 그들은 노력은 많이 했다. 하지만 그것은 좋은 결과를 얻어낼 수 없는 노력이었다. 반대로 내가 자연율례를 가르치면서 가장 기뻤던 부분은 환자들이 '자연의 법칙'에 따라 생활하며 건강해졌다는 사실이었다.

하지만 아직도 많은 사람들이 '자연의 법칙'에서 벗어난 채로 건강해지려고 한다. 이 사람들은 곡식이나 채소, 과일을 먹을 때에도 그 종류를 구분하지 않은 채, 게다가 어떻게 조리해야 하는지도 모른 채 먹고 있다. 그들은 '자연의 법칙'을 따라야 건강해질 수 있다는 사실을 모르고, 음식을 어떻게 먹어야 하는지도 모르고 있다. 자연을 따르는 삶과 제철에 난 음식이 건강에 좋다는 것을 알고 있어도 어떤 것이 제철 음식인지, 무엇이 자신에게 맞는지, 그리고 어떻게 조리해 먹어야 가장 좋은지 알지 못했다.

그래서 나는 이 책을 썼다. 이 책을 통해 위에서 말한 문제들을 해결하고 가능한 한 많은 사람들의 건강을 회복시켜주고 싶었다. 이 글을 쓰는 동안 나는 이 책이 건강을 찾고자 하는 사람들에게 복음이 되기를 희망했다. 다만 건강 비법을 다 밝히기에는 안타깝게도 분량이 문제였다. 때문에 처음 의도했던 것보다 분량이 두 배 이상 늘어났음에도 한 사람 한 사람에 맞춰 모든 이야기를 풀어낼 수는 없었다. 그래서 아쉬운 마음이 들기도 한다. 하지만 그 대안으로 대표적인 몇 가지 체질에 따른 식단을 자세하게 제시해 두었다. 분명한 것은 이것만으로도 건강을 추구하는 사람들에게 커다란 도움이 될 것이라는 점이다.

책의 구성은 독자들이 건강 비법을 가장 쉽게 이해할 수 있도록 구성했다. 1부에서는 자연율례와 제철 음식 건강법, 그리고 고구마 식사에 대해 설명하며 이를 통해 건강해질 수 있는 이유를 밝혔다. 2부에는 자연율례와 제철 음식 건강법, 고구마 식사로 건강을 되찾고 인생을 바꾼 사람들의 생생한 이야기가 나온다. 이어 3부에서는 건강을 위해 알아두어야 할 철칙과 제철 음식 건강법의 4대 비결을 다루고, 4부에서는 각 체질과 음식 간의 관계에 대해 설명하였다. 마지막 5부에서는 체질별, 계절별 식단을 소개해 누구나 쉽게 제철 음식 건강법을 실천할 수 있도록 했다.

건강 비결을 담은 이 책에서 독자들이 나의 사랑과 열정을 느끼길 바란다. 그리고 이 책이 독자들의 건강과 행복을 위한 주춧돌이 됐으면 한다.

진견진(陳堅眞)

※ 이 글은 진견진 선생의 저서 《고구마가 내 몸을 살린다》의
내용 중 일부를 편집자가 재구성한 것입니다.

진견진에 대하여

진견진 선생은 자연율례를 깨닫고 제철 음식 건강법을 실천하기 전까지만 해도 질병의 고통으로 가득 찬 비참한 인생을 살았다. 그녀는 자신의 인생을 다음과 같이 묘사한다. "죽음의 그림자가 드리운 절망 속에서 신음하다가 점차 희망을 찾을 수 있었던 삶이다."

선천적으로 체질이 약하고 보살핌과 보호가 부족했던 유년 시절, 성장 환경이 좋지 못했던 청소년기, 병약하여 죽음의 위기를 맞았던 자녀들, 위기에 처한 결혼 생활, 만성 질환으로 인한 고통…. 이 모든 악몽이 한 사람에게 일어났다면 믿겠는가? 하지만 믿기 어려운 이 모든 것들이 실제 진견진 선생에게 일어났던 상황들이다.

어렸을 때부터 허약했다

그녀는 유전성 정신 질환이 있는 가족 사이에서 태어났다. 그녀의 할머니는 정신 질환으로 자살했고, 그녀의 오빠 또한 정신 질환을 앓았다. 아버지 역시 자식들에게 정상적으로 사랑을 주는 사람이 아니었다. 그는 지독한 남존여비 사상을 갖고 있었고, 그에게 폭력은 가족에 대한 사랑의 표시이자 아버지로서 당연한 권리였다. 언어폭력뿐 아니라 신체적 폭력까지 난무했다. 진견진 선생의 가족들은 폭력적인 아버지를 미워하면서도

그가 두려워서 숨죽이고 살았다. 오랜 기간 폭력적인 가정 환경에서 고통 받았던 선생은 남들보다 허약했고, 성장 발육도 느렸다.

그녀의 고난은 이것으로 끝이 아니었다. 아버지의 사업이 실패하면서 그녀는 7살 때부터 일을 해야만 했다. 어려운 가정 형편을 돕기 위해 가족과 함께 새우 공장에서 새우 껍질을 벗겼다. 초등학교를 졸업한 후 선생은 낮에는 하루 종일 일하고, 밤에는 야간 학교에서 공부하는 나날을 보냈다. 그녀는 매일매일 가족을 위해서 10시간 이상 일을 했고, 쉬지도 못한 채 바로 학교에 갔다. 잠을 잘 시간조차 절대적으로 부족했던 것이다.

오랫동안 힘들게 일하면서 그녀의 심신은 무너져버렸다. 이 때문에 선생은 불과 14살 나이에 간 질환으로 병원에 입원했고, 그 후로도 심장병, 중풍, 조울증, 골다공증, 심각한 요실금 등 만성 질환을 앓았다. 하지만 이런 질환들은 선생이 겪은 다른 고통에 비하면 견딜 만한 것이었다.

자신과 세 아이, 죽음의 문턱까지 가다

27살에 첫 아이를 낳은 후 그녀의 요실금 증세는 더욱 심해졌다. 그녀를 치료했던 의사는 자궁이 너무 늘어져 방광의 기능이 떨어졌으니 자궁을 제거하라고까지 했다. 의사는 만일 자궁 제거 수술을 받지 않으면 기저귀를 차야 될지도 모른다고 경고했다.

'자궁만은 제거할 수 없어.' 막 태어난 핏덩이 딸을 품에 안은 채 그녀는 고개를 가로 저었다. 어렸을 적부터 많은 자녀를 두고 행복한 가정을 꾸리는 것을 꿈꿔 왔기 때문이었다. 그녀가 아팠던 것만큼, 그리고 부모로부터 사랑 받지 못했던 것만큼 결혼해서는 꼭 건강하고 행복한 가정을 갖고 싶었다. 그녀의 소망은 자궁 제거 수술을 거절할 만큼 강했다.

하지만 첫 아이는 이런 그녀의 소망을 모르는지 3개월도 채 되지 않아 지독한 고열과 심한 설사로 탈수 현상을 겪었다. 한 달 동안 병원에 입원해 있으면서 그 어린 몸에 주사를 하도 많이 놓아 결국에는 머리에 주사를 놓는 지경까지 이르렀다.

자식의 고통은 부모에게는 감당하기 힘든 고통으로 다가온다. 그렇게 갖고 싶었던 첫 아이를 낳고, 행복한 가정이라는 그녀의 오랜 꿈을 이루려는 시점에 아이의 생사를 위협하는 질환이 찾아왔으니 그녀의 고통이 얼마나 컸겠는가!

첫 아이만이 아니었다. 이후 낳은 두 아이도 모두 심각한 난치병이 있다는 이야기를 의사로부터 들었다. 29살 때 낳은 둘째 아이는 두 살이었을 때 천식으로 2개월 동안 입원했다. 32살에 셋째 아이를 임신하고는 중풍이 찾아왔다. 당시 남편의 사업이 어려워서 부른 배를 안고 노심초사했다. 기억하기 싫은 어릴 적 가난이 꿈에 나타나기도 했다. 행여 남편의 사업 실패로 지금까지 어렵게 쌓아 올린 행복한 가정이 깨지고 아이들이 자신처럼 고생하지는 않을까 걱정이 이만저만이 아니었다.

이런 스트레스는 그녀의 약한 몸을 무너트렸다. 중풍이 찾아온 그녀도 문제였지만, 더 큰 걱정은 배 안의 아이였다. 사산(死産)만이 아니라 산모까지 위험한 상황이었다. 다행히 긴장한 의료진이 지켜보는 가운데 분만실에서 아이의 울음소리가 터져 나왔다. 하지만 예상했듯이 아이도 산모도 매우 허약한 상태였다.

선생은 아이들이 허약한 게 모두 자신을 닮았기 때문이라고 자책했다. 결국 그녀는 아이들과 자신의 건강을 위해 의학을 공부해야겠다고 결심했다. 이후 그녀는 아이와 자신의 건강을 되찾을 수 있는 방법을 찾기 시작했다.

두드리면 열린다

그녀는 질병을 치료하는 방법을 찾아내기 위해 서양 의학, 약리학, 영양학, 중의학, 자연의학, 식이요법, 보양식품, 철학, 종교, 과학 등 인간과 건강에 관련된 모든 것을 공부했다. 유명하다는 사람이 있으면 중국 산골 마을까지 찾아가 가르침을 청했다.

이런 노력 끝에 드디어 그녀는 건강의 진리를 발견해냈다. 그 진리는 바로 '대자연이 최고의 명의'라는 사실이었다. 사람이 살아가는 데 필요한 모든 것들은 대자연에서 찾을 수 있으며, 제 땅에서 가장 많이 나는 천연의 제철 음식이야말로 건강을 지키는 최고의 명약이라는 것을 발견해낸 것이다.

그리하여 진견진 선생은 '자연율례'를 주장하기 시작했다. 그리고 모든 가족과 함께 생활방식을 바꿔가기 시작했고 시간에 맞춰 식사를 하고 휴식을 취했다. 이렇게 제철 음식 건강법을 진지하게 실천한 후 질병은 점차 사라졌다. 몸이 건강을 되찾으면서 예전에는 이해하지 못했거나 마음속에 담아뒀던 고민들도 점차 사라지게 됐다. 고질병이었던 심장병, 간 질환, 신장병, 요실금 등도 자연스럽게 사라졌다. 허약했던 아이들도 점점 건강해졌다. 자연율례의 위대한 힘은 무엇보다도 죽음의 병인 암을 치료하는 과정에서 가장 잘 드러났다.

자연율례로 암을 극복하다

첫 아이의 발병 이후 의학을 공부하던 그녀는 가슴에 딱딱한 섯이 잡혀 병원을 찾았다. 아이가 기력을 되찾는가 싶었더니 더 큰 문제가 찾아온 것이다. 검진 결과 그녀는 유방암 판정을 받았다. 하지만 그녀는 절망하지 않고 자연의 힘을 빌려 치유하기로 마음먹었다. 적당한 음식과 적절한 휴식을 취하면서 암세포를 컨트롤하고 암세포와 계속 대화를 나눴다. 이렇게 자연율례를 시행하면서 그녀는 20년간 암세포와 한 몸에서 지내고 있다. 선생 몸속에 있는 암세포는 더 이상 인간의 생명을 공격하는 무서운 대상이 아니었다. 오히려 오래된 친구 같았다. 난폭한 암세포조차도 유순하게 만드는 것, 그것이 바로 자연의 위대한 힘이었다.

자연율례를 따르며 그녀와 아이들은 신체적, 정신적으로 점점 더 건강해져갔다. 그리고 그녀의 인생 또한 활력이 넘치기 시작했다. 이후 그녀는 이러한 자연율례에 따른 제철 음식 건강법을 다른 사람들과 함께 나누고자 주변 사람들을 돕기 시작했다. 그녀의 무료 강의와 자연율례의 탁월한 효과는 시간이 지날수록 입소문이 나 강의를 들으려는 사람들이 날로 늘어만 갔다.

어느 날은 거의 죽어가는 암 환자가 다른 사람의 부축을 받으며 그녀의 집까지 찾아왔다. 하지만 남편은 그 환자를 보자마자 문을 닫았다. 잘못했다가 환자가 집에서 죽을까 봐 걱정한 것이다.

하지만 진견진 선생은 집에 찾아온 말기 암 환자가 어떻게 될지 정확하게 알고 있었다. '그가 아픈 몸을 이끌고 내 집에 올 수 있는 힘이 있다면 자연의 힘으로 반드시 그를 살릴 수 있을 것이다' 라는 생각으로 그 사람을 받아들였다. 결국 다른 사람의 부축을 받았던 그 환자는 4개월 후 스스로 걸어 다닐 수 있을 만큼 건강해졌고, 다시 4개월 후에는 몸 안에 있던 종양이 완전히 사라졌다.

자연율례로 건강해진 사람들의 입소문이 퍼지면서 그녀를 찾아오는 사람들이 기하급수적으로 늘어났고, 더 이상 집 안에서 강의를 하면서 자연율례를 알릴 수 없을 지경에 이르렀다. 결국 그녀는 '자연율례 건강센터'를 설립했다.

모든 사람들이 건강해질 수 있도록

자연율례 건강센터가 설립되고, 자연율례를 배우고 실천하는 사람들이 어느새 2,000명을 넘어섰다. 의과대학 교수부터 병원 원장, 유명인, 가정주부, 회사원, 은퇴한 노인까지 자연율례의 효험을 배우려고 찾아왔다. 특히 진견진 선생이 쉽게 실천할 수 있는 고구마 식사를 적극 권장하면서 대만 전체에 고구마 식사가 유행하기 시작했다. 자연율례에 대한 책이 출간되고 베스트셀러가 되면서 자연율례와 고구마 식사를 배우려는 사람들이 한국과 일본에서까지 찾아왔다.

가난 속에서 늘 허약했던 자그마한 소녀가 어느덧 자신과 가족뿐만 아니라 많은 사람들의 생명을 구하는 사람이 된 것이다.

"모든 것이 하나님의 뜻이겠지요. 제가 시련을 겪었던 것도, 그리고 현재 조금이라도 다른 사람을 도울 수 있는 것도…. 어렸을 적 시련을 겪을 때는 죽음까지 생각했습니다. 하지만 그 어려움을 견뎌내자 하늘이 저를 도운 것 같아요. 하늘은 스스로 돕는 자를 돕는다고 하잖아요?"

그녀는 계속 말을 이어 나갔다.

"대자연의 법칙은 만인에게 평등합니다. 가난하고 허약했던 제가 건강해질 수 있었다는 것은 누구나 건강해질 수 있다는 것을 뜻합니다. 돈이 없다고, 상태가 위중하다고 절대 포기하지 마세요. 모든 분들이 자연율례를 통해 대자연의 축복을 받기를 바랍니다."

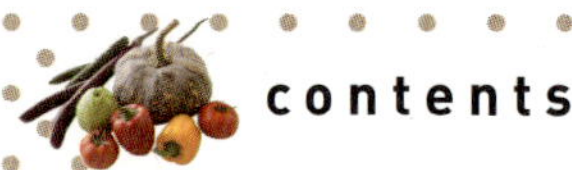

contents

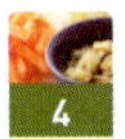

4 시장에서 보약 찾기

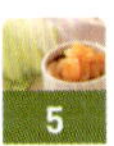

5 제철 음식 건강법의 응용 레시피

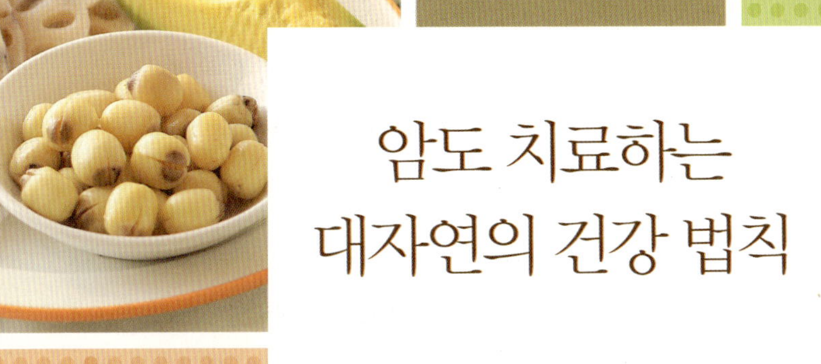
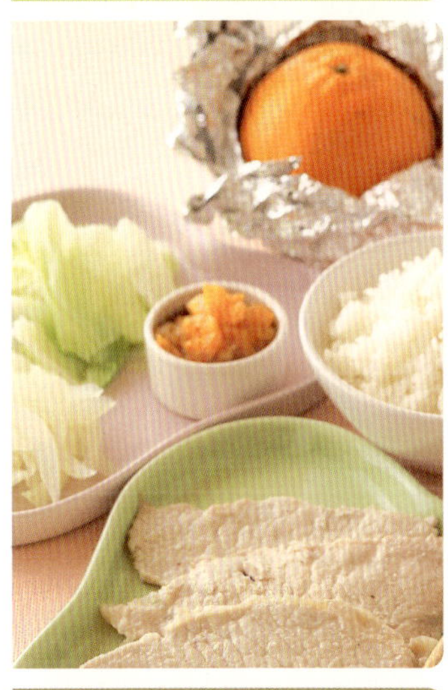

암도 치료하는
대자연의 건강 법칙

PART 01

자연율례 건강법은 돈이 많이 들지도, 실천하기에 어렵지도 않다. 자신의 몸에 맞는 음식을 찾고, 그것을 정성껏 조리해 맛있게 먹기만 하면 된다. 그리고 자연의 주기에 맞게 생활하고, 가능한 한 여유로운 마음을 가지는 것이 좋다. 우리의 몸은 자연의 법칙을 따를 때만이 건강해질 수 있다는 사실을 꼭 명심하자.

인생을 바꾸는 비결

“당신은 인생에서 무엇을 바꾸고 싶은가?” 만약 만성 질환으로 고통 받고 있는 사람들에게 이런 질문을 한다면 그들의 대답은 아마 십중팔구 “고통에서 벗어나고 싶다”일 것이다.

사람들을 고통에서 벗어나게 하는 것, 이것이 나와 자연율례, 그리고 이 책의 존재 목적이다. 나는 이 책을 통해 독자들에게 스스로의 힘으로 질병의 고통에서 벗어날 수 있는 방법을 알려주고자 한다. 그것은 바로 ‘제철 음식 건강법’이다.

제철 음식 건강법은 자연율례의 가장 기초가 되는 건강법이자 대자연의 법칙을 따르는 순리이다. 나 자신이 이러한 식이요법의 최대 수혜자로서 제철 음식 건강법을 이용해 각종 질병을 고쳤을 뿐만 아니라 가족의 건강까지 구할 수 있었다. 그리고 질병으로 고통 받는 수많은 사람들의 인생도 바꾸어 놓았다.

인생의 가장 큰 행복은 건강이다. 암에 걸렸던 한 여성 사업가는 나를 찾아와서 “너무 두려워요. 건강해질 수만 있다면 무엇이든 하겠어요”라고 털어놓았다. 그녀는 불규칙적으로 찾아오는 고통 때문에, 그리고 언제 죽을지 모른다는 생각과 자신이 죽은 후 남겨질 세 아이에 대한 걱정 때문에 삶을 후회하고 무서워했다. 성공한 여성 사업가로서 돈이라면 넘칠 만큼 많았던 그녀도 질병과 죽음 앞에서는 건강한 삶만을 간절하게 원했던 것이다. 그녀는 자연율례와 고구마 식사를 시작한 지 40일 만에 8g이었던 종양이 3g으로 줄었고 건강한 새 삶을 얻을 수 있었다.

이처럼 제철 음식 건강법을 배우려고 찾아오는 사람들을 보면 대부분 만성 질환이나 큰 병으로 고통을 받았던 적이 있다. 하지만 대자연으로 돌아가는 생활 방식을 바탕으로 식습관과 생활 리듬을 조정한 후, 그들은 통증이 줄어드는 것을 직접 느낄 수 있었다. 그리고 그 변화가 점차 몸에서 영혼으로 전해지면서 그들은 건강뿐만 아니라 행복까지 되찾았다. 그 사람들의 건강 상태를 봤을 때, 이는 기적이라고 불릴 만했다. 이런 증거들 덕분에 홍콩과 대만뿐만 아니라 전 세계에서 나의 강의를 듣기 위해 사람들이 몰려든다.

하지만 강의는 시간적, 공간적으로 한계가 있다. 나는 '더 많은 사람들이 건강해지도록 돕는다'는 나의 사명을 위해 이 책에서 그 비법을 소개하려고 한다. 내가 전하는 비법은 돈이 많이 들지도, 실천하기에 어렵지도 않다. 자신의 몸에 맞는 음식을 찾아서 건강에 도움이 되도록 조리하고 맛있게 먹기만 하면 된다. 물론 그러기 위해서는 어떤 음식이 나에게 맞는지, 어떻게 조리하면 좋은지 알아야 한다. 바로 그 방법이 이 책 안에 들어 있다.

책을 읽는 것이 싫은 사람도 있겠지만 많은 돈과 시간을 들이고도 고통에서 벗어나지 못하는 것에 비한다면 이 책을 읽는 것쯤은 아무것도 아닐 것이다. 지금 이 페이지를 읽고 있는 것만으로도 이미 반은 성공한 것이다.

자연율례란 무엇인가?

 '자연율례(自然律例)'의 뜻은 '대자연의 법칙에 따라 살아가면 건강해질 수 있다'는 것이다. 이를 처음 듣는 사람은 '이건 또 뭐야?'라고 생각할지도 모른다. 하지만 나의 책《고구마가 내 몸을 살린다》를 읽은 수십만의 독자들, 그리고 직접 자연율례에 따른 생활 방식을 실천해봤던 사람들에게는 자연율례가 건강을 회복하고 행복을 되찾는 비결로 다가올 것이다.

 아직도 선뜻 믿기지 않는다면 중국 역사상 가장 오래 산 사람을 한번 보자. 각종 문헌을 보면 팽조라는 인물이 800년을 살았다고 한다. 그는 우리가 흔히 말하는 신선으로, 불로장생 하면 떠올리는 인물이다. 물론 800년이라는 수치는 과장이겠지만, 오래 살았던 것만큼은 분명해 보인다. 이 팽조가 자신의 불로장생 비법으로 소개하는 것이 바로 '자연에 따르는 삶'이다. 팽조는 몸과 마음을 수양하고, 모든 것을 자연에 따르라고 말한다. 또한 일과 휴식을 결합하고, 절제 있는 생활을 하라고 충고한다. 이는 자연율례의 요지와 정확하게 일치한다.

 아직 감이 제대로 오지 않을 것이다. 그럼 먼저 자연 혹은 대자연이 무엇인지, 그리고 그 법칙이란 무엇인지 알아보자.

대자연의 법칙이란?

자연율례 건강센터를 찾아오는 사람들에게 "대자연이란 무엇일까요?"라고 물으면 깨끗한 산이나 바다라고 대답한다. 물론 산과 바다도 대자연이다. 하지만 이는 대자연의 지극히 작은 일부일 뿐이다. 이렇게 산과 바다만이 대자연이라고 생각하는 사람에게 "대자연의 주기에 맞춰서 살아가면 건강해질 수 있다"고 말하면 그 의미를 잘못 받아들인다. "그럼 도시에서의 생활을 버리고 산 속에 들어가서 살라는 말인가요?"라며 오해하는 것이다. 하지만 자연율례는 도시나 산처럼 지리적인 것과는 아무 상관이 없다.

자연율례에서 말하는 대자연은 간단히 말해서 '자연의 법칙'이다. 삼라만상은 바로 이 자연의 법칙을 따른다. 과학에서 말하는 물리 법칙, 예를 들어 뉴턴이 발견한 만유인력 역시 자연의 법칙이다. 질량을 가진 각각의 존재들이 서로를 끌어당기는 힘인 만유인력이 없다면 물체를 눈높이에서 놓아도 땅으로 떨어지지 않는다. 우주 비행사들이 공중에 둥둥 떠다니는 것을 상상하면 이해하기 쉬울 것이다. 결국 물체가 땅으로 떨어지는 것은 물체가 지구라는 중력장 안에서 자연의 법칙에 영향을 받기 때문이다.

이 세상 모든 것은 자연의 법칙에 종속되어 있다. 밤하늘에 아름답게 빛나는 별들의 탄생과 죽음도 자연의 물리 법칙을 따른다. 우리가 배우는 수학과 물리학도, 생명체의 진화를 연구하는 진화론도 모두 이런 자연의 법칙을 찾으려는 시도이다. 당연히 생명이 태어나서 자라고 병에 걸려 죽는 인간의 삶도 대자연의 법칙 안에서 이루어진다.

물리학자 아인슈타인은 "신은 결코 주사위 놀이를 하지 않는다"는 유명한 말을 남겼다. 신이 만든 우주가 주사위 놀이처럼 운과 확률에 따라 움직이지 않는다는 뜻이다. 이 말은 이 세상 모든 것을 아우르는 '대자연의 법칙'이 존재한다는 의미이다. 이 대자연의 법칙이란 과학자들에게는 물리학과 수학으로, 종교가에게는 신으로, 동양 의학에서는 건강과 음식과 기의 관계로 다가온다. 요컨대 자연율례는 건강과 생명에 있어서의 '대자연의 법칙'을 찾아서 그에 맞는 삶을 사는 건강법이다.

대자연의 법칙과 건강, 그리고 자연율례

우리의 육체와 정신, 그리고 건강은 자연 법칙과 밀접한 연관이 있다. 예를 들어 바다에서 사는 물고기는 그 자연 법칙을 벗어나 육지에서 살아갈 수 없다. 물고기를 육지에 던져놓으면 그 물고기는 죽을 수밖에 없는 것이다. 물고기가 아무리 육지에서 살고자 해도 '물고기는 물속에서만 살아갈 수 있다' 는 대자연의 법칙을 넘어설 순 없다.

물론 생물의 진화를 보면 수중 생물들이 육지로 올라온 사례가 있다. 개구리 같은 양서류는 진화의 결과 물고기가 바다라는 환경을 벗어나 육지로 올라온 경우이다. 하지만 그러기까지 수억 년이 걸렸다. 즉, 자연의 법칙을 거스르지 않고 새로운 환경에 적응하기까지는 엄청난 시간이 필요하다. 이런 긴 시간 동안의 진화는 그 자체가 또 하나의 자연 법칙이다. 인간도 물고기와 마찬가지로 대자연의 법칙을 따라야 하는 생물이다. 갑자기 우리에게 달에 가서 월궁항아(月宮姮娥: 달에 산다는 중국 신화 속 선녀)와 같이 살라고 해도 우리는 달에서 살 수 없다. 인간은 지구라는 환경 속에서 공기를 마시고, 물을 마시고, 방사선을 피해야 하기 때문이다.

하지만 현대인은 대자연의 법칙을 벗어난 삶을 살고 있다. 우리의 선조들을 보면 해가 뜨면 일어나고, 해가 지면 휴식을 취하는 자연의 주기를 따랐다. 또한 자연 그대로의 과일과 채소를 먹으며 간간이 사냥을 통해 얻은 육류를 섭취했다. 하지만 현대를 살아가는 사람들은 불과 수십 년 만에 자연의 법칙을 벗어나려 하고 있다. 수십만 년 동안 인류가 먹던 자연 음식을 버리고 인공 화학약품이 들어간 음식을 먹기 시작했다. 가공식품, 화학조미료, 지나친 육류 섭취 같은 현대인의 식습관은 이를 잘 보여준다. 또한 아침 일찍 일어나고 해가 지면 휴식을 취하는 생활 방식도 변하였다. 밤늦게까지 업무에 시달리고, 새벽까지 유흥을 즐기며 잠을 못 이룬다.

《24시간 사회》의 저자인 마틴 무어-에드는 이렇게 말한다.

"건강 문제의 핵심은 인간이 만든 문명이 요구하는 것과 신체가 요구하는 것 사이의 갈등이다. 우리의 신체는 낮에 사냥하고 밤에 잠을 자는 것에 적응했지만, 지금은 24시간 동안 일하고 즐기고 주식 거래를 한다."

잠시 74쪽의 '오장육부의 생체 시계' 그림을 보기 바란다. 수십만 년 동안 인류가 자연에 적응하는 과정에서 우리 몸속의 기관들도 그에 맞는 생체 리듬을 갖게 되었다. 따라서 이 리듬에 맞는 생활 방식이 곧 건강한 신체를 갖는 지름길이 된다. 예를 들어 '생체 시계'에서 새벽 1시는 간이 휴식을 통해 활성화되는 시간으로 이때까지 잠을 못 이루면 간에 무리가 간다. 하지만 우리의 삶은 이 생체 리듬에서 벗어나 있고, 따라서 각종 현대병과 만성 질환으로 고통 받고 있다.

결국 우리는 물고기가 물을 벗어나서 건강하리라고 생각하지 않으면서도 정작 스스로에 대해서는 자연의 법칙에서 벗어난 식습관과 생활 습관을 가진 채 살아가고 있는 것이다.

이를 이해한다면 건강을 위해 우리가 해야 할 일은 명확해진다. 바로 자연율례에 따른 삶을 사는 것이다. 대자연의 법칙에 따라, 그리고 우리 몸이 원하는 바에 따라 먹고 자고 휴식을 취해야 한다. 육지에서 숨을 헐떡이고 있는 물고기를 다시 바다로 돌려보내면 곧 기운을 차리고 유유히 헤엄을 치듯이 우리도 자연의 법칙을 따를 때만이 건강해질 수 있다. 간단하게 말해서 자연 그대로의 식습관과 자연의 주기를 따르는 삶을 살면 누구나 건강해질 수 있다. 물론 어떤 음식이 좋은 것인지, 그리고 자연의 주기가 무엇인지는 이 책을 통해 배워야 한다.

나는 이 방법을 깨닫기 위해 18년 동안 동양 의학, 서양 의학, 영양학, 과학, 자아 인식, 종교, 신학 등 대자연의 법칙에 부합하는 거의 모든 가치관과 방법을 찾아 헤매었다. 중국 광주와 천진의 유명 대학에서 의학을 배우기도 했고, 호북

지방의 중의(中醫) 학원을 졸업하기도 했다. 누군가 용하다는 이야기를 들으면 배움을 위해 산골 지방까지 찾아갔다. 이런 노력 끝에 나는 건강의 정수를 알 수 있었다. 그것이 바로 '자연율례'이다.

자연율례의 기본 철학은 '건강을 위해 자연의 법칙을 따르는 생활 방식을 갖는 것'이다. 고구마 식사와 제철 음식 건강법은 자연율례의 일부로 이외에도 경락과 혈 요법, 심리·물리요법, 여성학과 남성학 등 다양한 방법이 자연율례에 포함된다.

앞에서 언급했던 팽조와 같은 신선들의 삶은 자연율례의 요지와 통한다. 도교, 신선술 등에서는 오랫동안 건강하게 살기 위해서는 몸과 마음이 평화로워야 한다고 말한다. 그리고 그러기 위해서는 '자연을 따르는 삶'을 살라고 말한다. 그야말로 '돌을 베개 삼아 눕고 흐르는 물로 양치질을 하는' 삶이자 근심도 없고, 물욕도 없는 편안한 삶이다.

결국 몸과 마음, 그리고 영혼이 조화를 이룬 삶을 사는 것이 자연율례를 공부하는 최종 목적이다. 이를 위해 이 책에서는 자연율례 중 제철 음식 건강법과 고구마 식사를 중심으로 건강하게 살 수 있는 구체적인 방법들을 소개하려고 한다.

제철 음식 건강법에 대하여

제철 음식 건강법은 자연율례를 배우기 위한 입문 과정이다. '제철 음식 건강법'이라고 하면 음식만을 떠올리는 사람이 많을 것이다. 하지만 제철 음식 건강법은 '제때 휴식을 취하고 제때 식사를 하는' 건강법으로 그 핵심은 적절한 시간에 휴식을 취하고, 체질에 맞는 식사를 하는 것이다. 그리고 이를 통해 건강한 육체뿐만 아니라 궁극적으로 건강한 정신을 갖는 것이 목표이다.

건강한 육체, 건강한 정신

제철 음식 건강법의 정의에서 '휴식', '정신'이라는 단어에 주목하자. '건강한 육체에 건강한 정신이 깃든다'는 말처럼 육체와 정신은 밀접한 관계를 맺고 있다.

사례 하나를 보자. 어느 날 자연율례 강의를 듣던 한 40대 여성이 남편을 데리고 나를 찾아왔다. 나는 그와 대화를 하면서 그가 간울(肝鬱, 쉽게 말해 스트레스)이 쌓여 간이 매우 좋지 않은 상태라는 것을 알 수 있었다. 그에게 이 말을 하자 "아내에게 내가 간암 수술을 받았다는 이야기를 들은 것이겠죠"라며 믿지 않았다. 하지만 그의 아내는 남편에 대해 나에게 아무것도 말한 적이 없었다.

이렇게 처음에 그는 감정과 울화를 억제한 자신의 성격 때문에 간암이 생겼다는 것을 믿지 않았다. 나는 그에게 스트레스를 포함한 감정과 간의 관계에 대해 설명했다. 스트레스, 불안, 감정의 억압 등은 동양 의학적 관점에서 보면 간과 위에 나쁜 영향을 미친다. 이는 스트레스를 많이 받는 현대의 직장인들을 보면 잘 알 수 있다. 그들은 간의 기능이 떨어져 만성 피로에 시달리고, 위의 기능이 떨어져 소화가 잘 되지 않는 경우가 많다.

이런 설명을 듣고 남편은 잠시 자신이 어떻게 살았는지 곰곰이 생각했다. 그리고 결국 자신이 지독한 완벽주의자로 업무를 할 때나 일상생활을 할 때 절대 감정을 드러내지 않았다는 것을 인정했다. 그 과정에서 엄청난 스트레스를 받았지만 누구에게도 말하지 않은 채 꾹 참았다고 한다. 심지어는 옆에서 듣던 아내마저 남편이 그렇게 많은 스트레스를 받았다는 사실에 놀란 눈치였다.

결국 그는 성격이나 감정 같은 정신적인 부분이 건강에 영향을 준다는 것을 이해하고, 제철 음식 건강법과 고구마 식사를 실행했다. 더불어 자연율례에 따라 자신의 마음을 비우고 감정을 조절하려고 노력했다. 특히 수면 시간은 간 건강에 매우 중요한 영향을 미치기 때문에 그에게 밤 9시 전에 취침하라고 했다. 자정은 간 경락이 운행하는 시간이고, 이때 숙면 상태에 있어야 간과 쓸개가 충분한 휴식을 취할 수 있기 때문이다. 한방에서는 '누우면 피가 간으로 돌아간다'는 말이 있다. 휴식을 해야 혈액이 간으로 들어가 간장을 보양할 수 있다는 뜻으로 수면 시간의 중요성을 드러내는 말이다.

자, 그의 상태를 요약해보자. 그는 간암에 걸려 수술을 받았고 이는 간울, 즉 스트레스 때문이었다. 이 스트레스는 불충분한 수면과 휴식, 그리고 감정의 억압으로부터 생겨났다. 따라서 이 사람이 간 질환을 극복하려면 병의 근본 원인이 되는 감정을 다스려 마음을 편하게 갖고 충분한 휴식을 취해야 한다. 건강한 육체는 건강한 정신에서 나오기 때문이다.

제철 음식 건강법과 자연율례에 따라 자연에 순응하는 삶을 사는 것은 육체적 건강뿐만 아니라 정신적인 건강도 되찾는 방법이다. 컨디션이 좋을 때를 떠올려보자. 아침에 일어났을 때부터 상쾌한 기분이 들고, 직장에 가서 사람들을 만날 때에도 항상 활력이 넘치는 기분이었을 것이다. 이런 날에는 누군가 자신에게 실수를 해도 인상을 찌푸리지 않고 웃으며 괜찮다고 말한다. 이런 날이 계속된다고 생각해보자. 하루하루 활력이 넘치고 스트레스나 불안 같은 부정적 감정은 줄어들지 않을까? 우리는 자연의 섭리와 생체 주기를 조화시키는 자연율례를 통해 이런 '상쾌한 나날'을 누릴 수 있다.

그는 제철 음식과 고구마를 먹으며 자연율례에 따른 생활 리듬을 되찾았다. 8개월 만에 체중도 42kg에서 48kg으로 늘었고, 혈색도 몰라보게 좋아졌다. 그가 되찾은 것은 건강만이 아니었다. 건강하고 상쾌하게 살게 되자 예전보다 여유를 갖고 아내와 자녀를 대할 수 있게 되었다. 가정생활이건 사회생활이건 정신적인 여유는 매우 중요하다. 사람이 여유를 갖게 되면 다른 사람들에게 더 관대해지고 더 큰 애정을 줄 수 있기 때문이다. 그는 제철 음식 건강법으로 이처럼 건강뿐만 아니라 가성의 행복도 되찾을 수 있었다.

제철 음식 건강법이란?

제철 음식 건강법으로 건강을 되찾은 사람은 이 사람만이 아니다. 자연율례 건강센터를 찾은 수많은 사람들이 자연율례와 제철 음식 건강법으로 건강을 되찾았다. 사실 때 맞춰 음식을 먹는 방법만 안다면 건강은 의외로 쉽게, 그리고 저렴한 비용으로 얻을 수 있다. 이렇게 대자연의 시간에 맞춰 음식을 먹으며 건강을 유지하는 방법이 바로 '제철 음식 건강법'이다.

건강에 문제가 생기면 우리는 그 근본 원인인 자신의 생활 방식을 돌아보고 이를 고쳐나가야 한다. 식습관과 생활 방식을 대자연의 법칙에 맞게 고쳐야 한다는 것이다. 이렇게 해야만 심신을 건강한 상태로 되돌릴 수 있다. 이것이 바로 제철 음식 건강법의 핵심이다.

제철 음식 건강법에서는 '세포 건강'을 신체 건강의 기본으로 보고 있다. 사람의 몸은 세포로 이루어져 있기에 세포를 건강하게 하는 것이 바로 신체 건강의 기초를 다지는 것이기 때문이다. 뿐만 아니라 세포가 건강해지면 원래 있던 질병을 없앨 수도 있다. 이렇게 건강한 세포를 기르려면 반드시 알맞은 때에 알맞은 일을 하고 체질에 맞는 음식을 먹어야 한다.

'알맞은 때'를 알려면 우리 몸의 자연 주기를 올바로 이해해야 한다(74쪽 '오장육부의 생체 시계' 그림 참조). 우리 몸의 세포는 기관에 따라 조금씩 다른 생체 주기를 가진다. 생체 주기가 다른 세포를 건강하게 하려면 우리 몸의 세포가 각각 가장 활력이 넘칠 때에 맞춰 충분히 휴식을 취하고 영양을 흡수해야 한다. 예를 들어 간을 건강하게 하려면 일찍 잠을 자서 간에 휴식을 줘야 하고, 이른 아침에 식사를 해서 간세포에 필요한 영양소를 효과적으로 흡수해야 한다.

결국 세포가 식품 속의 영양을 제대로 흡수해야 진정한 의미의 '식사'를 했다고 말할 수 있다. 다시 말해 세포에 필요한 영양소를 식품으로부터 균형 있게 섭취함으로써 세포를 건강하게 만드는 것이다. 이를 위해 이른 아침에 식사를 해야 하고, 당류부터 섬유질, 단백질 등이 단계별로 차곡차곡 쌓인 올바른 영양 상태를 유지해야 한다(77쪽 '세포의 영양소 피라미드' 그림 참조).

요약하면, 세포는 우리 몸의 가장 기본적인 단위로서 건강이 나빠졌다는 것은 우리 몸의 세포에 문제가 생겼다는 뜻이다. 가장 대표적인 예로 암은 신체 세포가 돌연변이를 일으켜 생긴 것이다. 다른 질환들도 그 부위 혹은 관련 부위의 세포 기능이 약해졌다는 의미이기도 하다. 예를 들어 간 질환은 간세포의 기능이 떨어졌다는 뜻이다. 따라서 신체 건강을 회복하려면 세포의 건강부터 회복시켜야 한다.

물론 인간의 몸은 유기체이기 때문에 간이 안 좋다고 간만 치료해서는 건강해질 수 없다. 신체는 유기적으로 얽혀 있기 때문에 간을 치료하기 위해 몸 전체의 기운을 북돋을 필요도 있다. 제철 음식 건강법은 자연에 따른 식습관과 생활 습관을 가짐으로써 작은 조직의 세포뿐만 아니라 몸 전체의 대사 기능을 바로잡아 건강을 총체적으로 되찾는 방법이다.

결과가 있으면 반드시 그 원인이 있다

대자연의 법칙이라는 큰 개념부터 눈에 보이지 않을 만큼 작은 세포까지 설명하였다. 이런 식으로 설명을 하는 이유는 바로 질환의 근본 원인을 알아내기 위해서다.

앞에서 언급한 40대 남성의 사례 안에는 '인과응보' 라는 건강의 진리가 담겨 있다. 주지하듯이 인과응보는 모든 결과에는 반드시 그 원인이 있다는 말이다. 그의 간 질환도 스트레스라는 정신적인 원인 때문에 생겨난 것이었다.

제철 음식 건강법에서 말하는 것도 바로 이것이다. 질병은 결과이지 결코 원인이 아니다. 대부분의 질병은 후천적인 신체의 불균형에서 비롯된다. 선천적인 장애가 있는 사람이 아니라면 인간은 본래 건강하게 태어난다. 하지만 살아가면서 그들의 생활 방식이 건강으로 가는 길과 정반대이고, 대자연의 법칙에 위배되기 때문에 만성 질환에 걸린다. 다시 말해서 인과 관계로 따져봤을 때 잘못된 생활 방식과 식습관이 병이라는 결과를 낳는 것이다.

하지만 안타깝게도 현대인의 생활 방식은 대자연의 법칙과 크게 어긋나 있다. 신체가 휴식을 취해야 할 시간에 술을 마시고 늦게 자고, 일어나서 활동을 해야 할 시간에는 잠을 잔다. 또한 불규칙적인 식사, 폭음과 폭식, 간식이나 야참 먹기, 가공식품이나 육류 위주의 식단 등 대자연의 법칙에서 한참 벗어난 식습관을 가지고 있다. 이는 모두 만성 질환을 일으키는 원흉이다. 이 때문에 비만, 고혈압, 고지혈증, 당뇨병, 심장병, 종양, 통풍, 간 질환, 위장 질환, 신장 질환, 만성 피로, 우울증 등의 질병이 우리를 찾아오는 것이다. 따라서 식습관과 생활 습관을 바꾸면 우리는 질병 없는 행복한 삶을 누릴 수 있다.

여기서 잠깐 나를 찾아왔던 50대 여성의 예를 한번 보도록 하자. 그녀는 3개월 동안 고구마 식사와 자연율례를 실천하면서 심각했던 비만과 당뇨를 개선할 수 있었다. 젊었을 때는 날씬했다던 그녀를 비만으로 만든 원인은 무엇이었을까? 당연한 이야기겠지만, 아이를 낳은 후부터 살이 찔 수밖에 없는 식사를 했기 때문이다. 물론 갑자기 그런 식사를 하게 된 정신적인 배경도 있겠지만, 여기서 이 부분은 잠시 생략하고 식사와 생활 습관에 초점을 맞춰보자.

그녀는 고지방, 고칼로리, 고콜레스테롤의 육류를 즐겨 먹으면서도 운동은 하지 않았다. 가까운 거리도 차를 타고 이동하고, 지하 주차장까지 가는데도 엘리베이터를 타는 등 거의 걷지를 않았다. 또한 누워서 텔레비전을 보면서 간식을 먹고, 심지어는 늦은 밤중에도 배가 고프면 야식을 먹었다. 이런 생활 습관이 그녀를 비만으로 만든 주 원인이었다.

문제는 이런 생활 습관이 비만만을 초래하지 않는다는 점이다. 비만이 진정 무서운 것은 이로 인해 당뇨병 같은 성인병에 걸릴 확률이 높아지기 때문이다. 그녀가 갖고 있던 당뇨병, 고지혈증도 결국 그녀의 생활 습관 때문에 생겨난 질환이었다.

하지만 원인과 결과라는 말은, 바꿔 말하면 원인을 제거해 나가면 결과로서의 질환도 고칠 수 있다는 말이 된다. 그녀는 먼저 식습관과 생활 습관을 바로잡았다. 육류 위주의 식사와 수시로 먹던 간식을 고구마 식사와 제철 음식으로 대체했다. 또한 밤늦게까지 활동하던 생활 리듬을 자연율례에 따라 바꿨다. 그러자 3개월 만에 240이 넘던 식후 혈당 수치가 180 정도로 떨어졌고, 몸무게는 7kg

이나 줄었다. 생활 습관을 바꾸어 이룬 다이어트였기에 요요현상도 없었다.

그녀의 이야기는 모든 질환에는 원인이 있으므로 이를 개선하면 질환 역시 나을 수 있다는 것을 잘 보여준다. 원인을 해결하지 않으면 건강이라는 결과를 얻을 수 없다. 당뇨병에 걸린 환자가 식습관과 생활 습관을 고치지 않고, 인슐린 주사만 맞는다고 병이 나을까? 다이어트를 하는 사람이 운동은 하지 않고 굶기만 한다고 '건강한 다이어트'를 해낼 수 있을까? 바로 이런 점 때문에 우리는 질병의 원인을 찾을 수 있도록, 그리고 무엇이 내 몸에 좋은지 알 수 있도록 공부를 해야 한다.

내 몸을 고치는 자기 치유력　　식습관과 생활 습관의 치료 능력은 우리 몸의 자가 치유 능력과 연관이 깊다. 우리 몸에는 정상적인 신진대사를 통한 자가 치유 능력이 있어서 자동으로 체내 노폐물을 배출시킨다. 특히 건강한 사람일수록 이런 노폐물을 처리하는 능력이 좋다. 하지만 좋지 않은 식습관과 생활 습관은 정상적인 대사 과정을 방해해 체내 독소와 바이러스를 몸에 그대로 쌓아두게 만든다. 이런 독소는 건강에 나쁜 영향을 끼치고 질병의 원인이 된다. 따라서 건강해지려면 신진대사가 원활하게 이루어질 수 있도록 좋은 식습관과 생활 습관을 가져야 한다.

감기를 예로 들어보자. 감기는 여과성 병원체, 즉 바이러스로 인해 생기는 질병이다. 현재까지 이러한 바이러스를 완전히 없앨 수 있는 약은 없다. 하지만 인체의 면역 시스템은 자체적으로 바이러스의 침입을 막고 없앨 수 있는 능력이 있다. 인체의 면역 시스템이 바이러스와 싸우는 과정에서 나타나는 것이 발열 현상이다. 즉, 몸에 열이 나기 시작하는 것이다. 물론 이외에도 또 다른 이상 반응이 동시에 나타난다. 하지만 이것은 모두 신체의 대사 반응이라고 볼 수 있다. 일반적으로 감기를 앓는 기간은 3~5일 정도이다. 이 기간에 아무런 약을 먹지 않아도 인체의 자가 면역 시스템은 스스로 감기를 해결할 수 있다. 반대로 약을 먹고 주사를 맞는다고 하더라도 감기의 증상만을 완화해줄 뿐 감기를 앓는 기간을 줄여주지는 않는다. 게다가 함부로 약을 써서 감기를 해결하려고 하면 오히려 신체의 자가 치유에 방해가 되며, 심지어는 면역 시스템에 문제가 발생하기도 한다.

따라서 건강해지기 위해서는 신체의 대사 반응을 잘 이해하고 신진대사를 방해하지 않도록 해야 한다. 자연율례와 제철 음식 건강법이 몸에 좋은 이유도 이 때문이다. 즉, 제철에 난 음식을 먹고 자연의 주기에 따라 생활함으로써 몸의 대사 반응의 효율을 높여 신진대사를 원활하게 할 수 있다. 이를 통해 자연율례와 제철 음식 건강법은 신체의 자가 치유력을 높여준다.

왜 제철, 제땅인가?

자연율례와 제철 음식 건강법은 기본적으로 대자연의 법칙에 순응하는 생활 습관이다. 인간의 몸은 본래 대자연의 법칙을 따라야 건강을 지킬 수 있기 때문에 이는 매우 당연한 것이다. 수십만 년 동안 인류는 이른 아침에 일어나 해가 지면 휴식을 취하는 대자연의 법칙에 적응해왔다. 이는 우리가 원하건 원치 않건 신체가 기억하고 있는 자연의 주기이다. 따라서 신체가 기억하고 있는 자연의 주기를 벗어난 상태에서는 결코 건강해질 수 없다.

결국 현대인의 문제는 신체의 요구와 다른 삶을 산다는 것이다. 이는 건강뿐만 아니라 우리를 괴롭히는 모든 문제의 출발점이 된다. 여기에 대해서는 앞에서 '자연율례'를 설명하며 다루었으므로 생략해도 무방할 것 같다. 요컨대 우리는 건강해지고 싶다면 자연율례에 따른 삶을 살아야 한다.

그럼 왜 제 땅에서 난 제철 음식을 먹어야 하는 것일까? 그 이유 역시 대자연의 법칙과 관련이 깊다. 다윈이 쓴 《종의 기원》에 따르면 모든 생명체는 환경에 적응하는 과정에서 진화한다. 생명체가 환경에 어떻게 적응을 하는지 가장 잘 보여주는 사례가 있다. 사막 여우는 귀가 매우 크다. 이는 더운 환경에서 열을 더 많이 방출하기 위해 몸이 진화한 결과이다. 반대로 북극 여우는 귀가 매우 작다. 이는 추운 환경에서 최대한 열이 방출되는 것을 막기 위해 진화한 결과이다.

인간 역시 자신이 살고 있는 환경의 영향을 받았고, 그에 맞게 적응을 하였다. 한 인류인 서양인과 동양인 사이에도 환경에 따른 차이가 존재한다. 낙농이 발달한 서양인들은 수천 년 전부터 우유를 먹었기 때문에 이를 잘 소화하는 반면, 동양인은 우유를 먹으면 배탈이 나는 경우가 많다. 이는 우유 속 유당을 소화하는 효소가 몸속에 부족하기 때문에 일어나는 일로 유당불내증(乳糖不耐症)이라고 한다. 이를 진화론의 관점에서 보면 동양인은 서양인과는 달리 낙농이 발달하지 않은 환경에서 오랫동안 살았기 때문에 몸속의 유당을 분해하는 기능이 발달하지 않았던 것이다.

여기에서 신토불이(身土不二), 즉 '몸과 땅은 둘이 아니다' 라는 말이 생겨났다. 인간의 신체는 자신이 사는 환경에 적합하게 진화했고, 그 땅에서 자라는 식재료를 먹도록 길들여졌다.

자연의 법칙, 자연의 조화는 이처럼 오묘하다. 신이 만든 우주와 생명체, 그리고 그 환경은 면도날도 들어가지 않을 정도로 촘촘히 엮인 인과의 법칙에 따라 움직인다. 아인슈타인과 그 밖의 과학자들이 '신의 숨결' 인 진리를 찾기 위해 평생을 노력했지만 극히 일부밖에 알아내지 못했다. 자, 아직도 자연의 법칙을 벗어나 무지하고 오만한 현대인의 식습관과 생활 습관을 고집할 것인가?

아직도 선뜻 답을 내리지 못하는 사람들을 위해 여기에 대해 좀 더 이야기해보자. 고산 지대의 물은 낮은 지대의 물보다 무기질이 풍부하다. 이는 물을 통해 무기질을 섭취함으로써 높은 지대의 추위를 견뎌내는 데 도움을 주고자 하는 자연의 선물이자 인과의 법칙이다. 그렇기에 고산 지역에 사는 사람에게는 어떤 비싼 물보다 그 지역에서 나는 풍부한 무기질의 물이 몸에 더 좋다. 자연은 이처럼 그 모든 존재에서 대자연의 법칙을 드러낸다. 그리고 인간은 그 대자연의 법칙에 따를 때 가장 건강하게 살아갈 수 있다.

음식에 계절적 속성이 있다는 것은 제철 음식을 먹어야 하는 또 다른 이유가 된다. 이는 조금 복잡한 문제지만 단순하게 설명해 보겠다. 자연의 진리는 조화와 중도(中道)를 중시한다. 열이 너무 많아도 문제고, 너무 차가워도 문제다. 너무 습하면 곰팡이가 피고, 너무 건조하면 갈증이 난다. 여름이나 겨울은 너무 덥거나 춥기 때문에 이 조화를 이루기가 쉽지 않다. 하지만 신비한 대자연은 만물이 지나침이 없이 항상 조화를 이룰 수 있도록 돕는다. 더위를 먹을 만큼 무더운 여름에는 여름 제철 음식을 먹음으로써 그 더위를 견뎌낼 수 있는 기운을 얻을 수 있다. 앞에서 말한 고산 지대의 물, 무기질, 추위와 비슷한 관계이다. 물론 이는 단순화해 말한 것으로 각 체질에 따라, 그리고 질환과 그 증상에 따라 먹어야 하는 음식이 달라진다는 것은 꼭 기억해두자.

독자 여러분이 건강해지고 싶다면 자연의 법칙을 따르는 신토불이의 식습관, 즉 제철 음식 건강법을 반드시 실천해야 한다. 자신의 체질에 맞는 음식을 제때 먹는 것만으로도 질병의 고통을 줄일 수 있고 심신의 건강을 도모할 수 있기 때문이다.

제철 음식 건강법은 대자연의 법칙이자 자연의 섭리를 따르는 방법이다. 이렇게 말하면 너무 어려운 방법이 아닐까 걱정하는 독자도 있겠지만, 결코 어렵지 않다. 건강을 위해서 오직 아래 네 가지만 주의하면 된다.

시간– 매일 건강을 위한 '제때'를 지킨다.
음식– 제철 음식을 먹음으로써 건강을 도모한다.
체질– 자신의 체질을 바로 알고 올바르게 음식을 먹는다.
사고– 긍정적인 생각으로 건강법의 효과를 배가시킨다.

위 네 가지 방법은 건강을 위한 철칙이다. '시간'은 대자연의 주기에 따라 생활하는 것을 의미한다. '음식'과 '체질'은 질병의 원인과 자신의 체질을 알고 제 땅에서 많이 나는 제철 음식을 먹으라는 뜻이다. '사고'는 오장육부가 운행하는 시간에 맞춰서 휴식을 취함으로써 올바른 생각을 가질 수 있다는 말이다. 아직 이해가 잘 안 된다고 해서 걱정할 필요는 없다. 이 책을 읽으면서 그 방법을 확실히 알 수 있을 것이다.

고구마 식사

제철 음식 건강법은 자연율례의 일부이다. 그리고 고구마 식사는 다시 제철 음식 건강법의 일부로서 자연율례라는 큰 틀 안에 속한 것이다. 그 강력한 효능과 간단한 방법을 생각하면 고구마 식사는 일반인들이 가장 쉽게 따라할 수 있는 건강 비법이기도 하다.

고구마의 효능

'고구마' 하면 제일 먼저 무엇이 떠오르는가? 만약 당신이 50~60대라면, 고구마는 특별한 의미로 기억될 것이다. 먹을 것이 없어 굶주리던 시절, 고구마는 허기를 채울 수 있는 고마운 존재였다. 반면 모든 것이 풍족했던 20~30대는 고구마를 간식 혹은 다이어트 식품쯤으로 여길 것이다. 이처럼 지금까지 고구마는 구황 식물, 혹은 다이어트 식품으로 알려졌지만, 최근 들어 고구마의 건강 기능성이 크게 각광 받고 있다.

고구마에는 우리 몸에서 에너지원으로 쓰이는 전분을 포함한 모든 양분이 들어 있다. 또한 고구마는 섬유질이 풍부해서 배변과 대사를 돕고 미세 혈관에 있는 모든 노폐물을 청소하는 데 도움이 된다. 뿐만 아니라 뼈를 튼튼히 하는 칼슘의 손실을 막고 근육을 단단하게 하며 내장이 처지는 것을 방지하는 효능이 있다.

전분이 많이 들어 있다는 점에서 고구마는 주식인 쌀을 대체할 수 있다. 또, 칼로리가 낮고 노폐물을 청소하는 섬유질이 많기 때문에 훌륭한 다이어트 음식도 된다. 이렇게 팔방미인 같은 효능을 지닌 고구마는 암을 비롯한 각종 질병을 예방하고 개선시킨다.

플러스(+)와 마이너스(−)의 중간인 '0'이 가장 자연스러운 상태라고 할 때 현대인은 한 쪽으로 치우친 산성 음식만 잔뜩 먹는데, 이를 해결하기 위해선 산성과 반대되는 약알칼리성 음식을 먹어야 한다. 바로 고구마가 그런 음식이다.

우리가 흔히 먹는 생선, 고기, 유제품, 가공식품 등은 모두 산성 식품으로서 많이 먹게 되면 체질이 산성화된다. 이 때문에 현대인들은 과거보다 산성 체질에 가까워졌다. 하지만 이는 건강에 위험 요인이 될 수 있다. 연구 결과에 따르면 산성 체질인 사람들이 그렇지 않은 사람들보다 암이나 다른 질병에 걸릴 확률이 높다. 산성 체질인 사람들의 혈액은 쉽게 엉기기 때문에 순환이 잘 안 되고, 이에 따라 신진대사가 원활하지 않다. 이는 세포에 충분한 영양과 산소가 공급되지 못하며, 동시에 몸속 노폐물이 밖으로 배출되지 못한다는 뜻이다.

고구마, 어떻게 먹을 것인가?

음식은 그 속성 역시 중요하지만, 더불어 어떻게 조리해서 먹느냐가 굉장히 중요하다. 예를 들면 항산화 작용을 하고 괴혈병을 막아주는 비타민 C는 열에 약하다. 때문에 비타민 C가 든 음식은 되도록 생으로 먹는 것이 좋다.

이러한 관점에서 보면 우리가 고구마를 먹을 때 가장 주의할 점은 바로 껍질째 먹어야 한다는 것이다. 그 이유는 고구마 껍질이 약알칼리성이기 때문이다. 다만 농약의 위험이 있으므로 되도록 유기농 고구마를 먹거나, 아니면 깨끗이 씻어서 먹는 것이 좋다.

고구마 식사의 구성은 고구마, 밥 약간, 야채 두 가지, 그리고 과일 한 가지다.

야채와 과일을 섞는 이유는 고구마에 부족한 영양소를 보충하기 위해서이다. 아무리 고구마가 좋다고 해도 고구마만 먹게 되면 영양소의 균형이 깨진다. 따라서 다른 야채와 과일을 통해 균형 잡힌 영양소를 섭취하려는 것이다. 또 과일은 비타민이나 섬유질은 풍부하지만 산성이기 때문에, 약알칼리성인 야채로 중화시키는 의미도 있다.

다음으로 주의할 점은 자연율례의 생활 방식에 따라 고구마를 먹어야 한다는 것이다. 아침 6시 30분 전에 고구마 식사를 끝내고 아침 7시 전에 배변을 해야 작은창자가 고구마의 효능을 90% 이상 흡수할 수 있다. 특히 암 환자나 중환자들이 고구마 식사를 통해 병을 고치길 원한다면, 반드시 이 원칙을 지켜야 한다. 이것이 힘들다면 늦어도 낮 12시까지는 고구마를 먹어야 한다. 낮 12시가 지나면 우리 몸의 신진대사 기능이 떨어져서 고구마에 있는 전분이 몸에 쉽게 누적되기 때문이다. 특히 당뇨병이 있는 사람들은 더더욱 이를 신경 써야 한다.

고구마를 조리할 때도 자연율례를 따라야 한다. 여름에는 날씨가 무덥기 때문에 되도록 고구마를 쪄서 먹도록 하고, 겨울에는 추우므로 각자 입맛에 맞게 구워서 먹는 것이 좋다. 단, 고구마와 밥을 같이 찌는 것은 피해야 한다. 고구마와 밥을 같이 찌면 고구마에 있는 당분이 따뜻한 밥으로 침투해 밥이 쉽게 상하기 때문이다.

건강에 이르는 계단

특별한 소수만이 큰 병을 치료하고 다시 건강해지는 축복을 누린다고 생각할 수도 있다. 하지만 자연율례 건강센터를 통해 건강해진 사람들은 너무도 평범한 사람들이다. 두 아이의 어머니이자 주부인 사람, 평범한 직장에 다니는 중년 남성, 공부를 해야 하지만 언제나 놀고 싶은 수험생 등 우리가 주변에서 흔히 볼 수 있는 사람들이다. 나부터가 너무나 평범한 사람이다. 아니, 어쩌면 너무 허약해서 특별했던 사람이었을 수는 있겠다.

이렇게 평범한 사람들이 건강해질 수 있었던 이유는 단 하나뿐이다. 바로 꾸준히 실천했다는 점이다. 1~2주 하다가 포기하지도 않았고, 한두 달 하다가 평소대로 돌아가지도 않았다. 그들은 꾸준히 실천했고, 그래서 건강해졌다.

이번 장에서는 건강을 회복한 사람들이 밟았던 과정에 대해 설명하려고 한다. 사실 꾸준하게 실천하는 것은 의지만 가지고 되는 것이 아니다. 의지만으로 실천이 가능하다면 모든 사람들이 날씬하고, 모든 사람들이 건강했을 것이다.

적을 알고 나를 알면 백전백승이다

성경 중 요한복음을 보면 '진리가 너희를 자유롭게 하리라' 라는 구절이 있다. 이 말은 옳다. 알아야 자유로울 수 있듯이 알아야 건강해질 수 있다. 앞에서 자연율례, 그리고 제철 음식 건강법과 고구마 식사가 왜 좋은지를 설명한 이유도, 제대로 알지 못하면 행동할 수 없기 때문이다. 그리고 행동하지 않으면 어떠한 변화도 이끌어낼 수 없다.

하지만 많은 사람들이 건강에 신경을 쓰면서도 정작 음식과 신체, 그리고 건강의 관계에 대해서는 알려고 하지 않는다. 이런 사람들은 "몸에 좋은 음식을 먹고 열심히 운동하면 되겠죠" 라고 말하거나 "보약을 먹고 있습니다" 라고 말한다. 하지만 몸에 좋은 음식과 보약이란 대체 무엇인가? 운동을 열심히 한다는 것은 과연 무엇을 어떻게 한다는 것일까? 이 사람들 중 이런 질문에 제대로 대답하는 사람을 나는 아직껏 본 적이 없다.

한번 새로운 전자 제품을 샀던 때를 떠올려보자. 새로 산 제품이 망가질까봐 설명서를 읽으며 하나하나 그 지시에 따라 버튼을 눌렀을 것이다. 이렇게 전자 제품도 관련 정보를 익히고 사용하는데, 하물며 인간의 몸과 건강에 대해서 제대로 알지 못한 채 어떻게 병을 고칠 수 있단 말인가?

다시 말하지만, 모든 질병은 원인으로부터 비롯된 결과다. 이는 원인을 알면 질병을 치료할 수 있다는 말이기도 하다. 반대로 말하면 원인을 모르면 건강해질 수 없다는 것이다.

세상에서 가장 고통스러운 병은 무엇일까? 그것은 바로 원인도 모른 채 앓는 병이다. 예를 들어 불임 환자 중에는 병원에서 검사를 받아도 아무 이상이 없다는 사람들이 있다. 하지만 몇 년이 지나도 임신이 되지 않는다. 차라리 자궁 경종 같은 원인이 있다면 치료를 받으면 된다. 그 원인만 제거하면 임신이 가능해질 수 있기 때문이다. 하지만 원인이 불분명한 불임 환자들은 무엇이 문제인지 알 수 없기에 더욱 고통스럽다.

결국 우리는 문제의 원인을 알아야 이를 해결할 수 있다. 마찬가지로 질환의 원인을 알아야 건강해질 수 있다. 모르면 행동으로 옮길 수 없다. 아는 만큼 보이고, 보이는 만큼 실천할 수 있다.

건강해지기 위해서는 먼저 음식, 신체, 정신, 대자연, 그리고 건강의 관계를 알아야 한다. 알아야 정확히 실천할 수 있기 때문이다. 문제의 원인도 모른 채 그 문제를 해결할 수는 없다. 원인과 그 해결책을 알아냈다면 꾸준히 실천하기 위해 노력해야 한다. 이것이 바로 1부의 요지이다.

이제 2부에서는 실제 자연율례 건강센터를 찾아와 자연율례를 배우고, 제철 음식 건강법과 고구마 식사를 실천해 인생을 바꾼 사람들의 생생한 이야기를 소개하겠다. 건강 때문에 힘들어했던 사람은 수없이 많고, 나빠진 건강을 회복한 사람도 수없이 많다. 그 사람들이 어려웠던 상황을 극복하는 과정을 보면서 '나도 할 수 있다'는 자신감을 갖길 바란다. 또 경험으로 입증된 그들의 건강법과 마음 자세를 보면서 '이렇게 하면 되는구나'라는 확신을 가졌으면 한다. 2부를 읽으면 그런 마음이 절로 생겨날 것이다.

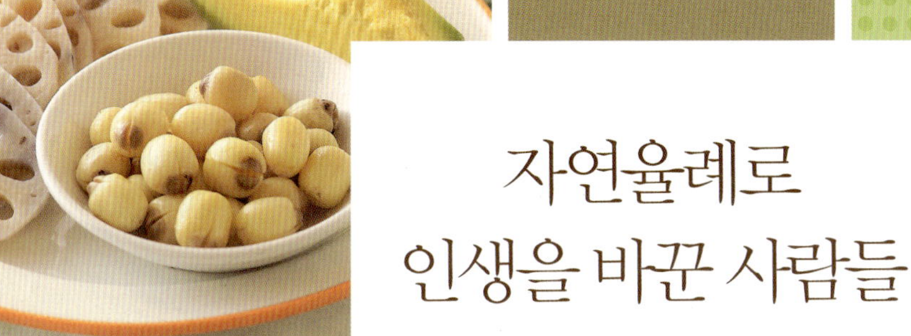

자연율례로
인생을 바꾼 사람들

P A R T 0 2

절망과 고통으로 가득했던 그들의 인생은 고구마 식
사법과 제철 음식 건강법을 통해 순식간에 바뀌었다.
건강에 이르는 비결은 따라하기 어려운 것도, 너무 멀
리 있는 것도 아니었다. 그것은 누구든 마음만 먹으면
손쉽게 따라할 수 있는 평범한 진리이다.

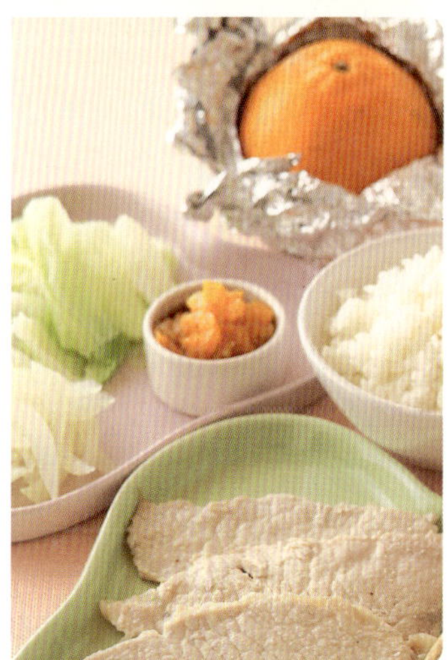

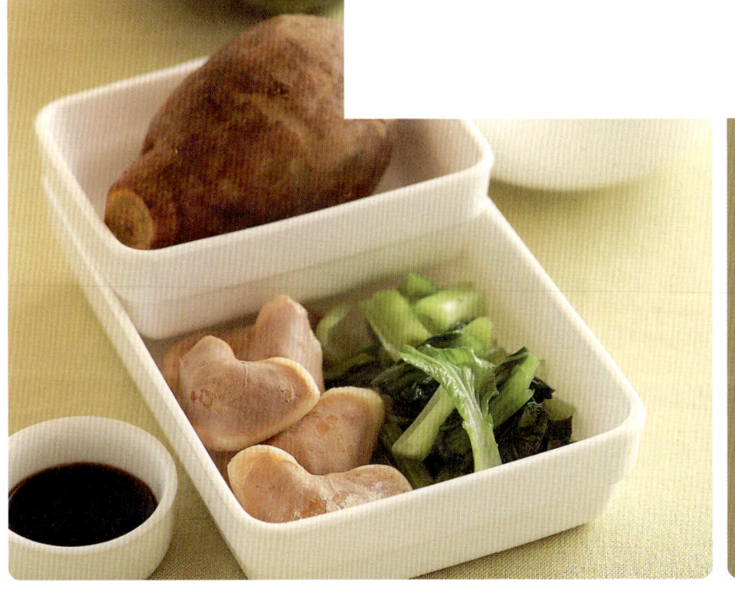

자연율례로 인생을 바꾼 사람들

**장효위(張孝威) 씨가
10년 젊어진 비결은?**

고구마, 토마토, 아스파라거스, 카람볼라. 이는 대만에 사는 장효위 씨가 이른 아침에 먹은 식단이다. 맛있게 구운 고구마는 껍질째 먹고 아스파라거스는 물에 살짝 데치기만 해서 먹을 뿐 다른 조미료를 넣지 않는다. 물론 카람볼라와 토마토도 익히지 않고 자연 그대로의 맛을 즐긴다. 최근 몇 년 동안 장효위 씨는 매일 고구마에 채소 두 종류, 과일 한 종류를 곁들여 먹는 '고구마 식사'를 하고 있다.

그는 원래 미식가로서 지방이 많은 강렬한 맛의 음식을 좋아했다. 그러나 그는 이제 고구마 식단을 챙겨 먹는 것이 습관이 돼서 하루라도 고구마 식단을 챙겨 먹지 않으면 오히려 이상하다고 한다.

"무언가를 얻기 위해서는 반드시 대가를 치러야 합니다. 그게 인생의 진리죠. 열심히 일하지 않으면 사업이 잘 안 되는 것처럼 건강도 마찬가지입니다. 저는 식도락가였지만 건강을 위해 평소 제 식습관을 버렸습니다. 그게 건강을 위해 제가 치른 대가죠."

그는 고구마 식단대로 철저하게 챙겨 먹기 위해 매주 주말이 되면 마트에 가서 다음 한 주 동안 먹을 고구마를 산다. 그리고 사온 고구마를 잘 구워서 냉장고에 보관하고 매일 한 개씩 데워 먹는다. 다만 신선도를 위해 3일 이상 보관하지 않고, 생고구마는 냉장고에 넣지 않도록 주의한다.

그는 자연율례와 제철 음식 건강법, 그리고 고구마 식사에 대해 제대로 알고 있기에 이를 지키기 위해 노력한다. 그의 말대로 대가 없이 건강해질 수는 없다. 그는 사업상 해외 출장을 갈 때도 항상 고구마를 챙기고, 매일 아침 6시 30분 전에 고구마 식사를 마친다.

아침 6시 30분 전에 고구마 식사를 하는 이유는 그 시간에 장기의 기능이 가장 활성화되기 때문이다. 그는 고구마의 효과를 최대한 누리기 위해 이 시간이 아니면 절대 고구마를 먹지 않는다.

"작년 4월쯤 타이베이의 한 식당에서 사업 파트너를 대접한 적이 있습니다. 그 식당은 디저트로 나오는 고구마로 아주 유명하죠. 하지만 우리는 2시가 되어서야 식사를 마쳤습니다. 전 고구마를 한 입도 먹지 않았죠."

고구마는 아침 6시 30분 전에, 늦어도 낮 12시 전까지는 먹어야 한다. 그 후에 고구마를 먹으면 전분이 몸에 쌓여 역효과가 날 수도 있다. 이른 아침에 고구마를 섭취해야 고구마의 강력한 효능을 온전히 몸에 흡수할 수 있다. 그는 이 원칙을 충실히 지켰다.

그가 이렇게 열심히 고구마 식사를 실천하는 이유는 갑자기 건강이 나빠졌기 때문이다. 50대인 장효위 씨는 마흔쯤 되었을 때 자신의 몸 상태가 점점 나빠지고 있다는 것을 피부로 느낄 수 있었다고 한다.

"회사를 다니며 점점 살이 찌고, 조금만 걸어도 숨이 찼어요. 주말에 아무리 잠을 자도 늘 피곤했죠. 몸이 무겁고, 활력이 떨어지는 것을 저 스스로도 느낄 수 있었습니다. 건강이 안 좋다는 것은 건강 검진 결과에서도 나타나더군요. 콜레스테롤 수치가 정상 수치보다 훨씬 높게 나왔습니다. 순간 '이거 잘못하다가는 큰일 나겠구나' 라는 생각이 들더군요."

그 후로 그는 적극적으로 '웰빙' 방법을 찾아 나섰다. 그는 많은 웰빙 강의를 들으러 다녔고, 2년 전 자연율례 강의를 처음 접하게 되었다.

"이전에 들었던 웰빙 강의에서는 '이 음식이 이런 영양소가 있으니 먹으면 좋다' 라는 식이었습니다. 하지만 진견진 선생님의 강의는 달랐습니다. 제가 처음 들었던 강의는 자연율례 중 제철 음식 건강법에 대한 내용이었는데, 들으면서 절로 '아! 맞아. 정말 그렇네' 라는 생각에 고개를 끄덕이며 들었죠. 자연율례에 대해 동·서양 의학, 과학, 신학, 신화 등의 예를 들어 조리 있게 설명하시는 선생님의 강의를 들으면서 왜 제가 건강이 나빠졌는지 확실히 알 수 있었죠."

그는 자신과 자신의 건강, 그리고 음식에 대해 할 말이 많았다.

"원인은 고지방 음식과 업무상의 스트레스였죠. 1주일에 2~3회는 고지방 음식에 술까지 마셨고, 집은 마치 잠시 옷을 갈아입으러 들르는 곳처럼 되었습니다. 늘 피곤했고, 스트레스를 많이 받았죠. 점점 몸과 마음이 지쳐가는 걸 느낄 수 있었습니다."

이때부터 그는 고구마를 챙겨 먹기 시작했다. 건강이 나빠진 원인을 알게 됐고, 어떻게 하면 회복될 수 있는지도 알았기에 열심히 할 수 있었다.

물론 2주 정도 지났을 때 위기가 찾아왔다. 아침에 일찍 일어나는 것이 생각보다 쉽지 않았고, 사회생활을 하다보니 피치 못할 저녁 약속도 있었다. 하지만 그때마다 그는 지갑 속에 넣고 다니던 쪽지를 꺼내 읽었다.

'나는 할 수 있다. 내가 변하지 않으면 아무것도 바꿀 수 없다. 나는 목표를 이룰 것이다.' 그는 스스로에 대한 다짐이 적혀 있는 쪽지를 보며 약해지는 마음을 다잡았다.

제철 음식 건강법의 효과는 빠르게 나타났다. 석 달이 지나자 체중이 3kg이나 줄었고, 콜레스테롤 수치도 정상으로 돌아왔다. 또한 겉모습부터 확연히 달라지기 시작했다.

"사람들과 만나면 인사를 한 후 한 번씩 저를 시선으로 쭉 훑더군요. '살도 빠지고, 훨씬 젊어졌는데? 무슨 좋은 일이라도 있나?' 하는 표정이었죠."

한 친구는 십 년은 젊어 뵌다며, 그에게 비법을 알려달라고 졸라댔다고 한다. 건강을 회복하는 데 이 같은 경험은 매우 중요하다. 몇 년이 지났지만 그가 아직까지도 철저하게 고구마 식사를 실천하는 이유도 이러한 경험을 통해 고구마 식사에 대한 확신을 가졌기 때문이다.

"사실 처음 고구마 식사를 하면서 그저 지금의 건강 상태만 유지하면 좋겠다는 생각도 있었어요. 그런데 겨우 3개월 만에 몸의 활력을 찾고 젊어 보이기까지 할 줄은 꿈에도 몰랐죠. 저 스스로도 고구마 식사의 효능에 놀랐습니다. 몸으로 그 효능을 경험하니 몇 년이 지나도 꾸준히 실천하게 되네요. 그동안 회사를 그만두고 사업을 시작하는 등 주변의 변화도 많았습니다. 하지만 고구마 식사만은 절대 포기할 수 없더군요."

현재 그는 자연율례와 고구마 식사의 전도사를 자처한다.

"사업상 만나는 친구들에게도 적극 권장했습니다. 그들도 제가 시간이 지날수록 건강해지는 것을 직접 봤기 때문에, 먼저 비법을 알려달라고도 했죠. 많은 분들이 제게 고구마 식사법을 배워갔습니다. 이제는 그분들이 더 열심히 하는 것 같아요."

그는 건강하고 젊게 살기 위해서 오늘도 제철 음식 건강법에 따라 고구마 식사를 하고 있다. 이는 '자연의 법칙을 따를 때 건강해질 수 있다. 그리고 건강해야 일도 잘 되고 인생도 행복해진다' 는 것을 깨달은 장효위 씨의 철칙이기 때문이다.

※ 위 글은 대만 〈상업주간〉 제865호(2004년)에 게재된 기사를 일부 편집하여 옮긴 것입니다.

위(胃)가 없어도 두렵지 않아요

이름 : 양문기(楊雯琪)
발병 연도 : 2001년
질병 : 위암
웰빙 비법 : 아침 꼭 챙겨 먹기, 운동하기, 약욕(藥浴)하기, 저녁 8시 이후로는 머리 쓰지 않기

1999년 새해가 시작될 무렵 내 인생에는 엄청난 터닝 포인트가 찾아왔다. 당시 나는 마흔 다섯 살이었다. 항상 위가 더부룩했고 소화가 잘 되지 않아 병원에서 검진을 받았는데, 위암이었다. 의사는 나에게 당장 수술을 해야 한다고 말했다. 위궤양이겠거니 생각한 나에게는 마른하늘에 날벼락과도 같은 일이었다.

너무 겁이 나서 고민할 겨를도 없었다. 나는 그 자리에서 바로 수술 날짜를 잡았다. 암세포가 전이된 부분을 도려냈기에 수술 후 남은 것은 더 이상 위라고 부르기도 민망했다. 위의 대부분을 잘라낸 것이다.

앞으로는 보통 사람들처럼 마음대로 먹고 마실 수 없다는 것을 알게 되었다. 물론 이는 부차적인 문제였다. 그보다 앞으로의 삶에 대한 두려움과 공포가 내 마음을 짓눌렀다. 이 두려움과 공포는 수술을 받고 깨어나서부터 한시도 내 머릿속을 떠난 적이 없었다. '암에 걸렸던 내가, 위의 대부분이 없는 내가 대체 무엇을 할 수 있을까? 아니 정상적인 생활은 할 수 있는 걸까? 암이 재발하는 것은 아닐까?'

두려움과 공포가 꼬리에 꼬리를 물고 계속해서 찾아왔다. 하지만 그때 나는 인생을 포기할 수 없었다. 아이들이 다 크려면 아직도 멀었고, 무엇보다 난 아직 젊었다. 이대로 끝낼 수는 없었다. '내가 꺾이면 가족이 꺾인다!' 불안한 외중에도 마음을 굳게 먹으려고 노력했다. 퇴원 후 나는 건강을 되찾기 위해 전국을 다녔다.

그 과정에서 배운 것은 '돈 없는 사람은 암에 걸려선 안 된다' 는 사실이었다. 암에 걸리고 나서 이 사실을 절절히 느낄 수 있었다. 암을 치료하는 데는 엄청나게 많은 돈이 들어간다. 치료를 마치고 건강 관리를 하는 데도 돈이 많이 든다. 돈을 써서 건강을 찾을 수 있다면 그나마 다행이다. 많은 경우 비싼 돈을 지불하고도 건강과 생명을 되찾지 못했다.

자연율례를 접하기 전에는 나도 몸에 좋은 음식을 사먹기 위해 매달 엄청난

돈을 썼다. 처음에는 매일 무엇을 먹어야 할지도 몰라서 값비싼 건강식품을 사다 먹으며 영양을 보충했다. 입에 맞지도 않는 액체 건강식품을 매일 먹고, 남들이 한다니까 생식, 유기농 식품 등 비싼 건강 보조 식품들을 모조리 사다 먹었다. 운동도 열심히 했다. 나는 날씨가 덥든 춥든, 바람이 불든 비가 오든 상관없이 매일 공원에서 기공을 몇 시간씩 연마했다. 당시의 나에게는 건강을 되찾는 일이 무엇보다 절실했기 때문이다.

하지만 아무리 열심히 운동을 하고 건강식품을 먹어도 몸이 좋아질 기색이 안 보였다. 나는 한시라도 긴장의 끈을 놓을 수가 없었다. 내가 방심하는 순간 내 생명이 갑자기 확 줄어들 것 같은 불길한 느낌이 들었기 때문이다. 나는 이렇게 힘들게 기공을 연마하고 온갖 건강식품들을 챙겨 먹으며 2년이라는 세월을 보냈다.

그러고 나서 진견진 선생과 자연율례를 만나게 됐다. 남편이 어디선가 자연율례에 대한 이야기를 듣고 나에게 전해준 것이다. 지푸라기라도 잡고 싶었던 나는 다음 닐 자연율례 진칭센디를 방문했디. 진견진 선생의 강의를 들으며 값비싼 건강식품이 꼭 나에게 좋은 것은 아니라는 사실을 깨달았다. 그리고 시장에서 살 수 있는 저렴한 음식으로도 충분히 건강해질 수 있다는 확신이 들었다. 말 그대로 눈이 번쩍 뜨이는 기분이었다. '내가 아무것도 몰랐구나. 건강의 법칙을 놔두고 눈 뜬 장님처럼 엉뚱한 곳에서 답을 찾으려고 했다.'

당장 자연율례와 제철 음식 건강법에 따라 살기 시작했다. 내 몸에 맞지 않는 값비싼 건강식품에 더 이상 의존하지 않았다. 가장 저렴하면서도 가장 효과적인 방법을 발견한 것이다.

내가 그동안 시도해봤던 다른 방법들과 비교해봤을 때 제철 음식 건강법은 실행하기가 비교적 쉬웠다. 시장에 가면 손쉽게 구할 수 있는 저렴한 야채와 고구마나 쌀로 간단하게 요리한 후 정해진 시간에 맞춰서 먹기만 하면 됐다. 그 외에 몇 가지 필요한 영양 식품을 챙겨 먹었을 뿐인데 바로 효과가 나타났다.

자연율례와 제철 음식 건강법을 시작한 지 불과 한 달 만에 큰 변화가 찾아왔다. 내 몸은 신진대사를 시작했고, 잇몸이 붓거나 피가 나고, 입안이 헐고, 자궁 경부에 염증이 생기고, 기침을 하는 등 지병의 발병 반응을 거쳤다. 발병 반응이란 감기 바이러스를 치료하는 과정에서 열이 나는 것처럼 몸 안에 쌓여 있던 독소들이 밖으로 배출되기 시작하면서 몸이 아픈 것을 말한다. 그리고 이런 신진대사 작용을 거쳐 나는 점점 건강해졌다.

몸이 건강해지자 마음속에 엉켜있던 많은 응어리들이 풀렸다. 전에는 이해가 안 되었던 일을 이해하기 시작했고, 용서하지 못했던 사람들을 받아들이게 되었다. 건강해짐으로써 인생에 대한 태도까지 바뀐 것이다. 이런 편안한 마음은 나에게 행복을 가져다주었다.

물론 살다 보면 또 다른 병에 걸릴 수도 있고, 또 언젠가 암이 재발할지도 모른다. 하지만 '자연율례'를 내 평생의 스승으로 삼고, 또 하루하루 늘어가는 자연율례 동지들과 서로 격려하면서 노력해 나간다면 오늘보다 더 좋은 내일을 맞을 수 있다고 믿는다. 아울러 자연율례와 함께하는 우리 가족도 갈수록 건강해질 수 있다고 확신한다. 이런 믿음이 생긴 지금, 나는 너무나 행복하다.

암에 걸린 어머니의 여생을 편안케 해드리다

이름 : 전중문(錢仲雯)
발병 연도 : 2004년
질병 : 어머니의 장암이 간까지 전이됨

내가 자연율례 수업을 듣게 된 것은 말기 암 환자였던 어머니를 위해서였다. 장암이 간까지 전이된 어머니가 건강해지도록, 그리고 적어도 남은 생을 편안하고 행복하게 살 수 있도록 도와드리고 싶었다. 어머니는 그 정도는 누릴 자격이 충분하셨다. 어렸을 적 아버지가 돌아가신 후 혼자서 아이들을 키우며 고생도 많이 하셨다. 이런 어머니를 바쁘다는 핑계로 암이 온몸에 퍼질 때까지 병원 한 번 안 모시고 간 불효를 어찌 다 갚을 수 있으랴! 다행히 진견진 선생님과 자연율례, 제철 음식 건강법을 만나면서 조금이나마 어머니께 효도를 할 수 있었다. 물론 어머니의 은혜에 비하면 이는 티끌만큼도 안 될 것이다. 하지만 평온하게 보내드린 어머니의 마지막 모습만은 아직도 내 마음속에 뚜렷하게 남아 행복한 추억이 되고 있다.

처음 어머니가 중병에 걸렸다는 것을 안 때는 2003년 말이었다. 당시 어머니는 밥도 잘 드시지 못하고, 밤새 고통을 참느라 잠을 못 이루셨다. 동생 집에 계시던 당신께서는 혹시 자식들이 걱정할까봐 마음껏 아파하지도 못했던 것이다. 더 이상 바쁘다는 핑계로 어머니를 방치할 수 없었기에 나는 직접 어머니를 모시고 병원에 갔다. 검진 결과를 본 의사는 어머니의 암세포가 장뿐만 아니라 이미 간까지 퍼졌다며 그동안 뭘 했느냐고 나를 다그쳤다. 어머니는 연세가 많으신 데다 암이 이미 전이된 상태여서 수술마저 힘든 상황이었다. 의사로부터 검진 결과를 듣고 눈물이 왈칵 쏟아졌다.

형제들이 모두 모여 어떻게 할지를 논의했다. 동생은 이대로 가시게 할 수 없다고 했지만, 수술도 받지 못하는 상황에서 우리가 할 수 있는 것은 없었다. 결국 수술 말고 다른 치료법을 찾아 나서기로 했다. 이런 결정을 내리면서 형과 동생 모두 그동안의 불효를 자책하며 함께 울었다.

처음에는 사람들이 건강에 좋다고 하는 생식과 채식 식이요법을 시도했다. 하지만 6개월이 지나도록 차도가 없어 보였다. 어머니는 "채소가 내 몸에 맞나 보다"라고 말씀하셨지만, 내가 보기에는 자식들을 위해 애써 말씀하시는 것처럼 들렸다. 또한 맛도 떨어질 뿐만 아니라 단백질이 부족할 수 있다는 우려도 있었다. 그러다 우연한 기회에 제철 음식 건강법을 접하게 된 것이다.

당시 나는 어머니를 위해 건강 세미나를 찾아 다녔다. 그런 건강 모임 중 한 곳에서 자연율례와 제철 음식 건강법으로 암을 고쳤다는 사람들의 이야기를 들었다. 나는 당장 그 방법에 대해 물었고, 자연율례 건강센터를 소개 받았다. 이때부터 고구마 식사와 제철 음식 건강법으로 어머니의 식단을 꾸렸다.

변화는 작은 것에서부터 찾아왔다. 먼저 오랫동안 어머니를 괴롭혔던 변비와 불면증이 사라졌다. 약 없이도 배변을 하고 수면제 없이도 주무시게 된 것이다. 당시 암세포가 간으로 전이된 지 6개월이 지난 상태라서 몸이 안 좋아져야 정상인데, 오히려 어머니의 혈색은 점점 좋아졌다.

어머니가 더 정확히 제철 음식 건강법을 지킬 수 있게 아예 어머니를 집으로 모셔왔다. 그리고 나도 어머니와 함께 같은 식단, 같은 생활패턴으로 살기 시작했다. 놀랍게도 스스로 '몸이 건강해지는구나' 라고 느낄 수 있을 만큼 나는 정신적, 신체적으로 안정되어 갔다. 어머니 역시 마찬가지였다. 암 환자들에게 나타나는 일반적인 현상과 고통이 어머니에게서 사라졌다. 즉 복수가 차고, 팔다리가 붓고, 암세포가 다른 부위로 전이되는 등의 증상이 사라진 것이다.

어머니와 같이 제철 음식 건강법을 함께했던 때가 어머니와 가장 많은 이야기를 나눴던 시기이자, 인생에서 유일하게 효를 행한 시기로 기억된다. 지금도 어머니를 떠올리면, 새벽녘 작은 상을 앞에 두고 함께 고구마를 먹으며 웃으시던 모습이 생각난다.

어머니는 2005년 9월 결국 돌아가셨다. 하지만 병든 몸으로 고통 받다 돌아가신 게 아니라, 마지막까지 건강하게 지내시다 돌아가셨다. 그래서 나는 자연율례와 제철 음식 건강법에 너무나 감사한다. 내가 불효라는 마음의 짐을 조금이나마 벗을 수 있었던 것이 모두 그 덕분이기 때문이다. 내가 아직도 어머니의 평온한 웃음을 마음속에 담아둘 수 있었던 것은 모두 자연율례와 제철 음식 건강법 덕분이다. 만일 이와 만나지 못했다면 내 기억 속에는 아파하시던 어머니의 모습과 불효에 대한 죄책감만 남아 있을 것이다.

그렇기에 나는 더 많은 사람들이 이 건강법을 알게 되기를 진심으로 바란다. 자연율례와 제철 음식 건강법, 그리고 고구마 식사로 모든 사람이 손쉽게 건강과 행복을 얻게 되기를 소망한다.

3대가 모두 건강해지다!

이름 : 추형녕(鄒馨寧)
발병 연도 : 2001년
질병 : 어머니의 치매, 딸의 거식증, 남편의 치질
웰빙 비법 : 고구마 식사

고구마 식사의 고마움은 직접 그 효능을 경험하지 못했다면 알지 못한다. 드라마를 보면 자식의 생명을 살린 의사에게 부모가 허리가 땅에 닿도록 인사하며 감사하다는 말을 되풀이하는 모습이 나온다.

나도 고구마에게 그만큼 고마운 마음이 든다. 아니, 그보다 세 배는 더 감사를 해야 할 것 같다. 고구마 식사로 어머니의 치매와 딸의 거식증과 남편의 치질을 모두 고쳤으니 말이다. 때문에 나는 고구마와 만나게 해준 운명에 늘 감사하고 있다. 내가 처음 고구마 식사와 만나게 된 것은 4년 전으로 거슬러 올라간다.

당시 나의 어머니는 치매를 앓고 계셨다. 어머니는 무척 허약해지신 상태였고 얼굴은 검붉은 색이었으며 이가 떨려 서로 부딪히는 것을 멈출 힘도 없을 정도였다. 혼자서는 눕지도 몸을 일으키지도 못하셨고, 눈을 감을 힘조차 없으셨다. 이런 어머니를 고치기 위해 중의학, 서양 의학, 안마, 추나 요법, 특수 치료 등 안 해본 치료가 없었다. 심지어 점쟁이한테까지 찾아가 봤지만 어머니의 병세는 전혀 차도가 없었다. 4년 전쯤 내가 처음 자연율례 수업을 듣기 시작했을 무렵 어머니는 무려 21일 동안이나 잠을 못 주무셨다. 별의별 수면제를 다 써봤지만 소용없었다. 심지어 의사까지 포기하고 우리에게 마음의 준비를 하라고 할 정도였다.

사실 처음 제철 음식 건강법과 고구마 식사를 시작할 때 나도 반신반의했다. '적어도 몸에 해로운 것은 아니니까 밑질 건 없겠지' 하는 생각이었지만, 고구마

식사의 규칙은 철저히 지켰다. 아침 6시 30분 전에 고구마와 쌀밥을 2:1 비율로 만들어 어머님께 먹여 드렸다. 반신반의했던 생각은 곧 사라졌다. 제철 음식 건강법을 시작한 지 7일 만에 어머니는 약 없이도 주무실 수 있게 되었다. 제철 음식 건강법을 한동안 열심히 하고 나니 여기저기 침을 흘리시던 것도 점차 없어졌다. 딱딱하게 굳어 있던 몸도 점점 물렁물렁해졌고, 주먹을 쥔 채 펴지지도 않던 두 손이 부드럽게 펴지기 시작했다. 피부도 고와지고 주름살도 잘 안 보일 만큼 펴졌다. 어머니는 지금 86살이신데 고구마를 드시기 전인 4년 전보다 훨씬 정정해지셨다.

어머니뿐 아니라 딸과 남편도 자연율례 제철 음식 건강법의 덕을 톡톡히 봤다. 딸아이는 18살 되던 해에 미국 대학으로 유학을 갔다. 갑자기 가족과 떨어져 낯선 곳에서 생활하는 것이 걱정됐지만, 강한 아이였기에 믿고 보냈다. 하지만 어린 나이에 학업과 새로운 생활 환경에 적응하는 것은 쉽지 않은 일이었다. 엄청난 스트레스를 견디다 못해 딸은 점점 음식을 먹지 않게 됐고, 결국 거식증에 걸리고 말았다. 키는 169cm인데 몸무게는 41kg까지 줄었다.

당시 아들도 미국에서 유학 중이었는데 오빠로서 여동생을 챙기려고 직접 주방에서 만두를 만들어 한 입이라도 먹이려고 노력했다. 하지만 딸아이는 음식을 넘길 수조차 없었다.

결국 딸아이는 오빠 손에 이끌려 병원에 갔다. 거식증에 걸린 딸에게 의사는 호르몬 약을 처방해주었다. 약을 먹으면 정상으로 돌아왔지만, 부작용으로 생리불순이 찾아왔다. 또한 얼굴 가득 여드름이 생겼다. 보다 못한 아들은 부모의 걱정이 크리라는 걸 알면서도 우리에게 연락해서 이 사실을 알렸다.

아들로부터 딸아이의 상태를 듣고 한숨도 잘 수 없었다. 먼 이국땅에서 어린 것이 얼마나 고생을 했으면 밥도 제대로 못 먹었는지, 걱정부터 앞섰다. 꿈을 위해 미국으로 유학 간다고 했을 때 딸을 말렸어야 하는 건데, 하고 후회도 들었다. 나는 곧장 미국에 가서 석 달 동안 함께 생활하며 어머니를 살렸던 제철 음식 건강법을 시작했다. 딸 역시 금방 효과가 나타났다.

음식과 생활 습관을 자연율례에 따라 바꾼 후 딸아이의 생리 주기가 점점 정상으로 돌아왔고 피부도 좋아졌다. 육체적으로 건강해지면서 자신감도 회복돼 정신적으로 강했던 예전 모습을 되찾기 시작했다. 나는 3개월 후에 대만으로 돌아왔지만 딸아이는 그 후에도 스스로 제철 음식 건강법을 꾸준히 실천했다. 매일 잊지 않고 고구마 식단을 챙겼고 여행을 갈 때에도 고구마를 꼭 챙겨 갔다. 미국 친구들이 비웃어도 개의치 않았다. 딸아이의 말을 빌리면 "애들이 비웃어도 상관없어요. 엄마는 이걸로 날 살렸는데요. 어머니와 고구마에게 감사해도 모자랄 지경에 창피하긴요"란다.

지금 딸아이는 석사 과정을 마치고 사회에 첫발을 내딛었다. 그리고 아직도 제철 음식 건강법을 지키고 있다. 사회생활도 유학 생활과 마찬가지로 힘들겠지만, 나는 걱정하지 않는다. 왜냐하면 제철 음식 건강법으로 딸아이가 정신적, 육체적으로 훨씬 더 강해졌기 때문이다.

마지막으로 남편 이야기를 하겠다. 남편 역시 자연율례 제철 음식 건강법으로 수술 없이 출혈형 치질을 고쳤다. 남편은 미국에서 환경 보호 박사 과정을 마치고 환경 관련 사업을 하는데 항상 손님 접대할 일이 많았다. 그는 비만, 고지혈증, 고혈압, 고혈당에 시달렸고 변을 볼 때마다 출혈이 심했다. 결국 병원에서 검진을 받았을 때 의사는 치질 수술을 권했다.

하지만 남편은 수술을 무서워했고, 그때부터 남편도 나와 함께 자연율례 제철 음식 건강법을 시작했다.

다행히 고구마 식사를 시작한 뒤로 상태가 아주 많이 좋아졌다. 변을 볼 때 출혈이 멈췄을 뿐 아니라 혈압과 콜레스테롤 수치도 점점 정상으로 돌아왔다. 물론 무서워하던 수술 없이 말이다. 그 후 남편은 친구들을 만날 때마다 자연식과 자연을 따르는 생활 방식이 얼마나 좋은지, 몸에 맞는 음식을 먹는 게 얼마나 중요한지를 말하고 다닌다.

나는 항상 자기 복은 스스로 만드는 것이라고 생각해왔다. 그래서 자녀들에게도 스스로 노력해서 자신의 꿈을 이루고 운명을 개척하라고 이야기한다. 이는 건강에도 그대로 적용된다. 만약 지난날의 잘못된 습관과 생각을 버리지 않으면 하늘이 준 기회를 날려 버리는 것이요, 복을 받을 수도 없다. 아무리 건강 비법이 옆에 있어도 스스로 이를 실천하지 않으면 건강해질 수 없는 법이다.

그래서 난 남편과 딸이 잘못된 식습관과 생활 습관을 스스로 바꾸게 된 것이 너무도 기쁘다. 자신을 바꾸려는 그들의 의지가 건강을 되찾아줬기 때문이다.

고콜레스테롤의 위협에서 벗어나다

이름 : 곽혜분(郭蕙芬)
발병 연도 : 2001년
질병 : 고콜레스테롤, 위궤양 등 만성 질환
웰빙 비법 : 아침을 정확히 챙겨 먹고 일찍 배변하기, 일찍 자고 일찍 일어나기

나는 높은 콜레스테롤 수치와 위궤양으로 오랫동안 고생했다. 나의 콜레스테롤 수치는 270 이상이었고, 장기적인 스트레스로 인해 위궤양뿐만 아니라 우울증, 조울증까지 찾아왔다. 2년 동안 장과 위의 고통 때문에 응급실을 찾은 것만 8번이었다. 높은 콜레스테롤 때문에 생긴 자잘한 병까지 합하면 병원을 집이라고 할 만큼 자주 찾았다.

사람이 아프면 처음에는 고통을 치료하기 위해 노력한다. 이것저것 좋다는 방법들을 실천해보고, 이 병원 저 병원 찾아다니며 이 지긋지긋한 고통이 끝나기를 바란다. 나 역시 병을 치료하기 위해 중의학과 서양 의학 병원을 찾아 다녔고, 각종 특수 치료법을 다 시도해보았다. 하지만 별다른 효과를 보지 못했다. 이렇게

되면 환자는 좌절한다. 고통과 병을 마치 몸의 한 부분처럼 여기는 것이다. 병을 치료하겠다는 의지도 약해지고, '제발 덜 아프기만 하면 좋겠다'고 생각한다. 자연율례를 만나기 전 내 상황이 그랬다.

하지만 제철 음식 건강법을 시작한 후 내 삶은 완전히 달라졌다. 6개월도 되지 않아 콜레스테롤 수치가 정상으로 떨어졌을 뿐 아니라 위의 고통도 사라졌다. 더 신기한 것은 제철 음식 건강법으로 고통이 사라지자 정신적으로도 많이 건강해졌다는 점이다. 활력을 잃었던 몸과 마음에 다시금 생기가 넘쳐나는 것을 스스로 느낄 수 있었다.

고백하자면 제철 음식 건강법에 대해 처음에는 반신반의했다. 때문에 고구마를 먹는 시간을 정확히 지키지 않았고, 규칙적인 생활을 하지도 않았다. 한마디로 반쪽짜리 제철 음식 건강법이었다. 하지만 1~2주 먹자 위가 편안해지는 느낌이 왔다. '어, 위가 예전보다 많이 편안해졌네?' 몸이 먼저 신호를 보내온 것이다. 또한 자연율례 강의를 듣는 동안 주변 사람들로부터 직접 자신이 경험한 효과를 들으면서 확신이 들었다.

'자연율례와 제철 음식 건강법을 실천하면 내 병도 나을 수 있다. 이 사람은 암 수술 후 불편했던 몸도 괜찮아졌고, 또 저 사람은 무릎이 아파서 제대로 걷지도 못했는데 이제는 괜찮아졌다. 나도 나을 수 있어.'

그때부터 철저히 자연율례의 가르침에 따라 생활하기 시작했다. 고통이 줄어들고 몸이 건강해지는 것을 느낄 수 있었다. 하지만 이렇게 세 달이 지나자 몇 가지 신진대사 반응이 나타났다. 위장병, 혈뇨, 홍역, 콧속이 뻑뻑한 증상, 가려움증, 피부가 벗겨지는 증상이 생겼다. 또 복사뼈가 까칠해지고, 이가 시큰거리고, 구취가 심해지고, 두피에 부스럼이 났다.

이는 제철 음식 건강법을 하기 전에도 나타났던 증상이다. 하지만 이미 몸 상태가 호전되는 반응을 겪어봤기 때문에 이런 증상들이 일어나도 더 이상 전처럼 걱정하지 않았다. 그리고 자연율례 수업을 통해 이런 신진대사 반응이 나타날 것이라는 것을 미리 알고 있었다. 오히려 내 몸이 점점 건강해진다는 신호로 보여 기쁜 마음도 들었다. 같이 자연율례 수업을 듣는 다른 학생들에게 알린 후 10일 정도 되는 조정기를 보냈다. 내 몸의 자연 치유력이 힘을 발휘해 몸이 호전될 때를 기다리기만 하면 됐다.

이제 나는 스스로 건강을 회복하는 정확한 제철 음식 건강법을 배우게 됐다. 예를 들면 아침에 고구마 식단을 챙겨 먹는 것, 식습관과 생활 습관을 바꾸는 것, 적절한 영양 섭취, 운동 등이다. 몸이 점점 건강해지자 마음의 스트레스도 덩달아 없어졌다.

내가 스스로 나를 변화시킬 수 있었던 원동력은 바로 자신감이다. 예전의 나는 병 앞에서 무기력했다. 아프면 그 고통을 그대로 받아들일 뿐이었다. 고통 앞에서 내가 할 수 있는 것은 아무것도 없었다. 그렇기에 나는 무기력해졌고 정신적으로 피폐해질 수밖에 없었다. 하지만 나는 제철 음식 건강법을 통해 스스로 고통과 병을 이겨냈다. 더 이상 고통과 병은 나를 좌지우지할 수 없었다. 나는 내 신체와 정신을 통제하는 주체적이고 강한 사람이라는 생각이 들었다. 내가 원한다면 무엇이든지 할 수 있다는 자신감으로 가득 찼다. 이렇게 마음이 안정되자 스트레스를 받을 일도 없어졌고, 삶은 희망으로 빛났다. 더 이상 비관하거나 우울해할 필요가 없었다.

자연율례를 통해 나는 정상적인 콜레스테롤 수치를 되찾았고, 위궤양도 치료할 수 있었다. 정말 중요한 것은 자연율례와 제철 음식 건강법을 만나면서 내 삶의 모든 것이 바뀌었다는 것이다. 스스로 몸을 건강하게 만든 자신감은 매사에 적용되었다. 사람을 만날 때에도, 그 사람과 이야기를 나눌 때에도, 어떤 일을 할 때에도 '나는 할 수 있다' 는 자신감으로 임하게 됐다. 이러한 자신감은 내 인생에서 무엇과도 바꿀 수 없는 가장 귀한 보물이 되었다.

우울증이 가져온 죽음의 그림자로부터 벗어나다

이름:대군숙(戴君夙)
발병 연도:2002년
질병:심각한 우울증
웰빙 비법:일찍 일어나기, 아침 챙겨 먹고 쾌변하기

남편과 내가 캐나다에 살 무렵, 나는 전형적인 만성 피로 증후군으로 오랫동안 고생했다. 그로 인해 2001년 말, 나는 결국 우울증에 걸렸다. 그리고 이때부터 나는 우울증과 스트레스에 눌려, 죽고 싶을 정도로 힘든 나날을 보내기 시작했다.

우울증에 지배 당하면서 난 세상이 끝난 것처럼 살았다. 갈수록 의기소침해졌고 온몸의 힘이 빠져나갔다. 마음이 피폐해지자 몸도 급속도로 늙어갔다. 갱년기에나 나타나는 폐경기 증상마저 나타났다. 더 이상 멋을 부리지도 않았고, 외모나 옷차림에도 신경 쓰지 않았다. 쇼핑을 하거나 친구들과 만나 차를 마시며 수다를 떨지도 않았다. 신지어 잘 씻지도 않았고 양치질도 하지 않았다. 우울증과 함께 내 삶의 모든 것이 날아가 버렸다.

당시 나는 치매에 걸린 노인처럼 뇌가 온통 비어 있는 것 같았고 내 몸 안에 다른 영혼이 살고 있는 것만 같았다. 아마 걸어 다니는 좀비라고 하는 게 가장 적절한 표현인 것 같다. 내가 하는 것이라고는 오직 집에 처박혀 우는 것밖에 없었다. 하루에도 몇 번씩 죽음을 생각했다. 스스로 삶을 포기하는 것만이 이 고통에서 벗어날 수 있는 유일한 방법이라고 생각했다. 자살을 생각하던 내가 삶의 끈을 놓지 않도록 해준 이는 바로 남편이었다. 스스로 삶을 마쳐 버리면 나를 사랑해준 남편에게 너무 미안할 것 같았다. 그래서 나는 죽은 것도 아니고 산 것도 아닌 채, 하루하루 마지못해 목숨을 연명했다.

남편은 이렇게 힘들어하는 나를 치료하기 위해 노력했다. 병을 치료하겠다는

의지가 없던 나를 데리고 여러 병원을 찾아다녔다. 남편의 손에 이끌려 처음으로 간 곳은 정신과 병원이었다. 담당 의사는 내가 약사라는 것을 알고는 동종 업계 사람이라며 친절하게 대해주었다. 하지만 치료를 받아도 큰 차도가 없었기에 남편과 나는 담당 의사에게 심리 상담사를 소개해달라고 부탁했다. 담당 의사는 심리 상담에 대해 그리 긍정적인 반응을 보이지 않았다. 하지만 필요하다면 병원을 옮겨 진료하게 해주겠다며 조금 기다리라고 했다.

우리는 집에 돌아온 후 계속 병원의 연락을 기다렸다. 하지만 아무리 기다려도 병원으로부터 연락이 오지 않았다. 결국 우리는 인터넷을 통해 정보를 찾았고 아주 유명하고 비싼 정신과 병원을 찾아 진료를 받았다. 그 정신과 병원의 상담사는 나와 이야기를 나누더니 숙제를 하나 내줬다. 나의 꿈을 생각해보라는 것이었다. 꿈을 떠올리며 삶에 대한 긍정적인 희망을 되찾게 하려는 의도였던 듯하다.

하지만 그건 정말 도움이 되지 않았다. 대체 어떤 우울증 환자가 꿈을 가지고 있단 말인가! 그저 이 고통이 끝나기만을 바라는 무기력한 환자에게 희망적인 꿈을 그려보라는 것은 아사 직전의 사람에게 진수성찬을 떠올리며 스스로를 위로하라는 말과 다름없었다. 우리는 또 다른 병원을 찾아보기 시작했다.

한 병원의 상담사는 행동 요법을 통해 나에게 삶에 대한 동기를 만들어주려고 노력했다. 그는 나에게 매일 커튼을 열어 햇빛이 들어오게 하고 내가 느끼는 기분을 글로 표현하도록 했다. 또 매일 거울을 보며 자신을 칭찬하고 멋지게 차려입고 산책을 하라고 했다. 그리고 남편에게는 나를 계속 격려해줄 것을 요청했다. 내가 주변의 사람들로부터 사랑 받고 있다는 느낌을 갖게 하려는 의도였다. 우울증 환자들은 자신의 존재 이유를 잃어버리기에 주변의 사랑을 통해 이를 확인시켜주는 방법이었다.

이를 위해 우리는 매일 마음을 담아 포옹을 하고, 잘 때도 서로 손을 맞잡고 잠

들었다. 이 방법들은 약간 효과가 있었다. 하지만 나는 여전히 우울증을 떨쳐버리지 못했다.

우리는 치료 방법을 바꿔 중의사를 찾아가거나 점을 보기도 했다. 또 매일 건강 관련 기관에서 자연치료를 받기도 했다. 치료비로만 수천만 원을 쓰며 여기저기 가보았지만 나의 상태는 아무런 진전이 없었다.

그 무렵 우리는 캐나다에서 대만으로 돌아왔고 이때부터 나의 인생은 달라졌다. 제철 음식 건강법을 만나게 된 것이다. 남편은 대만의 유명 병원이나 건강센터 등을 수소문했고, 그 과정에서 여러 사람으로부터 자연율례 건강센터를 소개받았다. 남편은 자연율례 강의를 들었고, 바로 나에게 제철 음식 건강법을 적용했다. 남편은 귀찮아하던 나를 위해 자신도 같이 제철 음식 건강법을 실천했다. 자신도 생활 리듬을 바꾸고 제철 음식 식단을 짜서 나와 같이 먹었다.

결과는 금방 나타났다. 주사도 쓰지 않고, 약도 쓰지 않았지만 점점 몸과 마음에 활력이 생기기 시작했다. 항상 피곤하던 몸과 마음에 활력이 넘치자 우울증도 사라졌다. 예쁘게 차려입고 외출을 하고, 고향 친구들과 만나 수다를 떨기도 했다. 남편과 외식을 하며 즐겁게 이야기도 나눴다. 삶이 행복하다고 느꼈고, 살아가는 의미도 찾았다. 가족들과 친구들을 사랑하고 또 그들에게 사랑 받는 것, 사소한 일상에 기뻐하고 슬퍼하는 것, 이 모든 것이 인생이라는 생각이 들었다. 이런 삶 가운데에서 관계를 맺고 살아가는 나는, 한 인간으로서 그리고 누군가의 아내로서 꼭 필요한 사람이라는 느낌이 들었다. 이렇게 나는 죽음의 문턱까지 나를 몰아붙였던 우울증을 이겨낼 수 있었다.

어느덧 내가 자연율례 제철 음식 건강법을 시작한 지 3년이 넘었다. 나는 자연율례 제철 음식 건강법이야말로 최고의 우울증 치료법이라고 생각한다. 여전히 생리 기간이면 우울증 증세가 조금 나타나기는 하지만 그 증세가 미약하고, 또 몇 분이면 스스로 우울한 기분을 떨쳐버릴 수 있게 됐다. 난 이제 우울증과 거의 이별을 고한 셈이다. 때문에 나는 제철 음식 건강법과 진견진 선생, 그리고 지금까지 나를 응원해준 남편에 대해 항상 감사하는 마음을 갖고 있다.

더 많은 사람들이 자연율례 제철 음식 건강법을 통해 건강을 되찾았으면 좋겠다. 특히 절망과 체념 속에서 삶의 의미를 잃은 사람들이라면 더더욱 나처럼 제철 음식 건강법을 통해 웃음을 되찾기 바란다.

제철 음식 건강법, 쌍둥이를 선물로 주다

이름 : 장취용(張翠容)
발병 연도 : 2003년
질병 : 불임
웰빙 비법 : 일찍 잠들기, 음식 가려 먹기, 운동하기, 경락 안마, 회춘생강주 마시기

경험해보지 않은 사람이 불임의 고통을 이해할 수 있을까? 나는 불가능하다고 생각한다. 불임은 나 자신뿐 아니라 내가 너무나 사랑하는 가족들의 고통이기도 하다. 가족들이 나로 인해 걱정하고 고통 받는 것을 보며, 나 역시 엄청난 심신의 고통을 겪었다.

당시 나는 신을 원망했다. 다른 사람들은 쉽게 아이를 갖는데 왜 나만 임신을 하지 못하는지 도무지 알 수 없었다. 결혼한 지 4년이 지나도 아무런 소식이 없었고, 앞으로도 아이를 가질 수 없을지도 모른다는 생각에 너무나 두려웠다.

하지만 4년간의 괴로운 시간은 제철 음식 건강법을 통해 불과 4달 만에 사라졌다. 제철 음식 건강법을 실천한 지 4달 만에 사랑스러운 쌍둥이를 임신하는 데 성공한 것이다. 현대 의학의 힘을 빌리지도 않았고, 어떤 인공적인 노력을 기울이지도 않았다. 4년 동안의 노력과 고통을 생각하면 기적과도 같은 일이었다.

2001년 초, 나는 아이를 갖기 위해 검사란 검사는 모조리 다 받았다. 피를 뽑고, 초음파 사진을 찍고, 심지어 엄청난 고통이 수반되는 수란관 검사까지 이를 악물고 받았다. 검사 결과 나와 남편은 모든 게 다 정상이었다.

처음에는 이상이 없다는 이야기에 안도했고, 곧 임신을 할 수 있을 것이라고

기대했다. 하지만 시간이 지나도 임신이 되지 않자 두려움이 찾아왔다.

차라리 이상이 있다면 이를 치료하면 된다. 하지만 우리는 무엇을 치료해야 하는지도 모르는 상황이었다. 원인을 모르기에 뾰족한 대책도 없었다. 그저 매일 기초 체온을 기록하며 배란기를 놓치지 않으려고 노력하는 수밖에 없었다. 하지만 또 몇 달이 지나도 아이는 생기지 않았다.

나는 서양 의학, 중의학, 특수 요법 등 분야에 상관없이 유명한 의사 선생님들을 찾아다녔다. 불임에 효과가 있다는 얘기만 들으면 나는 바로 찾아갔다. 심지어 점쟁이까지 찾아가 보았다. 이렇게 1년 동안 노력했지만 여전히 임신은 되지 않았다.

이렇게 고생하던 2002년 초, 또 하나의 큰 시련이 찾아왔다. 시어머니가 유방암 수술을 받으셨던 것이다. 시어머니는 수술을 마치고 퇴원을 하면서도 자신의 약은 사시지 않고 임신에 좋다는 약만 구해오셨다. 말씀은 없으셨지만, 시어머니는 자신의 여생이 얼마 남지 않았다는 것을 아신 듯했다. 그래서 돌아가시기 전에 손자를 꼭 안아보고 싶으셨던 것 같다. 이런 시어머니의 심정을 알았기에 미안함과 자책감이 더욱 커져만 갔다.

결국 2002년 여름, 나는 처음으로 인공 수정을 받기로 결정했다. 하지만 안타깝게도 임신은 실패로 돌아갔고 가족들에게 더 큰 실망만을 안겨다준 꼴이 됐다. 나에게 남은 건 몸과 마음의 상처뿐이었다. 다시 2차 인공 수정을 받았지만 그역시 실패로 돌아갔다.

이후 다녔던 병원만 해도 셀 수 없을 정도로 많았다. 그중 한 병원에서 불임의 원인이 밝혀졌다. 프롤락틴이라는 호르몬이 과도하게 분비돼 임신이 잘 안 된다는 것이었다.

불임의 원인을 알게 된 후 나는 의사 선생님이 처방해준 호르몬 약을 먹기 시작했다. 하지만 약을 먹은 지 한 달이 되자 심각한 부작용이 나타났고 나는 약을 끊을 수밖에 없었다.

이 무렵 누군가 시어머니께 제철 음식 건강법을 소개해주셨다. 나는 매일 아침 시어머니의 말씀에 따라 고구마 식사를 했고 엄격하게 음식을 가려 먹었다. 생선, 가지, 토란 뿌리, 호박, 리츠, 용안 열매, 잎채소 등 병에 좋지 않은 음식은 절대 입에 대지 않았다. 섬유질과 아미노산 영양제를 챙겨 먹었고, 불임에 도움이 된다는 토마토도 즐겨 먹었다.

또한 생활 방식도 바꿨다. 밤 11시 전에 잠에 들었고 아침 6시 전에 일어났다. 운동과 약욕도 병행했다. 이렇게 하다 보니 불임으로 인한 스트레스도 점점 완화됐고 배변도 더욱 편해졌다.

식습관과 생활 습관을 바꾸고 세 달이 지나고 나서 나는 다시 병원에 가서 프롤락틴 검사를 했다. 놀랍게도 정상 범위로 나왔다. 의사 선생님도 믿기 힘들다고 하셨다. 나는 더 큰 자신감을 갖고 제철 음식 건강법을 열심히 이행했다.

또 한 달이 지났고 제철 음식 건강법을 시작한 지 4달째 됐을 때 나는 예쁜 쌍둥이를 임신하는 데 성공했다. 4년간 그토록 염원하던 일이 겨우 4개월 만에 이루어진 것이다. 이때의 기쁨은 말로 표현할 수 없을 정도였다. 가족들이 좋아하는 모습을 보니 그동안의 마음고생이 싹 사라졌다. 특히 고생하면서도 손자를 갈망하시던 시어머니가 환하게 웃으시면서 수고했다고 얼싸안아주실 때, 내 눈에서는 계속해서 참아왔던 눈물이 솟구쳤다.

임신 후에도 나는 제철 음식 건강법을 계속 실천했다. 그 덕분에 임신 기간 동안 한 번도 부종 때문에 고생한 적이 없었고 심리적으로도 아주 좋은 기분을 유지할 수 있었다. 임산부들이 흔히 겪는 질병 역시 하나도 겪지 않았다. 또 일반적으로 쌍둥이들은 체중 차이가 많이 나서 고생을 하는데 우리 아이들은 둘 다

2.5kg가량으로, 10g 정도밖에 차이가 나지 않았다. 임신을 하기 위해 4년간 그토록 고생한 걸 생각하면, 쌍둥이를 낳는 것은 차라리 수월했다. 물론 순산한 이후 지금까지도 나는 제철 음식 건강법을 실천하고 있다.

자연의 섭리는 참으로 신비하다. 하나의 생명을 잉태하고 출산하는 과정이 이렇게 신비하고도 오묘하다니! 사랑스러운 두 아이의 탄생 과정을 돌이켜보면 나는 이런 생각을 지울 수 없다. 4년 동안 온갖 인위적인 방법을 동원했어도 임신에 성공하지 못했다. 하지만 단 4개월, 자연의 섭리에 따라 생활하면서 그토록 원하던 아이를 둘이나 가질 수 있었다.

이제는 여러분의 차례가 아닌가 싶다. 대자연의 섭리를 따라 살면서 건강을 회복하기를 바란다. 나처럼 자연율례를 통해 고난을 이겨낸 이야기를 들려줄 다음 사람이 당신이기를 바란다.

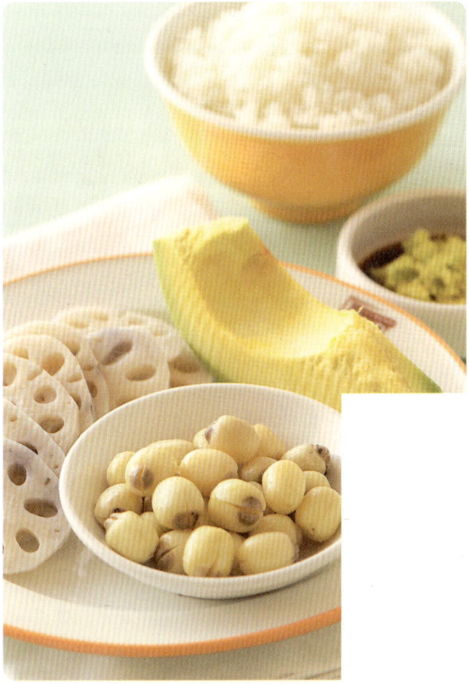

자연율례 건강비결

PART 03

질병, 특히 만성 질환은 우리의 몸이 보내는 경고의 메시지이다. 그것은 우리 삶의 방식에 무언가 문제가 있으며, 이를 신속하게 고쳐야 한다는 신호이다. 몸이 보내는 경고의 메시지를 멈출 수 있는 근본적인 방법이 바로 제철 음식 건강법이다. 시간, 음식, 체질, 사고방식 등 4대 건강 비결만 잘 파악하고 실천한다면 건강과 행복을 되찾는 것은 시간문제일 뿐이다.

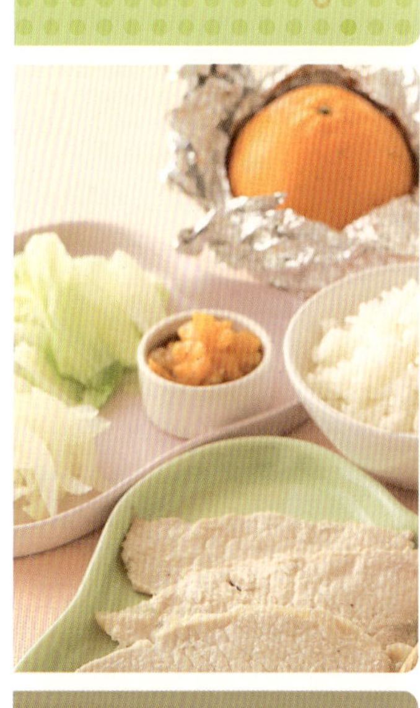

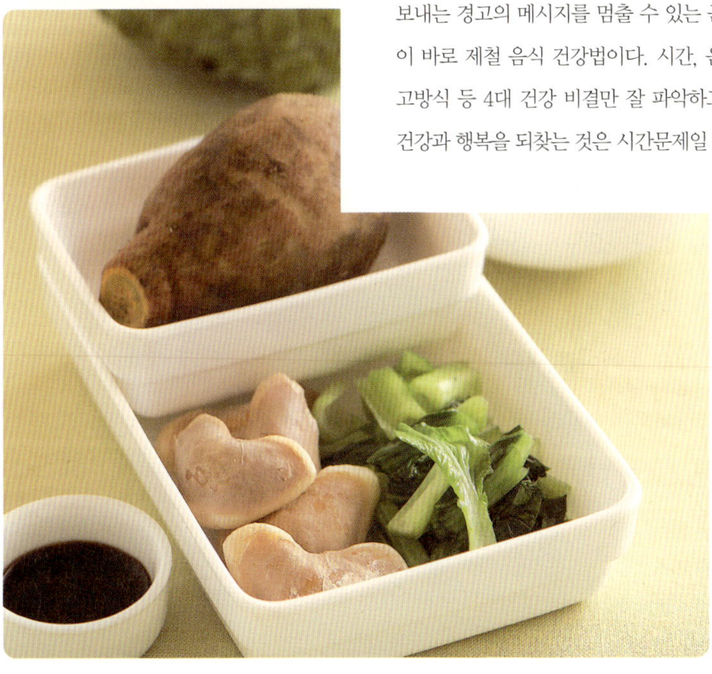

건강을 위해 알아두어야 할 철칙

무협지를 보면 주인공은 우연히 무공의 비결을 손에 넣고, 천하제일의 고수가 되어 세상을 정의롭게 만든다. 무협지에 무공의 비결이 있다면, 자연에는 자연율례라는 건강의 비결이 있다.

무림의 고수가 되는 비결을 배우기 전에 미리 알아두어야 하는 철칙이 있듯이 자연율례 역시 건강의 비결을 실천하기에 앞서 반드시 알아야 할 철칙이 있다. 자연율례 건강 비결을 설명하기 전에, 그러한 철칙에 대해 소개하려고 한다. 이는 본격적인 건강 비결을 배우기 전에 반드시 알아두어야 하는 사항이니 꼭 체크하고 넘어가기 바란다.

이것만은 지키자!

자신의 체질을 이해한다

제철 음식 건강법의 핵심은 '제때 올바른 음식을 먹는 것'이다. 우선 자신의 체질을 알아야, 체질에 맞는 음식을 먹을 수 있다. 자신의 체질을 모른다고 걱정할 필요는 없다. 89쪽에 있는 체질 평가표에서 선택 항목에 하나씩 표시를 해보면 자신의 체질을 알 수 있다.

'제때'라는 것은 신체가 운행하는 주기와 대자연의 주기를 말한다. 언제 먹고 어떤 일을 해야 하는가는 모든 사람들에게 동일하게 적용된다. 그래서 '올바른 음식'이라는 것은 제철에 가장 많이 나면서도 개인의 체질에 맞는 천연 식품을 뜻한다.

자신의 생명 식품을 찾는다

자신의 체질을 확인했다면 이제 4부를 펴서 체질에 맞는 음식을 선택한다.

주의할 점은 제철 음식 건강법을 한동안 실천한 후 자신의 체질이 변하지는 않았는지 잘 살펴봐야 한다는 것이다. 혹시 체질이 변했으면 그 변화에 맞춰 음식의 종류와 조리법을 다시 조절해 나간다.

적절한 조리법을 선택한다

5부를 펴서 자신의 체질에 맞는 조리법을 확인한다.

체질별 레시피 사용 설명서

- 차가운 체질은 '응용 레시피 1−차가운 체질을 위한 사계절 식단' 을 참고한다
- 습하고 열이 많은 체질은 '응용 레시피 2−습하고 열이 많은 체질을 위한 사계절 식단' 을 참고한다
- 건조하고 열이 많은 체질은 '응용 레시피 3−건조하고 열이 많은 체질을 위한 사계절 식단' 을 참고한다
- 습한 체질은 '응용 레시피 4−습한 체실늘 뷔한 사계설 식단' 를 참고한다
- 건조한 체질은 '응용 레시피 5−건조한 체질을 위한 사계절 식단' 을 참고한다
- 생리 중인 여성과 갱년기 여성은 '젊어지고 싶은 여성을 위한 회춘 생강술' 을 참고한다
- 외식이 잦은 직장인은 '똑소리 나는 외식 노하우' 를 참고한다

데쳐 익히는 정도가 건강의 관건이다

데치는 것은 식재료를 끓는 물에 넣었다 바로 건져 내는 것을 의미한다. 이렇게 데쳤을 때 재료에 들어 있는 섬유질의 굵기, 음식을 썬 두께에 따라 식재료가 얼마나 익는가가 결정된다. 일반적으로 섬유질이 가늘수록, 그리고 얇게 썬 재료일수록 짧은 시간에 더 빨리 익는다.

잎채소는 끓는 물에 살짝만 넣어도 바로 익는다. 하지만 연근 같은 재료는 살짝 데치면 제대로 익지 않는다. 책의 식단대로 익히려면 그 음식이 데쳐지면 얼마나 익는지 살펴보고 그 시간에 맞춰 조리해야 한다. 예를 들어 제비콩은 끓는 물에 넣은 후 바로 꺼냈을 때 20% 정도 익는다. 만약 식단에서 절반 정도 익혀야 한다고 말한다면, 끓는 물에 제비콩을 넣은 후 최소한 10~30초 후에 꺼내야 한다.

여러 가지 재료가 데쳐졌을 때 얼마나 익는지에 대해서는 아래에 나와 있는 표를 보도록 하자. 시금치는 데치면 완전히 익지만, 제비콩이나 호박은 거의 익지 않는다. 익은 정도를 쉽게 알 수 있도록 하기 위해 표에 있는 모든 재료는 0.5mm 두께로 썰어서 조리했다.

데친 식재료의 익는 정도 끓는 물에 넣은 후 금방 꺼냈을 때(0은 날것, 10은 완전히 익은 것을 의미함)

청경채	10	양상추	7~8	오이, 호리병박	2~3
시금치	10	브로콜리	5~10	피망, 파프리카	2~3
양배추	잎 10, 줄기 5	올방개	4~6	토마토	2~3
차조기	10	가지	4~6	순무	1~3
비름	10	갓	5	당근	1~2
고구마 잎	10	여주	3~5	오크라	0~3
쑥갓	10	동아호박	3~5	연근	0~2
펄스레인	10	수세미 열매	3~5	줄풀	0~2
배추	잎 10, 줄기 5	꼬시래기	3~5	샐러리	0~2
신선한 원추리	8	아스파라거스	2~4	호박, 마름, 제비콩	0

시간의 원칙 : 대자연의 주기에 순응하여 생활한다

대자연에는 많은 주기가 있다. 사람은 그에 맞춰 일하고 쉴 때 가장 건강하게 살 수 있다.

낮과 밤이 번갈아 있고, 사계절이 분명한 것 또한 대자연의 주기이다. 식물과 동물의 성장 또한 일정한 주기가 있다. 각각의 계절에는 서로 다른 채소와 과일이 자란다. 이런 제철 음식에 포함된 생기 가득한 에너지가 바로 인체에 가장 유익한 것이다.

신은 인간을 창조할 때 이미 인류가 건강하고 즐겁게 살아갈 수 있도록 필요한 모든 자원을 준비해 두었다. 따라서 대자연의 주기에 순응하여 식사를 하고 휴식을 취한다면 우리는 어느 것 하나 부족하지 않게 생활할 수 있고, 모든 일의 효율도 올라갈 것이다. 그리고 우리의 몸과 마음, 영혼 또한 만물의 흐름에 따라 더욱 건강해진다.

계절에 맞는 농작물은 농약이나 비료 없이도 충분히 잘 자라 풍족한 수확을 낼 수 있다. 그렇기 때문에 화학 비료와 농약이 인체에 끼치는 해를 줄일 수 있다. 농약과 비료가 상대적으로 적게 사용되기 때문에 제철에 가장 많이 나는 과일과 채소는 건강에 유익할 뿐 아니라 가격도 저렴하고 맛도 좋다. 반대로 그 계절에 많이 나는 음식이 아닌 경우에는 인위적인 가공을 거치고, 농약과 비료를 많이 사용해야 한다. 가격 또한 비싸고 맛도 상대적으로 떨어진다. 무엇보다도 그 계절의 빛과 공기 등 계절적 특성을 제대로 받지 못했기에 그 영양 역시 완전할 수 없다.

자연의 주기는 식물에만 적용되는 것이 아니다. 사람의 오장육부 또한 자연의 주기 속에서 운행된다. 만약 우리가 일하고 쉬는 모든 생활을 이 주기에 맞춘다면 신체 기능은 아주 적절한 휴식기와 회복기를 얻게 되어 오랫동안 건강과 젊음을 유지할 수 있다. 또 질병의 위협으로부터 멀어지며 심지어 원래 있던 질병도 차츰 치유될 것이다.

대자연의 주기와 법칙에 따라 생활한다면 태어나(生) 늙고(老) 병들어(病) 죽는(死) 삶의 여정이 자연의 법칙으로 회귀하면서 '태어나(生) 성장하다(長) 죽는(死)' 과정으로 바뀌게 된다. 대자연의 흐름 속에서 도를 닦은 고승들의 경우 가부좌를 틀고 명상에 들어간 자세 그대로 죽음을 맞는 경우가 있다. 바로 모두가 바라 마지않는 '자면서 질병 없이 죽음을 맞는' 경지인 것이다.

식(食)의 원칙: 체질을 정확하게 알고 알맞은 음식을 먹는다

건강과 음식은 매우 깊은 관련이 있다. 우리가 어떤 음식을 먹었을 때, 우리의 몸은 바로 그에 상응하는 반응을 한다. 만약 올바른 식사법을 알고 실천한다면 건강을 되찾고 질병을 치료할 수 있다. 반대로 음식을 잘못 먹으면 건강이 악화될 수 있다.

음식을 통해서 건강을 찾고 싶다면 우선 자신의 체질을 바로 알아야 한다. 그리고 제때 알맞은 음식을 먹어야 한다. 식재료를 고를 때 자신의 체질과 잘 맞는지 살피는 것 외에, 사계절에 맞는 음식을 고르는 것도 중요하다. 간단히 말해서 제 땅에서 가장 많이 나는 제철 음식을 고르면 된다. 그리고 제철 음식 중에서, 자신의 체질에 맞는 것을 고른다.

4대 비결을 파악하고 제철 음식 건강법을 이해한다

제철 음식 건강법을 실천할 때 시간과 음식, 체질과 사고방식 이 네 가지를 정확하게 이해하면 가장 빠른 시간 내에 건강을 개선할 수 있고 행복한 삶을 되찾을 수 있다.

양생(養生)을 위한 한 시간은 천금과도 같다

매일 쉬면서 에너지를 축적할 기회가 있다

인체 전신에 분포되어 있는 경락과 장기에는 모두 일정한 운행 주기가 있다.

다시 말해서 오장육부는 모두 자기만의 생체 시계가 있어서 매일 각자의 시간에 맞춰서 휴식을 취한다. 따라서 각 경락의 활동 시간표에 맞춰서 신체 기관이 교대로 쉬게 한다면, 몸의 각 기관이 충분히 휴식을 취하고 에너지를 보충할 수 있다.

예를 들면 매일 밤 11시부터 새벽 3시까지는 간과 쓸개가 운행하는 시간이다. 만약 이때 숙면을 취하지 못하면 간과 쓸개의 신진대사에 부담을 준다. 그래서 밤을 새게 되면 새로운 피를 만들고 피를 맑게 하며 노폐물을 처리하는 과정이 지체되어 간과 쓸개에 해를 끼치는 것이다. 반대로 밤 11시 전에 잠을 자면, 매일 밤 간과 쓸개의 능력을 최대한 사용할 수 있다. 이렇게 되면 당연히 신체가 건강해지고, 넘치는 활력 때문에 정신도 건강해진다.

심신을 단련하는 최상의 시간이 존재한다

인체 경락의 운행 시간에 잘 맞추어 활동하면, 여러 가지 신체 기관과 시스템이 쉬어야 할 시간에 쉴 수 있고, 운행해야 할 때에 맞춰 운행할 수 있다. 이렇게 되면 인체의 여러 가지 기능 또한 최상의 상태를 유지할 수 있다.

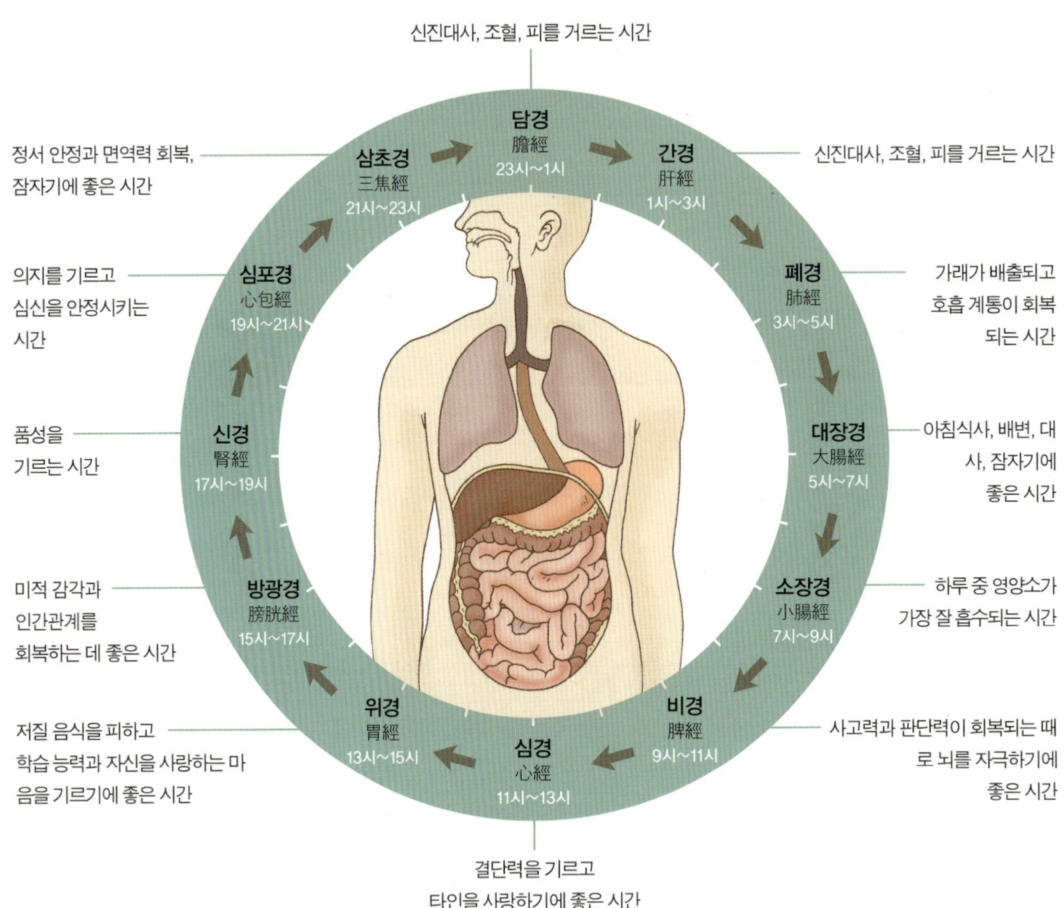

오장육부의 생체 시계 – 인체 경락의 순환도

천연의 식재료가 최고의 약이다

가장 좋은 약은 바로 시장에 있다!

약식동원(藥食同源: 약과 음식의 근원은 같다)이라 하였다. 그 지역에서 많이 나는 제철 음식이 최고의 명약이다.

제철 음식이 최고의 보약이다　　많은 사람들은 보약이라고 하면 한약재를 떠올린다. 하지만 시장에서 구입할 수 있는 신선한 제철 음식이야말로 최고의 보약이다. 자연의 법치에 따라 자신의 체질에 맞는 적합한 음식을 먹는다면 충분히 건강한 몸을 가질 수 있다. 그리고 그 음식의 효능은 결코 비싸고 귀한 약재에 뒤떨어지지 않는다.

대다수의 약재는 모두 식물을 다듬어서 만든 것이다. 약용 식물은 일반적으로 여러 해 동안 조금씩 자라난다. 심지어 어떤 약용 식물은 한 번 잘라 쓰고 나면 다시는 사용할 수 없게 되어서 아주 귀하고 비싸다. 그래서 더더욱 널리 보급하기 힘들다. 몇 년 전 사스(SARS)가 크게 유행했을 당시, 중국에서 사스 치료에 효능이 있다는 약재가 전국적으로 동이 난 적이 있었다. 심지어는 예비용으로 마련해둔 약재마저 바닥났다. 때문에 사스는 점점 더 심각하게 퍼지는데 사용할 수 있는 약재가 없어, 한때 온 사회가 공황 상태에 빠진 적이 있었다.

이에 비해 식재료는 항상 풍부하게 생산된다. 뿐만 아니라 저렴하면서도 쉽게 구할 수 있다. 이를 우리가 제때 식용으로 사용하지 않을 경우 자연적으로 땅에 떨어져 대지의 양분이 되고, 다시 다른 생명이 건강하게 자라는 데 이용된다. 이 것이 대자연의 법칙이다.

바꿔 생각하면 땅에 떨어지기 전의 식물, 즉 제철을 맞은 식물은 그동안 흡수했던 땅과 태양의 기운을 머금고 다른 생명을 꽃피우기 위한 최적의 상태를 유지하고 있는 것이다. 그렇기 때문에 제철 음식은 우리에게 최고의 명약이다. 동시에 아주 저렴한 명약이다.

건강과 행복은 스스로의 힘으로 찾고, 얻어야 하는 것이다. 자신의 현재 상황과 그에 따라 필요한 것을 가장 잘 아는 사람은 바로 자기 자신이다. 따라서 자신의 체질을 잘 구별하고 자신의 몸에 맞는 음식을 찾아내서 대자연의 에너지를 잘 이용할 수만 있다면, 스스로가 자기 자신에게 가장 훌륭한 주치의가 되는 것이다. 나보다 더 나를 잘 아는 사람은 없고, 대자연보다 더 훌륭한 치료제는 없다.

세포를 위해 영양소 피라미드를 쌓아라

인체는 세포로 구성되어 있다. 건강한 몸을 유지하는 것은 건강한 세포를 길러내는 데서부터 시작된다.

우리의 세포는 당분, 단백질, 지방, 비타민, 무기질, 섬유질 등 6대 영양소를 필요로 한다. 건강해지기 위해서는 각 영양소와 수분, 산소를 균형 있게 섭취하여 세포를 위한 튼튼한 영양소 피라미드를 쌓아야 한다.

인체가 필요로 하는 여러 가지 영양소는 피라미드 모양처럼 매 층마다 단계별로 쌓여 건강한 세포를 만들어 나간다. 피라미드를 쌓을 때 가장 밑바닥부터 꼼꼼히 쌓아가야 피라미드가 무너지지 않듯이 세포의 영양소 피라미드를 튼튼하게 쌓으려면 세포가 필요로 하는 여러 가지 영양분을 균형 있게 섭취해야 한다. 어떤 음식이 우리 몸에 좋다고 해서 그 음식만 먹으면 안 되는 이유가 여기에 있다. 양질의 영양소를 균형 있게 섭취할 때에만 비로소 건강한 세포를 길러낼 수 있는 것이다.

모든 영양소는 자기만의 역할이 있고 영양소를 섭취하는 순서도 따로 있다. 건강을 유지하기 위해서는 반드시 세포가 필요로 하는 영양분을 순서에 맞게, 그리고 알맞은 비율로 먹어야 한다. 피라미드 아래쪽부터 위쪽으로 올라가면서 양질의 영양소를 골고루 섭취해야 한다. 이렇게 해야만 건강을 유지하고 질병을 치유한다는 본래 목표를 이룰 수 있다. 아래 세포의 영양소 피라미드를 보면 여러 가지 영양소의 작용을 알 수 있다.

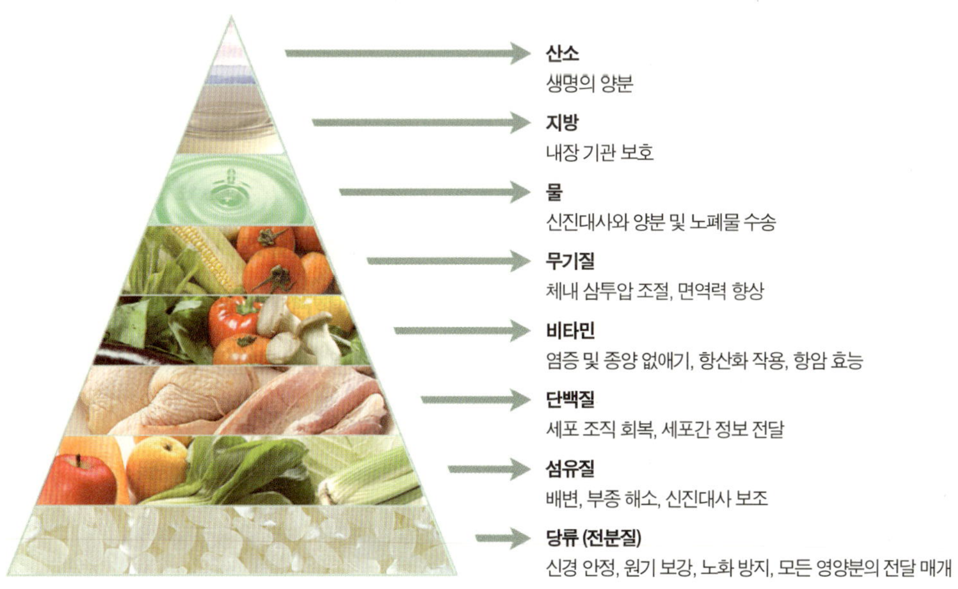

세포의 영양소 피라미드

영양소 피라미드의 제1층 : 당류

세포의 영양소 피라미드에서 가장 아래쪽에 있는 것은 당류로 전분질이라고도 한다.

전분질은 세포의 영양소 피라미드에서 가장 중요한 기초 단계를 구성하고 있다. 다시 말해 전분질은 건강을 이루는 가장 기본적인 물질로서, 신경을 안정시켜주고 원기를 보충해주는 대표적인 노화 방지 성분이다. 전분질의 일일 섭취량은 우리 몸이 필요로 하는 열량 공급원의 60~70% 정도이다. 양질의 전분질을 충분히 섭취하여 얻게 되는 노화 방지 효과는 시중에서 파는 항산화제를 먹는 것보다 훨씬 더 뛰어나다. 그러므로 전분질이 많이 들어있는 밥은 충분히 먹어야 한다는 것을 잊지 말자.

양질의 전분 식품을 고르는 데는 특별한 기술이 따로 없다. 제 땅에서 가장 많이 생산되는 제철 전분 작물 중에서 잘 익은 것을 골라 먹으면 된다.

올바른 고구마 식사법

전분이 많이 함유된 대표적인 식품은 쌀, 고구마, 감자이다. 자연율례의 식이 요법 원칙에 따르면 제 땅에서 제철에 가장 많이 나는 음식으로 영양분을 보충하는 것이 건강에 가장 좋은 선택이라고 할 수 있다. 그래서 우리 땅에서 많이 생산되는 고구마와 쌀을 2:1의 비율로 먹고, 이것을 기본으로 두 가지 채소와 한 가지 과일을 곁들여 먹는 것이 바로 그 유명한 '고구마 식사법' 이다.

고구마는 자연율례의 제철 음식 건강법에서 양질의 전분을 공급하는 중요한 역할을 담당하고 있는데 고구마 식사를 할 때 꼭 기억해둬야 할 것이 있다. 바로 고구마 식사는 아침에만 적절하며 점심식사는 쌀밥이 주가 되어야 한다는 것이다. 그리고 건강은 반드시 균형 잡힌 영양을 바탕으로 해야 얻어지므로 고구마만 먹지 않도록 주의한다.

예를 들어 콩은 쌀에 부족한 양질의 단백질을 함유하고 있어서 쌀의 보충 음식으로 적합하다.

물론 건강한 몸과 마음은 단순히 음식으로만 이루어지는 것이 아니다. 적절히 운동을 하고, 올바른 가치관을 가져야 하며, 자연의 법칙에 따른 생활 방식을 지켜야 한다. 이렇게만 한다면 질병이 생길 수 있는 근본 원인을 제거하여 건강하고 행복한 삶을 살 수 있다.

영양소 피라미드의 제2층 : 섬유질

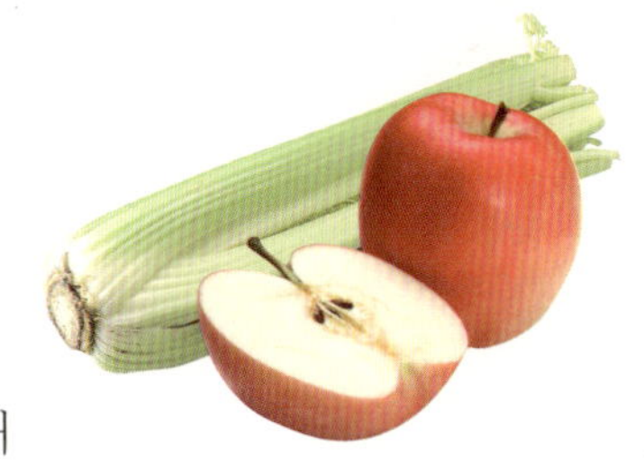

섬유질은 영양소 피라미드의 2층에 있는 영양소이다. 섬유질은 어혈을 풀어주는 작용을 하고 붓기를 없애며 배변을 도와준다. 그리고 신진대사와 세포 대사를 돕고 노폐물을 운반한다. 섬유질은 이런 효과 때문에 현대인에게 매우 중요한 영양소이다. 오염된 환경에서 살면서 정제된 음식을 주로 먹고 있는 현대인의 몸은 신진대사나 노폐물(독소) 배출이 잘 이루어지지 않기 때문이다. 또한 우리는 평소에 받는 강도 높은 스트레스 때문에 혈액 순환이 안돼, 붓기가 생기고 배변이 원활히 이루어지지 않는다.

섬유질은 이렇듯 우리에게 꼭 필요한 영양소이지만, 섭취가 쉽지만은 않다. 성인이 매일 필요로 하는 수용성 섬유질은 약 25~32g이다. 하지만 식품을 통해서 섬유질 20g을 섭취하는 것은 매우 어려운 일이다. 섬유질 20g을 섭취하려면 쑥갓 6근과 사과 36개, 그리고 셀러리 6개를 먹어야 하기 때문이다. 그렇기 때문에 평소에 채소와 과일을 자주 섭취해서 섬유질을 보충하는 것 외에도 건강 보조 식품을 통해서 필요량을 보충할 필요가 있다.

영양소 피라미드의 제3층 : 단백질

단백질은 세포와 신체 조직을 구성하는 원료이자 호르몬의 주요 성분이기도 하다. 단백질이 체내에서 담당하는 주요 역할은 바로 세포 재생이다. 그리고 세포와 세포 간에 정보를 전달하는 일도 한다. 단백질은 성장 발육과 생명 유지에 없어서는 안 되는 중요한 영양소인 것이다.

세포 역시 생로병사(生老病死)의 과정을 거친다. 우리 몸은 그대로인 것 같지만, 그 내부를 들여다보면 끊임없이 변화가 일어나고 있다. 노화된 세포는 죽고,

새로운 세포가 탄생해 그 자리를 대체한다. 하지만 신진대사 능력이 저하되거나, 단백질이 부족하면 새로운 세포를 생성하기 어려워진다. 이렇게 되면 신체의 기능이 떨어지고, 몸은 노화돼 각종 질병에 걸리기 쉽다.

세포 간의 정보 전달도 건강에 있어서 매우 중요하다. 세포 간 정보 전달이 잘 이루어지면 암에 대한 저항력이 높아지고, 반대의 경우 돌연변이 암세포가 생겨날 확률이 높아진다.

의학계에서는 정상적인 성인이라면 매일 50~60g의 단백질을 섭취할 것을 권한다. 하지만 우리 몸에 필요한 단백질의 양은 기온에 따라 달라진다. 기온이 10도 이하(겨울)일 경우에는 일일 권장량만큼의 동·식물성 단백질을 먹어야 한다. 하지만 기온이 10~25도 사이(봄, 여름, 가을)일 때는 동·식물성 단백질을 일일 권장량의 2/3 정도만 먹으면 된다. 기온이 25도 이상(한여름)일 때는 식물성 단백질을 일일 권장량의 절반 정도만 먹으면 된다.

사실 단백질은 아미노산으로 이루어진 거대한 분자의 총칭이다. 단백질을 이루는 아미노산은 모두 20여 가지가 있다. 이 중 인체에서 저절로 합성되는 아미노산을 불필수 아미노산이라고 한다. 그리고 인체에서 합성이 되지 않기 때문에 반드시 식품을 통해 섭취해야 하는 아미노산을 필수 아미노산이라고 한다. 따라서 양질의 단백질을 고를 때는 아미노산의 질과 양이 매우 중요하다. 최근 단백질의 품질을 평가하는 아미노산가라는 방법도 아미노산의 종류와 비율을 주요 평가 요소로 여긴다. 미국식품의약국(FDA)에서 선택한 이 방법에 따르면 콩, 우유, 달걀, 소고기 등이 양질의 단백질이 함유된 식품이라고 한다. 하지만 이는 영양학적인 관점이고 무엇보다 자신의 몸에 맞는 제철 음식을 통해 자연스럽게 양질의 단백질을 얻도록 하자.

주요 식품의 아미노산가 (PDCAAS : Protein Digestibility Corrected Amino Acid Score)

콩 단백	1.0	달걀흰자	1.0	밀	0.4
우유	1.0	소고기	0.92	땅콩	0.52

※아미노산가의 최저치는 0, 최고치는 1이다.

심장병, 신장병이 있거나 뇌나 장기에 손상을 입은 사람들은 단백질 섭취에 좀 더 신경을 써야 한다. 단백질은 세포를 구성하는 역할을 하므로 단백질을 섭취해 세포와 조직의 결손을 보충해야 하기 때문이다. 다만, 신장 기능이 좋지 않은 사람은 반드시 병세의 경중에 따라 단백질의 섭취량을 조절해야 한다. 그렇지 않으면 신장에 과도한 부담을 줘서 역효과를 초래할 수도 있다.

단백질, 어떻게 섭취할까?

음식에 들어 있는 단백질이 우수한 것인지 아닌지는 다음과 같은 두 가지를 통해서 알 수 있다.

1. 필수 아미노산의 비중과 함량
2. 인체의 단백질 흡수율

일반적으로 식물성 단백질에는 필수 아미노산이 한두 가지 정도 덜 들어 있다. 그러므로 동물성 단백질을 섭취하는 것도 중요하다. 하지만 동물성 단백질을 섭취하기 위해 육류를 많이 먹으면 콜레스테롤 수치가 높아질 수 있으니 조금만 먹도록 하자.

이외에 조리법 또한 단백질의 인체 흡수에 영향을 끼친다. 장기간 가공이나 조리를 거친 단백질은 인체에 쉽게 흡수되지 않는다. 그렇기 때문에 계란국 속 단백질은 두부탕에 들어 있는 단백질보다 질이 높다고 볼 수 있다.

동물성 단백질은 샤브샤브와 같은 방법으로 먹는 것이 가장 좋고 식물성 단백질은 저온에서 분해하는 방식으로 조리한 게 가장 질이 좋다.

단백질 섭취는 기온에 따라서도 달라진다. 기온이 10도 이하(겨울)일 경우에는 양고기를 먹는 것이 좋다. 기온이 10~20도(봄, 가을)인 경우에는 소고기, 기온이 20~25도(여름)일 경우에는 돼지고기를 먹는 것이 좋다. 기온이 25도 이상(한여름)일 경우에는 식물을 통해 단백질을 섭취하는 게 좋다.

영양소 피라미드의 제4층 : 비타민

비타민은 천연의 소염제이다. 또한 동시에 종양을 없애는 역할을 한다. 중의학에서 비타민은 설사를 막는 역할을 한다고 알려져 있다. 이 때문에 만약 우리 몸에 암 같은 종양이 자라거나 염증이 생긴 상태라면 비타민의 일일 섭취량을 늘려서 염증과 종양을 없애야 한다.

비타민은 대부분 신선한 채소와 과일에 들어 있다. 비타민은 온도 변화에 따라 손실될 수 있는데 익히지 않고 날것으로 먹어야 비타민을 잘 섭취할 수 있다.

주의할 점은 체질에 신경 써야 한다는 점이다. 익히지 않은 채소는 대부분 차가운 성질이기 때문에 날것으로 먹는 게 누구에게나 좋은 것은 아니다. 찬 체질인 사람은 익히지 않은 채소를 그대로 먹기보다는 뜨거운 물에 데쳐서 먹는 것이 좋다.

시중에서 팔고 있는 비타민제는 매우 다양하지만, 이는 인공적인 것으로서 제철 음식 건강법의 원칙에서 볼 때 최선의 선택은 아니다. 예를 들어 토마토의 리코펜은 알약 형태로 먹는 것보다 토마토를 통해 섭취하는 것이 훨씬 효과가 크다. 의학자들은 그 이유를 리코펜이 토마토의 다른 성분들과 만나야 시너지를 내기 때문으로 보고 있다. 건강에 좋다는 성분만을 뽑아 약으로 만들었지만, 그 효과는 자연의 산물에 비해 떨어진다. 결국 가장 좋은 비타민 섭취법은 현지에서 가장 많이 나는 제철 채소와 과일을 먹는 것이다. 특히 채소는 뿌리줄기 채소를 많이 섭취하는 것이 좋다.

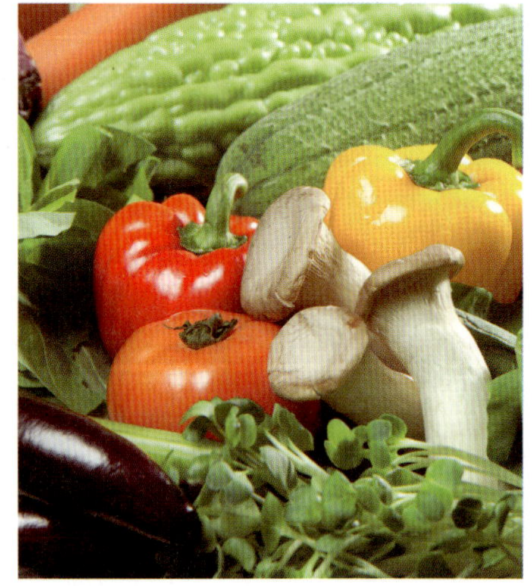

비타민	주요 공급원	주요 기능
비타민 A	당근, 피망, 녹색 브로콜리, 망고, 노른자, 간	시력, 표피 점막 조직을 보호한다
비타민 B$_1$	효모, 배아, 노른자, 콩류, 우유, 가금류	탄수화물 대사를 돕고 심장과 신경계를 강화하고 활력을 준다
비타민 B$_2$	살코기, 노른자, 효모, 녹색 잎채소, 우유	단백질, 탄수화물, 지방의 대사를 돕고 성장을 촉진하며 점막의 건강을 유지시켜준다
비타민 B$_6$	살코기, 과일 씨, 바나나, 우유, 효모, 현미	단백질 분해와 합성을 돕고, 피지 분비를 억제하며 면역 기능을 유지하도록 한다
비타민 B$_{12}$	우유, 생선, 내장류	빈혈 예방 및 신경계 보호 작용을 한다
엽산	육류, 효모	적혈구, 백혈구를 생성하고 면역력을 강화시킨다
비타민 B$_3$ 니코틴산	녹색 잎채소, 달걀 등 알류, 내장류	피부를 보호하며 신경계의 작용을 돕는다
비타민 B$_5$ 판토텐산	배아, 달걀 등 알류, 살코기, 간 등	탄수화물, 지방, 단백질의 전환과 항체 형성을 돕는다
비타민 C	구아바, 앵두, 토마토, 녹색 채소 및 과일	항산화 작용, 면역력 증강, 항암 효과, 콜라겐 합성, 괴혈병 예방, 생식 능력 강화, 심장병 예방에 도움이 된다
비타민 D	달걀 등 알류, 우유, 간유, 햇빛	치아와 골격 발육을 돕는다
비타민 E	식물성 기름, 밀 싹, 짙은 녹색 채소, 달걀 등 알류, 우유, 과일씨 등	항산화, 면역 기능 회복, 뇌세포, 노화 방지, 심혈관 질환 예방, 암 예방, 피부 보호, 소염 작용 등의 효능이 있다
비타민 K	브로콜리, 노른자, 간, 배아 등	혈액 응고를 돕고 골격의 성장을 촉진한다

영양소 피라미드의 제5층 : 무기질

세포 영양소 피라미드의 5번째 단계는 무기질이다. 중의학에서는 무기질이 보양 역할을 한다고 본다. 무기질은 비타민과는 정반대의 성질을 갖고 있다. 비타민은 열에 의해 파괴될 위험이 높은 반면, 무기질은 고온에서도 파괴되지 않고 더 쉽게 용해된다. 이 때문에 한약은 그 속에 있는 무기질이 충분히 배어 나오도록 오랫동안 달인다.

무기질은 치아나 골격을 구성하는 매우 중요한 성분이며 근육과 신경계의 작용을 돕기도 한다. 또한 체내 삼투압을 조절하며 체액의 산성도가 균형을 이루도록 돕는다. 무기질은 심박동과 신경 전달 물질 등을 조절하는 생리적 기능도 담당하고 있다. 일부 무기질에는 암을 예방하고 면역력을 향상시키는 기능도 있다.

채소와 과일에는 비타민과 무기질이 함께 들어 있다. 그렇기 때문에 필요한 영양소가 무엇인지에 따라 조리법을 달리해야 한다. 만약 비타민을 섭취해야 한다면 익히지 않은 날것으로 먹는 것이 좋고 무기질을 섭취하고자 한다면 간단하게 익혀서 먹는 조리법을 선택하는 것이 좋다. 이외에 광천수(鑛泉水)에도 많은 광물질이 들어 있다. 광물질이 들어 있는 물은 조금만 마셔도 우리 몸이 필요로 하는 광물질을 충분히 섭취할 수 있다.

음식에 들어 있는 무기질 정보

무기질	주요 공급원	주요 기능
칼슘	우유, 해산물, 참깨	골격과 치아를 형성하고, 근육 경련을 예방한다. 심박을 안정적으로 유지하도록 하며 혈액 응고와 철분 대사를 돕는다.
마그네슘	커피, 우유, 녹두, 팥	신경을 완화하고 체내 효소의 작용을 활발하게 하며 철의 흡수를 돕고 결석을 예방한다.
철분	살코기, 참깨, 콩류, 말린 과일	빈혈 예방, 조혈 기능, 항암 효과 등이 있으며 콜라겐 형성을 돕는다.
아연	굴, 곡류, 씨, 간, 말린 과일	전립선의 생장과 기능을 돕고 상처의 치유를 돕는다. 점막 조직의 회복과 면역력 증강에 도움이 된다.
셀레늄	살코기, 감, 해산물, 호박, 파	항암, 항산화, 손톱 보호, 성 기능 향상에 효과가 있다.
크롬	효모, 살코기, 싹, 콩류, 우유	포도당 대사를 돕고 혈당을 안정시킨다.
전해질(칼륨,나트륨 등)	소금, 조미료, 과일, 채소, 콩류	체액의 산성도 균형과 안정적인 삼투압을 유지하고 근육의 수축을 돕는다.

영양소 피라미드의 제6층 : 물

인체에서 가장 많은 비중을 차지하는 것이 바로 수분, 즉 물이다. 그런 만큼 어떤 물을 마시느냐에 따라 우리의 건강이 좌우된다. 최고의 물을 꼽으라고 한다면, 나는 천연 광천수를 꼽을 것이다. 그 속에는 오랜 기간 고온에 여과돼 추출된 가장 우수한 무기질이 가득 들어 있기 때문이다. 전기 분해한 물이나 역(逆)삼투압 정화수처럼 인위적인 가공으로 본질적인 성분을 바꿔 버린 물은 결코 좋은 물이 아니다.

한 사람이 하루 동안 마셔야 하는 물의 양은 체중×30cc이다. 예를 들면 체중이 60kg인 사람의 일일 물 섭취량은 60×30=1,800cc이다. 물을 마실 때에는 적은 양으로 여러 번 마시는 것이 좋다. 한 번에 너무 많은 물을 마시면 신장에 부담을 주기 때문이다. 신진대사가 정상적일 경우에는 1,800cc에서 1/3 정도 늘려서 1,800cc+600cc=2,400cc 정도 마시는 것이 좋다. 그러면서 조금씩 양을 늘려간다. 물의 일일 최대 섭취량은 3,000~7,000cc 정두이다.

영양소 피라미드의 제7층 : 지방

성인이 매일 음식을 통해서 섭취해야 하는 지방은 40cc 정도이다. 지방의 섭취도 육류와 마찬가지로 기온에 따라서 결정된다. 기온이 20도 이하일 경우(봄, 가을, 겨울)에는 소기름을, 기온이 20~25도(여름)일 경우에는 돼지기름을 먹는 것이 좋다. 그리고 기온이 25도 이상(한여름)일 경우에는 식물성 기름을 먹을 것을 권한다.

식물성 기름은 고온에서 견디지 못하기 때문에 식물성 기름을 이용해 음식을 튀기거나 볶거나 구울 때 오히려 인체에 해로운 물질이 생긴다. 그렇기 때문에 식물성 기름은 음식을 비비거나 무칠 때 사용하고, 뜨거운 기름으로 볶거나 튀기고 구울 때는 동물성 기름을 사용하는 게 낫다.

영양소 피라미드의 정점 : 산소

산소는 세포 영양소 피라미드의 가장 꼭대기에 있다. 산소는 사람에게 기(氣)를 불어 넣기 때문에 가장 중요한 요소라고 할 수 있다. 산소는 가벼운 유산소 운동을 하면서 조금씩 보충하는 것이 좋다.

하지만 영양소 피라미드의 정점에 있는 산소를 우리 몸에 공급하기 전에 우선 그 아래에 있는 여러 단계의 영양소들을 꼼꼼히 섭취, 보충하여 기반을 다져나가야 한다. 그래야만 기가 통하고 경락이 순환하는 효능을 볼 수 있다. 집을 지을 때 기초 공사가 부실하면 아무리 좋은 대들보를 놓아도 그 효과를 제대로 볼 수 없는 것처럼 말이다.

체질을 바로 알고 올바른 음식을 먹는다

음식은 결혼과도 같다. 올바른 음식을 먹었을 때에는 좋은 사람과 결혼하는 것처럼 마음이 편하고 행복하다. 하지만 음식을 잘못 먹었을 경우에는 마치 나쁜 사람을 만난 것과 같이 단 하루도 편한 날이 없을 것이다.

자신의 체질에 적합한 음식을 찾아 먹는 것만으로도 행복하고 즐거울 수 있다. 만약 자기 체질에 맞지 않는 음식을 계속 먹게 되면 질병을 피하기가 어렵다. 그렇기 때문에 자신의 체질을 바로 알고 그에 맞는 음식을 먹는 것이 제철 음식 건강법의 기초인 것이다.

자신의 체질을 파악하라

우리는 주변 사람들이 스스로 차가운 체질이라고 말하거나 건조한 체질이라고 말하는 것을 흔히 듣는다. 많은 한방 병원이나 관련 책에서도 체질과 음식과의 궁합을 자주 이야기한다. 사실 많은 사람들이 체질과 음식, 그리고 건강 이 세 가지가 서로 깊이 관련되어 있다고 알고는 있지만 자신이 어떠한 체질에 속하는지는 잘 모른다. 나는 어떤 체질일까? 그리고 그 체질은 무엇을 의미하는 것일까? 나와 궁합이 맞는 음식은 무엇일까?

비록 제 땅에서 나는 제철 음식이 최고의 보약이라고 할지라도 사람마다 체질이 다르기 때문에 필요한 영양소도 조금씩 다르다. 그러므로 식품을 고르기 전에 우선 자신의 체질을 알고 필요한 영양소가 무엇인지, 그리고 자기 체질의 속성과 음식 간의 궁합이 맞는지 잘 살피고 선택해야 한다.

전통 중의학에서는 통상적으로 음양(陰陽)을 기준으로 사람의 체질을 구분한다. 그중 가장 일반적인 것이 평(平), 음(陰), 양(陽) 이렇게 세 가지로 체질을 구분하는 방법이다.

하지만 현대 중의학에서는 주로 임상적인 측면에서 사람의 체질을 정상 체질과 불량 체질 두 가지로 나눈다. 음양의 기혈이 뚜렷하게 차이가 나면 정상 체질, 그렇지 않으면 불량 체질로 구분한다.

제철 음식 건강법에서는 체질에 따라서 먹는 음식이 다르다. 인간과 마찬가지로 음식도 각각의 속성이 있기 때문에 자신의 체질에 맞는 음식을 먹어 정상 체질로 맞추어야 한다. 국이 너무 짜면 물을 부어 짠맛을 희석시키듯이 우리의 체질과 신체 역시 균형을 이뤄야만 건강을 회복할 수 있다.

주의할 점은 체질이 음식과 생활 방식 그리고 바람, 추위, 더위, 습함, 건조함 등의 차이에 따라 조금씩 바뀐다는 점이다. 일단 체질이 바뀌었다면 음식도 함께 조정해야 한다. 그러므로 반드시 자신의 체질 변화에 주의를 기울여야 한다.

혈압이 높은 사람을 예로 들어보자. 혈압이 높으면 혈압을 낮춰주는 음식을 먹어야 한다. 하지만 어느 정도 먹은 후 혈압이 낮아졌다면 반드시 그 변화에 상응하는 다른 음식으로 바꿔 먹어야 한다. 혈압이 정상치로 떨어졌는데도 계속해서 혈압을 낮춰주는 음식을 먹게 되면 부작용을 낳을 수 있기 때문이다. 감기에 걸렸을 때는 차가운 음식보다는 따뜻한 음식을 많이 먹는 것도 이런 원리이다. 이제 오른쪽에 나오는 표를 보고 자신에게 맞는 항목에 체크해 보자. 한 사람의 체질적 특징은 여러 가지로 나타날 수 있는데 이럴 경우에는 혼합성 체질로 보면 된다. 대부분의 사람에게서 혼합성 체질의 특징이 나타나므로 염려할 필요는 없다.

체질 유형	생리적 특징		참고 식단
정상 체질	☐ 골격이 균형 잡혀 있다 ☐ 머리카락이 많고 윤기가 난다 ☐ 얼굴빛이 홍조를 띠며 광택이 있다 ☐ 식욕이 정상적이다	☐ 잠을 잘 잔다 ☐ 추위나 더위를 타지 않는다 ☐ 혀의 색이 정상적이고 백태가 적다	마음에 드는 식단을 골라 먹으면 된다
차가운 체질	☐ 추위를 많이 타고 손발이 차다 ☐ 쉽게 설사를 한다 ☐ 쉽게 피곤하고 힘이 없다 ☐ 소변 양이 많고 색이 연하다	☐ 갈증을 잘 느끼지 않는다 ☐ 뜨거운 음식을 좋아한다 ☐ (여성) 생리 주기가 조금씩 늦춰진다	응용 레시피 1
뜨거운 체질	☐ 쉽게 염증이 생긴다 ☐ 여드름이 잘 생기고 변비와 설사가 잦다 ☐ 입이 잘 마르고 입술이 잘 트며 갈증을 자주 느낀다	☐ 쉽게 흥분하거나 긴장한다 ☐ 소변 양이 적고 색이 짙다 ☐ 차가운 음식을 좋아한다 ☐ (여성) 생리 주기가 조금씩 당겨진다	응용 레시피 2
건조한 체질	☐ 자주 갈증을 느끼고 몸은 마른 편이다 ☐ 쉽게 변비에 걸린다 ☐ 마른기침을 하지만 가래는 없다	☐ 몸이 건조하고 뜨거운 편이다 ☐ (여성) 생리 양이 적다	응용 레시피 3 응용 레시피 5
습한 체질	☐ 몸이 쉽게 붓는다 ☐ 쉽게 설사를 하고 배탈이 난다 ☐ 근육통이 있다	☐ 가래가 많다 ☐ 구토를 한다	응용 레시피 4
허(虛)한 체질 양허(陽虛)	☐ 활력이 부족하다 ☐ 쉽게 설사를 하고 배탈이 난다 ☐ 추위를 잘 탄다		응용 레시피 1
음허(陰虛)	☐ 장이 약하고 변비에 잘 걸린다 ☐ 입 냄새가 난다 ☐ 성격이 차분하지 못하다		응용 레시피 3 응용 레시피 5
실(實)한 체질 양실(陽實)	☐ 땀을 많이 흘린다 ☐ 열이 많다	☐ 화를 잘 내고 입안이 쓰며 입술이 잘 튼다 ☐ 쉽게 화를 낸다	응용 레시피 3 응용 레시피 5
음성(陰盛)	☐ 추위를 잘 탄다 ☐ 얼굴에 혈색이 없다	☐ 뜨거운 음식을 좋아하며 어혈이 있다 ☐ 우울하다	응용 레시피 1

당신은 정상 체질인가, 불량 체질인가?

정상 체질

이는 균형 잡힌 체질 유형으로 음양의 균형이 이루어져 매우 조화롭다. 뚜렷한 음양적 체질 특성이 보이지 않는다. 정상 체질인 사람은 선천적으로 건강할 뿐만 아니라 후천적으로도 영양이 균형을 이루고 있으며, 기혈의 순환도 매우 좋다. 질병에 대한 저항력도 강하며 신체 각 기능이 고르고 조화롭다.

불량 체질

• 양(陽) 체질

몸이 뜨겁고 건조한 편이며 움직이는 것을 좋아한다. 그리고 쉽게 흥분하는 특징이 있다. 일반적으로 고혈압, 고지혈증, 고콜레스테롤, 고혈당 환자들이 이러한 체질에 속한다.

• 음(陰) 체질

몸이 차갑고 습하며, 차분한 편이지만 쉽게 우울해지는 경향을 보인다. 심각한 우울증 환자들의 경우 이러한 체질이 많다.

• 자주 볼 수 있는 불량 체질의 유형

– 차가운 체질 : 이러한 체질의 사람은 추위를 많이 타고 손발이 차며, 설사가 잦고 쉽게 피로를 느낀다. 따라서 무기력증을 호소하거나 기분이 우울한 경우가 많다. 소변의 양은 많지만 색이 옅으며 갈증을 잘 느끼지 않고 뜨거운 음식을 좋아한다. 여성의 경우 생리 주기가 조금씩 늦춰지는 경향이 있다.

- 뜨거운 체질 : 염증이 쉽게 생기고 변비에 잘 걸린다. 입이 자주 마르고 정서적으로도 쉽게 흥분하거나 긴장한다. 갈증을 잘 느끼고 여드름이 많이 생기며 입 주변이 잘 튼다. 소변의 양은 적지만 색은 노란 편이며 차가운 음식을 좋아한다. 여성의 경우 생리 주기가 조금씩 당겨진다.

- 건조한 체질 : 몸에 수분이 부족하기 때문에 쉽게 변비에 걸리고 갈증을 잘 느낀다. 마른기침을 하지만 가래는 없다. 몸이 건조한 편이며 여성의 경우 생리 양이 적다.

- 습한 체질 : 몸 안에 습기가 많아서 수분도 많은 편이다. 몸이 잘 붓고 쉽게 설사를 한다. 자주 배탈이 나며 가래가 많고 구토를 하는 특징을 보인다.

  허(虛)한 체질 : 이것은 음기 또는 양기가 부족한 체질로 음허(陰虛)와 양허(陽虛)로 구분한다. 음허인 사람은 입이 마르고 짜증을 잘 내며 쉽게 화를 낸다. 양허인 사람은 추위를 잘 타며 말과 행동에 힘이 없고 쉽게 우울해하거나 공포를 느끼고 화를 잘 낸다.

- 실(實)한 체질 : 음성(陰盛), 양실(陽實)로 구분한다. 음성(陰盛)인 사람은 손발, 배, 간이 차며 근막도 시리고 아프다. 양실(陽實)인 사람은 더위를 잘 타고 화를 잘 내며, 간에 열이 많고 근육에도 열통(熱痛: 열이 나면서 아픈 증상)이 있다.

내 체질에 맞는 음식을 찾아라

자신의 체질에 맞는 속성을 지닌 음식을 먹어야 체력을 보강할 수 있다.

예를 들어 건조하고 열이 많은 체질인 사람은 차가운 성질의 음식을 통해서 몸의 열을 없애줘야 한다. 차가운 체질인 사람은 따뜻한 성질의 음식을 통해 자신의 몸에 열을 주어야 한다. 하지만 차가운 체질인 사람이 차가운 음식을 많이 먹으면 건강을 해칠 수 있다.

약식동원(藥食同源)이라 하였다. 알맞은 음식을 먹으면 그것은 보약이 된다는 말이다. 하지만 잘못 먹었을 경우 음식은 자신의 건강을 해치는 독약이 된다. 그렇기 때문에 먹을거리를 찾기 전에 음식과 자신의 궁합을 잘 살펴봐야 한다.

체질별로 다른 음식을 먹어야 한다

일반적으로 사람의 몸에 악영향을 끼치지 않는 음식은 평성식품(平性食品), 열성식품(熱性食品), 온성식품(溫性食品), 양성식품(凉性食品), 한성식품(寒性食品) 이렇게 다섯 가지로 구분한다.

이외에 주의해서 먹어야 할 네 가지 식품이 있다. 그것은 윤성식품(潤性食品), 조성식품(燥性食品), 보성식품(補性食品), 사성식품(瀉性食品)이다. 모든 종류의 음식은 서로 다른 특성과 효능이 있다. 또한 그에 적합한 체질 유형이 따로 있다. 아래에 여러 가지 음식의 속성을 대략적으로 소개해 놓았다. 자세한 설명은 107쪽의 평열온한량(平熱溫寒凉)의 5대 속성을 통해 살펴보도록 하자.

자주 접하는 음식의 속성: 평열온한량(平熱溫寒凉)

• 평성식품(平性食品) : 평성식품은 성질이 어느 쪽으로도 치우침이 없는 것으로 모든 체질의 사람에 적합하며 가장 많이 사랑 받는 안전한 식품이다. 옥수수,

브로콜리, 구아바 등이 있다.

- 열성식품(熱性食品) : 뜨거운 성질의 음식으로 몸이 차가운 사람에게 적절하며 몸이 뜨거운 체질에는 부적합하다. 고추 등이 있다.

- 온성식품(溫性食品) : 성질이 열성식품과 비슷하지만 열성식품보다는 차가운 편이다. 쌀, 당근, 오리고기 등이 있다.

- 한성식품(寒性食品) : 차가운 성질의 음식으로 뜨거운 체질에 적합하며 차가운 체질에는 어울리지 않는다. 아스파라거스, 죽순, 줄풀 등이 있다.

- 양성식품(凉性食品) : 성질이 한성식품과 비슷하지만 한성식품보다는 따뜻한 편이다. 대추, 흑설탕 등이 있다.

주의해서 먹어야 할 음식

윤성식품(潤性食品) – 건조한 체질에 적합하지만 습한 체질에는 부적합하다.

윤성식품에는 바나나, 꿀 등이 있다. 윤성식품은 체내 수분을 시키고 상을 부드럽게 하는 역할을 한다. 그러므로 체내에 물이 부족한 건조한 체질에 어울린다. 물이 많은 습한 체질이 윤성식품을 먹으면 배가 더욱 더부룩해진다.

조성식품(燥性食品) – 습한 체질에 적합하며 건조하고 열이 많은 체질에는 부적합하다.

조성식품에는 마늘종, 땅콩 등이 있다. 조성식품은 물을 흡수하고 땀을 배출하여 몸의 습기를 배출하는 데 도움을 줘 부종 현상을 개선할 수 있다. 수종(水腫: 신체 조직 안에 림프액, 장액 따위가 고여 몸이 붓는 것)이 발생하는 습한 체질인 사람이 먹으면 몸에 좋다. 반대로 건조한 체질인 사람이 조성식품을 먹었을 경우 몸의 수분이 더 빠져나가 변비가 심해지거나 기침이 심해질 수 있다.

체질 유형	궁합이 맞는 음식	궁합이 맞지 않는 음식
정상 체질	제철 음식이라면 무엇이든 좋다	제철 음식이라면 무엇이든 좋다
차가운 체질	평성, 온성, 열성식품	한성, 양성식품
뜨거운 체질	평성, 양성, 한성식품	열성, 온성식품
건조한 체질	평성, 윤성식품	열성, 조성식품
습한 체질	평성, 조성식품	윤성식품
허한 체질	평성, 보성식품	사성식품
실한 체질	평성, 사성식품	보성식품

보성식품(補性食品) – 몸이 허한 체질에 적합하며, 실한 체질에는 부적합하다.

보성식품에는 고구마, 쌀 등이 있다. 보성식품은 체력과 원기를 보강해주며 기운을 북돋아주는 역할을 한다. 따라서 허한 체질이 먹으면 좋다. 만약 실한 체질이 먹으면 오히려 상황이 더 심각해져서 몸에 독소만 더 쌓이고 배출되지 않아 혈압이 상승하거나 염증이 생길 수 있다. 또 위열(胃熱)이나 고혈압이 생긴다. 고구마를 구워서 먹으면 기가 보강돼 위산이 더 많아진다.

사성식품(瀉性食品) – 몸이 실한 사람과 체력이 좋은 사람에게 적합하다.

사성식품은 익히지 않은 생채소를 말한다. 독소를 몸 밖으로 배출하는 것을 도와줘서 몸을 정화시킨다. 따라서 신진대사 능력이 좋은 사람에게 적합하다. 허한 체질인 사람이 많이 먹으면 오히려 설사를 유발해 몸이 더 허해진다.

올바른 생각이 양생(養生)의 효과를 배가시킨다

건강해지기 위해서는 올바르게 먹고 적절하게 쉬어야 한다. 그리고 질병의 원인과 치료 방법에 대해 바로 알아야 한다. 하지만 무엇보다 중요한 것은 긍정적인 태도로 모든 것을 대하려는 마음자세를 지녀야 한다는 것이다. 특히 자기 자신에 대해 올바른 생각을 할 수 있을 때라야 자신의 몸에 진정으로 책임질 수 있는 법이다. 요컨대 몸과 마음은 하나이기 때문이다.

올바른 태도로 세상과 마주한다

사람은 대자연의 일부이다. 그러므로 감사하는 마음으로 모든 자연의 산물을 소중히 여기고 사리사욕 없는 마음으로 자신이 가진 것을 함께 나누어야 한다. 겸손한 마음으로 우리가 살아갈 수 있도록 해주는 모든 사물에 대해 감사해야 한다. 인생이 얼마나 행복하고 아름다운 것인지를 느끼고 자신이 얼마나 풍요롭고 즐겁게 살고 있는지 깨닫게 되면 스트레스가 사라진다. 이는 팽조 같은 신선의 경지로 고대부터 전해 내려오는 건강 비법이기도 하지만, 실은 지극히 단순한 이치이다.

자연율례는 자기 비하나 반항하는 마음, 그리고 우울한 마음을 버리고 세상을 사랑으로 바라볼 것을 요구한다. 욕심을 버리고 편안한 마음을 갖고 사랑으로 바라볼 때 세상은 활력 있게 다가온다. 이런 자세를 가질 때 스트레스가 줄고, 온몸에 활력이 넘치는 것이다.

현대인에게 찾아오는 질병의 근본적 원인은 잘못된 식습관과 생활 습관이다. 정확히 말하면 잘못된 이 두 가지 습관이 결합해 만병의 근원이 된다. 따라서 식습관만 고친다고 해서 건강해지는 것은 아니다. 식습관을 고쳐도 여전히 생활 습관에 의한 원인은 남아 있기 때문이다.

잘못된 생활 습관은 몸에 피로와 스트레스를 축적시킨다. 피로와 스트레스가 쌓이면 기혈이 잘 순환되지 않고 몸에 독소가 쌓일 수밖에 없다. 이 때문에 자연율례 제철 음식 건강법에서는 식습관과 더불어 자연의 주기에 따른 생활 습관을 갖는 것을 중요하게 여긴다.

간혹 기도를 통해 치료 효과를 봤다는 사람들이 있다. 몇몇은 이를 신의 기적이라고 하고, 몇몇은 이를 거짓말로 치부한다. 하지만 기도에는 효과가 있다. 의학적으로 보면 기도를 통해 편안한 마음을 갖게 되고, 신에게 고해성사를 함으로써 스트레스를 줄일 수 있다. 우리는 올바르고 긍정적인 태도로 세상을 바라봄으로써 기도와 유사한 치료 효과를 기대할 수 있다.

더불어 우리가 사랑을 바탕으로 주변의 사람과 사물을 대할 때 조화로운 상호 관계를 만들 수 있다. 이는 건강과도 관련이 깊다. 주변과 조화로운 관계를 맺는 사람과 주변에 불화를 일으키고 공격적으로 대하는 사람 중 누가 더 스트레스를 많이 받을까?

이처럼 편안한 마음, 사랑, 조화와 같은 올바른 태도는 자연율례를 완전하게 만든다. 진리는 항상 옳다. 자연의 법칙은 어떠한 경우에도 적용된다. 대자연의 법칙이 인간과 인간의 건강에도 그대로 적용되듯이 '평안, 사랑, 조화'라는 도덕적 진리는 건강에 그대로 적용된다.

사고는 행위를 결정한다. 올바른 행위를 하기 위해서는 우선 잘못된 사고를 바꿔야 한다. 이를 위해 지식이 필요하며 그릇된 태도 또한 바꾸어야 한다. 더불어 건강해지기 위해서는 한 가지 더 알아둬야 한다. 그것은 바로 '사람은 스스로를 책임져야 한다. 그러므로 건강을 개선하는 것 또한 자기의 책임이다' 라는 점이다.

병으로 인한 고통을 줄이기 위해서 의사를 찾아가 진찰을 받고 약을 먹는 것은 겉을 치료하는 것밖에 안 된다. 병을 일으킨 근본적인 원인을 찾아 해결하지 못한다면 아무리 진찰을 받고 약을 먹어도 미봉책에 불과하다. 근본적인 해결책은 식습관과 생활 습관의 변화를 통해 체질을 근본적으로 강화하는 것이다.

건강은 자신의 것이다. 건강하기 위해서는 자기 스스로 '올바른 음식'을 먹고 '제때'에 활동하는 것, 이 두 가지부터 시작해야 한다. 그리고 스스로 자신의 인생을 바꿀 수 있도록 더 강한 동기를 부여해야 한다.

사람은 종종 자신의 불행이나 질환을 다른 사람의 잘못으로 돌린다. 예를 들어 "나는 어린 시절 선천적으로 몸이 안 좋았다, 가족의 보살핌이 부족했다, 불행한 가정의 영향을 받았다, 혹은 배우자의 가해 때문이다" 라고 말이다. 혹은 "이런 운명을 준 신을 원망한다"라고 말하는 사람도 있다.

하지만 남 탓을 한다는 것 자체가 건강을 해치는 주요 요인이 된다. 2부 '자연 율례로 인생을 바꾼 사람들' 의 사례에서 보았듯이 건강이 자기 자신의 것이라면 당연히 스스로가 자신의 건강을 책임져야 한다. 질환이 생겼다는 것은 적어도 몇 년 동안 스스로 잘못된 식습관과 생활 습관을 가졌다는 뜻이다. 따라서 건강해지려면 스스로 이를 알아차리고 고쳐나가야 한다. 하지만 남을 탓한다는 것은 질환의 근본 원인인 자신의 잘못된 습관을 모르고 있다는 뜻이다. 남 탓, 세상 탓을 하게 되면 원망과 불만이라는 부정적 감정에 휩싸여 스트레스를 받고, 쉽게 포기하게 된다. 가족을, 환경을, 신을 아무리 탓해도 건강해지지 않는다. 건강은 자신이 책임지는 것이다.

　나도 한때 건강이 아주 나빴던 적이 있다. 나의 삶도 이 때문에 아주 비참했다. 나는 한때 자기 연민에 깊이 빠져 스스로가 나의 불행을 책임지고 바꿔야 한다는 생각을 하지 못했다. 고난의 시간은 길게 느껴졌고, 모든 것이 내가 어쩔 수 없는 외부 환경의 탓인 것만 같았다. 아픈 것이 내 탓이 아니라고 생각했기에 쉽게 주변에 화를 냈고 이 때문에 가족들은 힘들어했다. 심지어는 가정이 깨질 뻔했다.

　내가 달라진 계기는 '아픈 것도, 건강해지는 것도 모두 나의 책임이다' 라는 생각을 하고 나서부터이다. 절망의 끝에서 이대로 생을 마감할 것인가, 아니면 다시 헤쳐 나갈 것인가를 결정하던 때에야 비로소 이를 깨달을 수 있었다. 나 자신을 동정하고 가련하게 여기는 것이야말로 내가 고난을 벗어나지 못하도록 가로막은 가장 큰 원흉이었다. 그래서 나는 더 이상 나를 우울하게 만들지 않기로 했다. 그리고 생각과 행동을 바꾸는 데서부터 나의 인생을 구해나가기 시작했다.

　그때부터 나는 식습관과 생활 습관을 바꿨고 지금까지 그것을 지켜왔다. 왜냐하면 나의 건강을 되찾고 싶었고, 나의 인생을 바꾸고 싶었기 때문이다. 이것은 정말 효과가 있었다. 나는 다행히도 내 삶의 최후의 순간에 엄청난 반전을 이루어낼 수 있었다. 이제는 자신의 건강을 바꾸고 싶어하는 모든 이들이 이런 행복한 경험을 하기를 바란다.

　당신은 지금처럼 계속 자신을 불쌍하게 생각하면서 고통 받는 인생을 지속할 수도 있다. 아니면 자신을 더 이상 가련하게 생각하지 않고 자신의 삶을 똑바로 바라볼 수도 있다. 어떠한 선택을 할 것인가? 만약 자기 자신을 바꾸겠다는 의지가 없으면 아무리 좋은 명약이라도 효험을 보기 어렵다. 자신을 격려하며 내 건강은 반드시 내가 책임지도록 하자!

제철 음식 건강법 알기도 쉽고 실천하기도 쉽다

이쯤에서 복습을 하면서 중요 사항을 요약해볼 필요가 있을 것 같다. 제철 음식 건강법은 음식 섭취의 원칙과 활동 시간을 잘 파악해서 건강을 개선하는 간단한 방법이다. 비싼 한약재가 필요한 것도 아니고, 고통스러운 치료 과정이 필요한 것도 아니다. 시장에 있는 제철 음식을 알맞게 조리해서 자신의 체질에 맞는 음식을 만들어 먹으면 스스로가 자신의 주치의가 될 수 있다. 물론 식사와 함께 신체의 생리 주기에 맞게끔 활동하고 휴식을 취한다면 그 효과는 더욱 커질 것이다(74쪽 '오장육부의 생체 시계' 그림 참조).

제철 음식 건강법의 기본 수칙

정확한 활동 시간과 휴식 시간을 파악한다.

제 땅에서 나는 제철 음식을 먹는다.

자신의 체질에 따라 적합한 음식을 선택한다.

올바른 건강관을 수립한다.

제철 음식 건강법에서 지켜야 할 5가지 원칙

원칙 1 : 체질, 산성도, 계절에 따라 채소와 과일 먹는 방법을 달리한다

몸이 차갑고 습한 사람은 익혀 먹는 것이 좋고, 건조하고 열이 많은 사람은 생으로 먹는 것이 좋다. 이때 기온도 고려해야 한다. 날씨가 더울 때는 몸이 알칼리성을 띠고 저온일 때는 산성을 띠기 때문이다. 개인의 체질과 기온에 따라 생식을 먹을지 익혀 먹을지 판단해서 몸의 산성도(pH)를 최적으로 유지하자.

원칙 2 : 기온이 25도(한여름)를 넘어가면 고기를 먹지 않는다

이는 특히 주의해야 할 점이다. 기온이 25도를 넘어가면 회를 먹도록 한다. 기온이 25도 아래일 때는 돼지고기, 가금류, 제철 해산물 등을 먹도록 한다. 기온이 20도 이하(봄, 가을, 겨울)일 때는 소고기를 먹고 10도 이하(겨울)일 때는 양고기를 먹는다.

원칙 3 : 고기를 먹는 것 또한 일편단심으로

고기를 먹는 것은 연애를 하는 것과도 같다. 매 끼마다 해산물이나 육류 중 한 가지만 있으면 충분하다. 식사할 때 가장 금기시해야 하는 것은 매 끼마다 너무 많은 종류의 육류를 먹거나 생선, 육류, 달걀, 우유를 동시에 먹는 것이다. 가장 좋은 것은 한 끼에 한 가지 고기를 먹는 것이다. 만약 여러 가지를 함께 먹을 경우에는 동일한 종류인지 살펴봐야 한다.

원칙 4 : 마음껏 먹는 것은 점심에만

매일 아침과 저녁에는 함부로 먹지 않는다. 다만 점심 때는 조금 편한 마음으로 식사를 해도 좋다. 낮 12시~저녁 6시 사이에는 먹고 싶은 것은 뭐든 먹어도 좋다. 다만 육류는 하루에 한 가지만 먹는 것이 좋다는 것에만 주의하자. 식물성 단백질도 마찬가지다.

- 육류와 콩류를 섞어서 먹지 않는다.

- 차가운 술은 몸을 차갑게 할 수 있으므로 따뜻하게 데워서 마신다.

- 너무 뜨거운 물이나 음식은 피한다.

- 급하게 먹지 않는다.

- 야식을 먹지 않는다.

- 섬유질이 굵은 음식에 주의한다. 예를 들어 현미와 잡곡밥은 위장이 약한 사람에게는 좋지 않다.

- 저질 식품은 피한다. 충분히 익지 않은 음식, 지방이 많은 음식, 당분이 많은 음식, 지나치게 가공을 한 식품이나 인공 식품, 너무 많이 도정한 것은 먹지 않는다.

- 고구마는 정오가 지나면 먹지 않는다. 낮 12시가 지나면 고구마를 먹지 않는 것이 좋다. 특히 당뇨병, 통풍 환자, 그리고 신진대사 불량으로 인한 질병이 있는 사람은 더욱 조심해야 한다. 이런 사람들은 낮 12시 이후에는 절대로 고구마를 먹어서는 안 된다.

제철 음식 건강법의 생활 습관　건강하려면 대자연의 법칙과 신체의 주기를 조화롭게 맞춰야 한다. 이를 위해 일찍 자고 일찍 일어나는 습관을 길러보자. 특히 심각한 질병을 가진 사람들은 아침 6시~저녁 9시의 양생 원칙을 지켜야 한다. 해가 뜨는 것에 맞춰 일어나 아침 6시 30분 전에 아침식사를 하고 아침 7시 전에 배변을 마친다. 그리고 저녁 9시에 잠을 자는 것이다. 피치 못할 사정이 있더라도 밤 11시 전에는 자야 한다.

　일반인들은 낮 12시 이전에만 고구마 식사를 하면 된다. 물론 고구마는 일찍 먹을수록 효과가 더욱 좋다. 다만 아침 일찍 먹는 게 힘들면 반드시 낮 12시 이전에 먹도록 하자. 정오가 넘어서 고구마를 먹으면 당분이 체내에 쌓여 오히려 건강에 역효과를 가져올 수 있다.

일찍 자기

밤 9~11시에는 푹 자고, 기분 좋게 깨기

밤 9~11시는 신경, 내분비, 생식 계통을 담당하는 삼초경이다(삼초(三焦)는 상초(上焦), 중초(中焦), 하초(下焦)를 통틀어 이르는 말로서 상초는 횡격막 위, 중초는 횡격막과 배꼽 사이, 하초는 배꼽 아래의 부위에 해당한다). 밤 9~11시는 또한 심신의 긴장을 풀어줄 수 있는 가장 좋은 시간대이다. 그러므로 이 시간 동안은 마음을 우울하게 하는 일들은 모두 벗어던지도록 하자! 그렇지 않으면 충분한 휴식을 취해 기운을 회복시키기 어렵다. 따라서 밤 9~11시까지 야근을 하고 술을 마시는 것은 되도록 피해야 한다.

이 시간 동안 숙면을 취하게 되면 정서 안정에 매우 좋다. 밤 9시 이후에는 사랑을 표현하는 말 이외에 다른 것은 모두 쓸데없다.

밤 11~1시에는 간과 쓸개를 위해 잠자기

밤 11~1시까지는 담경(膽經)이 운행하는 시간대이고 밤 1~3시까지는 간경(肝經)이 운행하는 시간대이다. 따라서 이때에 숙면을 취하면 해독을 담당하는 쓸개(膽)와 간(肝)이 충분히 휴식을 취할 수 있다. 몸속의 독소가 만병의 근원이라는 점을 생각하면 이 시간에 숙면을 취하여 독소를 제거하고 몸의 피로를 푸는 것이 건강을 위해 매우 중요하다.

일찍 일어나기

해가 뜨자마자 일어나는 것이 가장 좋다. 이렇게 하는 게 힘들더라도 가능한 한 일찍 일어나도록 한다. 특히 중환자의 경우 아침 6시 30분 전에 식사를 하고 아침 7시 전에 배변을 마친 다음 운동을 하는 것이 좋다.

아침식사하기

아침식사는 세포를 기르는 데 가장 중요한 역할을 한다. 이는 신체가 아침에 음식의 영양소를 가장 잘 흡수할 수 있기 때문이다. 점심과 저녁에는 음식의 소화와 영양소 흡수가 아침에 비해 그 효율 면에서 현격히 떨어진다. 따라서 황금 시간대(아침 6시 30분 이전)에 제철 음식 건강법에 맞는 아침식사를 하고, 저녁은 간단히 먹는 것이 건강에 좋다.

아침에 먹는 주식은 전분을 중심으로 한다. 하루를 시작하는 아침에 전분을 섭취하여 활동 에너지를 얻어야 하기 때문이다. 고구마와 쌀밥은 대표적인 전분 음식으로 부피 기준으로 고구마와 쌀밥의 비율을 2:1로 먹을 것을 권한다. 그리고 제철 채소 두 가지와 제철 과일 한 가지를 곁들여 먹으면 원기가 충만한 아침식사가 된다. 기온이 25도 이하일 때에는 동물성 단백질을 하나 더 먹어도 좋다. 중환자는 약국 등에 문의해 별도의 아미노산을 보충해주도록 한다.

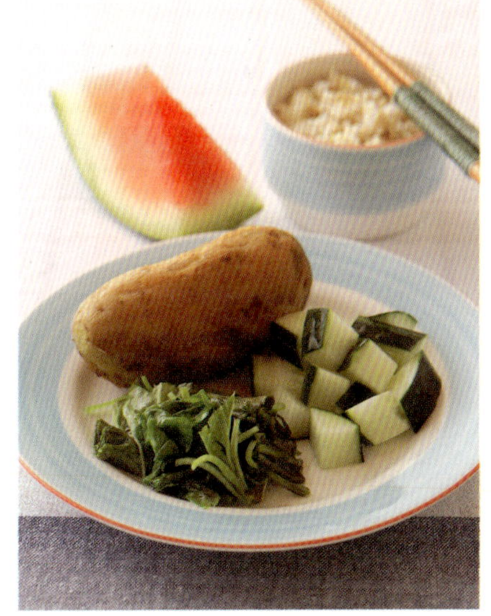

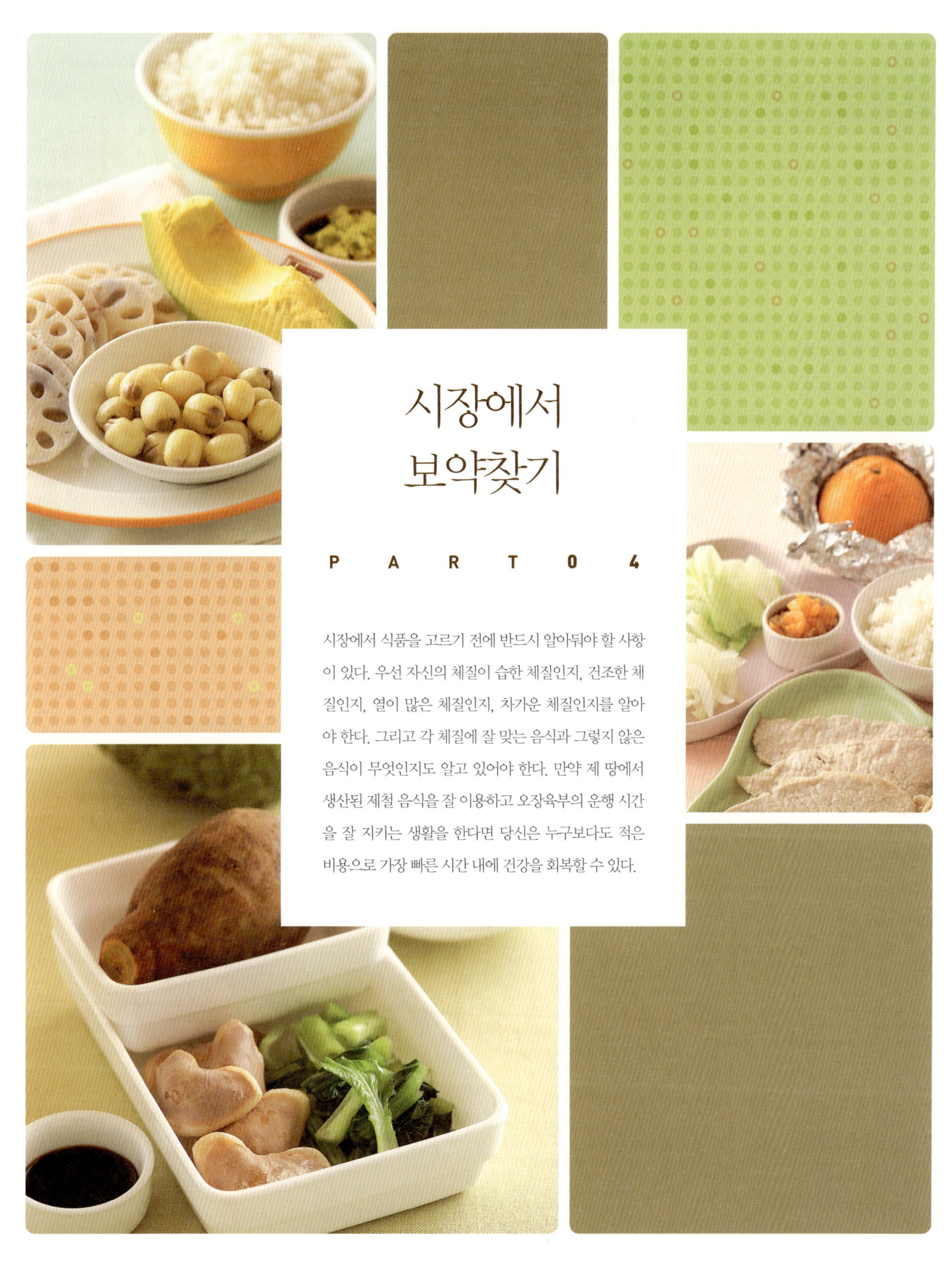

시장에서
보약찾기

PART 04

시장에서 식품을 고르기 전에 반드시 알아둬야 할 사항
이 있다. 우선 자신의 체질이 습한 체질인지, 건조한 체
질인지, 열이 많은 체질인지, 차가운 체질인지를 알아
야 한다. 그리고 각 체질에 잘 맞는 음식과 그렇지 않은
음식이 무엇인지도 알고 있어야 한다. 만약 제 땅에서
생산된 제철 음식을 잘 이용하고 오장육부의 운행 시간
을 잘 지키는 생활을 한다면 당신은 누구보다도 적은
비용으로 가장 빠른 시간 내에 건강을 회복할 수 있다.

음식의 속성을 구별하라

몸에 맞는 음식을 고르기 위해서는 우선 제철 음식이 무엇인지 알아야 하고, 자신의 체질이 무엇인지 알아야 한다. 연인 사이에도 궁합을 보듯이 음식의 속성을 알고 자신의 체질과 맞는지 확인하도록 하자.

식품의 산성도

이 책에서는 식품이 가지고 있는 그 자체의 산성도(pH)가 아니라 식품이 체내에서 보이는 산성도를 기준으로 식품의 산성도를 분류하였다. 즉, 우리 몸을 산성으로 변하게 하는 것을 산성 식품, 알칼리성으로 변하게 하는 것을 알칼리성 식품으로 구별하였다.

산성 식품은 우리 몸을 따뜻하게 해주므로 겨울에 먹는 것이 적합하다. 반대로 알칼리성 식품은 노폐물을 청소하고 열을 해소해 신진대사를 도우므로 여름에 먹는 것이 좋다.

여름에는 건강을 위해 약알칼리성 체질을 유지해야 하는데 산성 식품을 너무 많이 먹으면 체내에 열이 많아지기 때문에 탈이 나기 쉽다. 겨울에는 당연히 반대로 하는 것이 좋다. 즉, 몸을 따뜻하게 하는 산성 식품을 먹어서 몸을 약산성 체질로 만들어야 건강에 도움이 된다. 다만, 평소 가공식품이나 육류를 많이 섭취하여 산성을 강하게 띠는 체질은 산성 식품의 섭취를 줄여야 한다. 모든 가공 식품과 육류가 산성 식품이기 때문이다.

일반적으로 음식은 가공을 하면 할수록 산성을 띠게 된다. 예를 들어 익히지 않은 채소는 알칼리성, 익힌 채소는 산성을 띤다. 과일의 경우 껍질은 알칼리성, 과육은 산성을 띤다는 것도 알아두자.

산성 식품과 알칼리성 식품

산성 식품	알칼리성 식품
모든 육류	생선회
익힌 채소	신선한 채소와 해조류
과일의 과육	채소나 과일의 껍질
모든 가공식품(예 : 두부, 콩고기)	천연 광천수

음식의 5대 속성 평열온한량(平熱溫寒凉)

평(平), 열(熱), 온(溫), 한(寒), 량(凉)은 대표적인 음식의 속성으로서 체질과 비슷하게 구분되는데 자신의 체질과 같거나 비슷한 속성의 음식은 피해야 한다. 예컨대 차가운 체질을 가진 사람은 한(寒), 양(凉) 속성의 음식을 되도록 피해야 한다.

남자와 여자가 조화를 이루고, 음과 양이 조화를 이루는 것처럼 대자연의 법칙은 한쪽으로 치우친 것보다는 조화로운 상태를 지향한다. 우리의 몸도 마찬가지이다. 상식적으로도 차가운 체질의 사람이 차가운 속성의 음식을 먹어 몸이 더욱 차가워진다면 건강에 좋을 리 없다.

다만, 체질과 같거나 비슷한 속성의 음식을 피하라고 해서 한 입도 먹지 않겠다는 생각은 하지 말자. 가능한 한 안 먹는 것이 좋지만, 무리를 하면서까지 먹지 않으려고 할 필요는 없다. 예를 들어 뜨거운 체질의 사람이 뜨거운 속성의 음식인 고추를 너무 좋아한다면 이를 줄이고 가급적 피하는 것이 옳다. 하지만 앞으로 평생 고추를 안 먹겠다는 생각은 오히려 강박 관념이 되어 건강에 악영향을 끼칠 수 있다. 조화, 중용, 과유불급이라는 대자연의 법칙은 건강에도 마찬가지로 적용된다.

평성식품(平性食品) : 평순한 속성의 음식

평성식품은 신체에 가장 해를 끼치지 않는 식품이다. 모든 체질의 사람에게 적합하며 가장 많은 사랑을 받는 안전 식품이다. 감자, 통배추, 돼지고기가 대표적인 평성식품이다.

열성식품(熱性食品) : 뜨거운 속성의 음식

열성 및 온성식품은 모두 몸에서 열이 나게 하고 활력을 불어넣어 준다. 그래서 차가운 체질인 사람의 신체 기능을 개선한다. 하지만 열이 있는 체질인 사람이 먹게 되면 신체 흥분을 유도하게 되어 쉽게 붓거나 눈이 충혈되고 변비에 걸린다. 고추가 대표적인 열성식품이다.

온성식품(溫性食品) : 따뜻한 속성의 음식

성질은 열성식품과 비슷하지만 열성식품만큼 강한 성질은 아니다. 체질이 차가운 사람이 먹기에 좋으며, 열이 있는 체질인 사람이 온성식품을 먹게 되면 열성식품을 먹었을 때와 마찬가지 상황이 발생하므로 조심해서 먹도록 한다. 갓과 닭고기가 대표적인 온성식품이다.

양성식품(凉性食品) : 시원한 속성의 음식

성질은 한성식품과 비슷하지만 한성식품만큼 강한 성질을 보이지는 않는다.

양성식품은 몸을 식혀주므로 몸이 비교적 건조하고 뜨거운 사람이 먹으면 좋다.
하지만 차가운 체질인 사람은 한성식품과 양성식품을 먹을 때 주의해야 한다.
밀, 용과가 대표적인 양성식품이다.

한성식품(寒性食品) : 차가운 속성의 음식

한성식품과 양성식품 모두 몸의 열을 내리고 염증을 다스리는 효과가 있다. 뜨거운 체질인 사람이 이런 음식을 섭취하면 불면증, 부종, 염증 등을 해결할 수 있다. 하지만 차가운 체질인 사람이 한성식품을 먹을 경우 오히려 추위를 타거나 뼈마디가 쑤시고 켕기는 증세가 더 심각해질 수 있다. 올방개, 율무가 대표적인 한성식품이다.

음식과 체질에도 궁합이 존재한다

지금부터 오곡 및 잡곡, 채소류, 과일류, 육류 등 다양한 음식을 그 속성별로 구분해 각각 어떠한 체질에 적합하며, 어떠한 효능이 있는지 자세히 소개하고자 한다. 자신의 체질과 각 음식의 속성 및 효능을 잘 파악해 올바른 식습관으로 건강을 유지하기를 바란다.

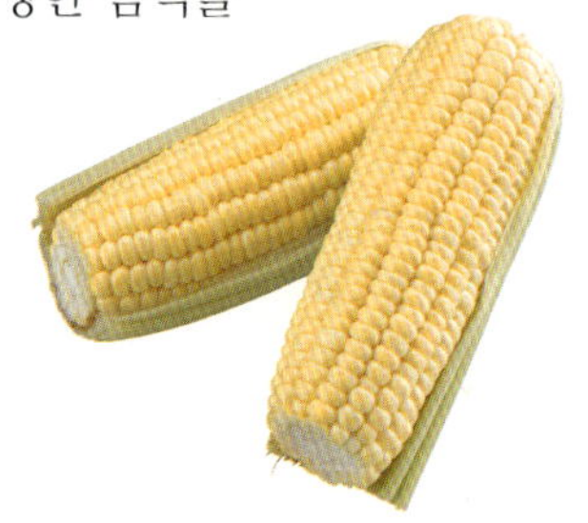

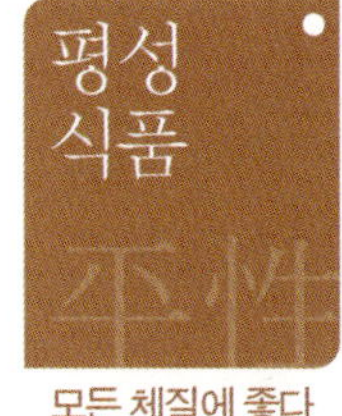

모든 체질에 좋은 평성(平性)곡물

감자 – 혈액을 맑게 하고 심장을 강화한다. 위를 편안하게 하고 비장(脾臟 : 비(脾) 또는 지라라고도 함. 위의 왼쪽이나 뒤쪽에 있으며 오래된 적혈구나 혈소판을 파괴하거나 림프구를 만들어냄)을 튼튼하게 하여 기(氣)를 북돋는다.

옥수수 – 기운을 북돋아 소화 기관의 기능을 원활하게 해 식욕을 돋운다. 장을 깨끗하게 하고 뇌에 좋으며 양기를 보강한다.

팥 – 습한 기운을 없애고 붓기를 가라앉히며 이뇨, 해독 작용을 돕는다.

검은콩 – 온몸에 물이 잘 통하도록 한다. 위장과 비장 기능을 돕고 신경을 안정시키며 맥이 잘 통하도록 한다. 검은콩은 볶아서 먹으면 열성(熱性)식품이 된다.

예팥 – 위장과 비장의 기능을 돕고 근육과 뼈를 튼튼하게 한다. 십이경맥(十二經脈 : 인체의 기본이 되는 열두 가지 경맥)에서 기혈이 잘 순환되도록 돕는다.

검은 참깨 – 자양 강장 효과가 있다. 간과 신장을 보(補)하고 오장을 촉촉하게 하며 근육과 골수가 생성되도록 돕는다. 검은 참깨 기름은 서늘한 성질의 음식인데 혈액 순환을 촉진하고 피부를 매끄럽게 하며 모발은 검고 윤이 나게 하고 배변을 돕는다.

모든 체질에 좋은 평성(平性)채소

브로콜리 – 아주 좋은 천연 항산화제로서 항암 효과가 있으며 비장과 위장을 건강하게 하고 고혈압을 예방한다.

양배추 – 위를 건강하게 하고 신장에 이로우며 뼈를 단단하게 한다. 경락을 통하게 하며 뇌에 좋다. 농양(신체 조직 속에 고름이 고이는 증세)과 변비, 빈혈, 신장병, 동맥 경화 등의 질환에 효능이 있다.

잎배추 – 일반 배추와 청경채 등을 포함한다. 위장을 건강하게 하고 치아를 튼튼하게 하며 피부를 희게 한다. 생기를 북돋고 열을 없애는 효능도 있다.

목이버섯 – 몸의 열을 내리고 지혈 효과가 있다. 위장을 맑게 하고 뇌혈관, 심혈관계 질환을 예방할 수 있다.

채두(슈가피) – 기를 북돋는 효능이 있다. 뼈와 이를 튼튼하게 하고 성 기능을 향상시킨다. 출산 후 임산부가 젖이 부족할 때 도움이 된다.

완두콩 – 평성채소이지만 약간 차가운 성질을 갖고 있다. 눈을 맑게 하고 피부 미용에 좋으며 다이어트와 지방 제거에도 효과적이다.

진달래꽃 – 해열, 해독 작용을 하고 기침과 가래, 가려움증을 멎게 한다.

동부 – 골수 생성을 돕고 오장을 편하게 한다. 기운을 북돋아주고 위를 튼튼하게 하며 신장을 건강하게 한다.

고구마 잎 – 기운을 북돋아주고 동맥 경화를 막으며 콜레스테롤을 낮춰준다. 치질과 변비에 좋고 산모의 젖을 늘려준다.

공심채 – 기운을 북돋아주며 콜레스테롤을 낮춰준다. 젖의 양을 늘려주고 장운동을 도우며 생기를 불어넣는다.

호리병박 – 열을 내리고 답답함을 해소하는 데 좋다. 뼈를 강하게 하고 심장과 폐를 촉촉하게 한다.

해바라기꽃 – 혈압을 낮추고 진통 효과가 있다.

연밥(연꽃 열매) – 심장과 신장에 이롭다. 허한 기운을 채워주며 노화 방지에 좋다. 하지만 대변이 딱딱한 사람은 많이 먹지 않는 것이 좋다.

연근 – 생으로 먹으면 찬 성질, 익혀 먹으면 따뜻한 성질을 띤다. 따라서 따뜻한 체질의 사람은 생으로 먹고, 차가운 체질의 사람은 익혀서 먹도록 한다. 생 연근은 지혈 작용을 하고 혈관을 맑게 한다. 익힌 연근은 몸에 기운을 북돋고 피를 맑게 한다.

마름열매(물밤, 능실) – 오장을 보(補)해주고 해열 작용을 한다. 근육통과 풍습(風濕 : 바람과 습기로 인해 뼈마디가 쑤시는 증세)을 개선한다. 마름열매는 날것으로 먹으면 차가운 성질을 띤다. 익히지 않은 마름열매를 많이 먹으면 오장육부가 상하고 양기를 해쳐 남성 정력에 좋지 않다.

올리브 – 침과 체액의 분비를 촉진하고 위를 건강하게 한다. 해독 작용 및 인후통 개선의 효능이 있다.

마 – 기를 북돋고 음허(陰虛)를 보강하며 노화방지 효과가 있다. 대변이 쉽게 딱딱해지는 사람은 많이 먹지 않는 것이 좋다.

제비콩 – 비장을 튼튼하게 하고 습한 기운을 없애준다. 조혈을 돕고 피부 미용에 도움이 된다. 각기병(脚氣病)을 치료하고 오장에 이롭다.

청경채 – 위장의 기능을 개선하고 침과 체액의 분비를 촉진한다. 잇몸이 붓는 증상을 낫게 하고 뒷머리가 뻣뻣한 느낌이 들 때 먹으면 좋다.

쑥갓 – 비장을 따뜻하게 하고 위에 기를 보강한다. 가래를 없애고 몸에 기가 잘 통하도록 한다. 숙면을 돕고 배변이 원활하게 한다.

모든 체질에 좋은 평성(平性)과일

구아바 – 비타민 C가 풍부하게 들어 있어 피부 미용에 좋으며 위산 분비를 억제하고 당뇨병을 개선한다.

파파야 – 여자에게 좋은 과일로 가슴을 풍만하게 하고 미백 및 기미 제거 효과가 있다. 해열 및 이뇨 작용을 돕고 장을 부드럽게 해 소화를 촉진하고 배변을 도와준다.

풋대추 – 갈증을 해소하고 소화와 이뇨 작용을 촉진한다. 신경 안정을 돕고 피부 미용에 효과적이다. 통째로 삼키지 말고 잘 씹어 먹는다.

매실 – 갈증과 복부 팽만감을 해소하고 숙취에 좋다. 열을 내려주고 근육에 이롭다. 날것으로는 먹지 않는다.

파인애플 – 열을 내리고 몸을 촉촉하게 하며 소화를 촉진하고 설사를 멈춘다. 혈압을 낮추고 숙취를 돕는다. 위장이 좋지 않거나 차가운 체질인 사람은 많이 먹지 않는 게 좋다.

포도 – 조혈 작용을 돕고 기운을 북돋아주며 뼈를 튼튼하게 하고 위를 건강하게 한다. 숙취를 해소하고 속이 더부룩한 데 좋다.

앵두 – 피부 미용과 피로 해소에 좋으며 죽상 동맥 경화증과 괴혈병을 개선한다.

레몬 – 피부 미용에 좋고 지방을 제거하며 더위를 해소하고 해독 작용을 한다. 위궤양이나 생리통이 있는 사람, 폐가 약한 사람은 먹지 않는 것이 좋다.

자두 – 침이나 체액의 분비를 촉진하고 이뇨 작용을 돕는다. 간을 맑게 하고 결핵에 좋다. 소화계 기능이 좋지 않은 사람은 먹으면 안 된다.

구아바 – 미용 효과가 뛰어나다. 특히 당뇨병 환자가 먹으면 좋다.

아보카도 – 자양, 미용 효과가 있고 모발과 모근을 건강하게 하며 노화 방지에 좋다.

대추 – 조혈 작용을 돕고 위를 편하게 한다. 몸에 기를 북돋아 주고 신경을 안정시킨다. 배가 더부룩한 사람은 많이 먹지 않는 것이 좋다.

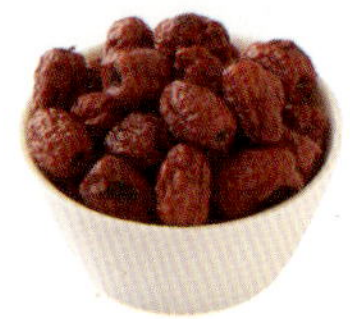

감귤, 오렌지 – 비장과 위장을 튼튼하게 하고 숙취 해소에 좋다.

모든 체질에 좋은 평성(平性)육류 및 해산물

돼지고기 – 음기(陰氣)를 기르고 건조함을 없애주며 비장을 튼튼하게 한다. 돼지고기는 모든 계절에 먹기 좋으나 습하고 열이 많은 사람, 가래가 많은 사람은 먹지 않는 것이 좋다.

돼지 간 – 간혈(肝血 : 간이 저장하고 있는 피)을 보양하고 눈을 맑게 한다. 습하고 열이 많은 사람, 가래가 많은 사람은 먹지 않는 것이 좋다.

소고기 – 기혈을 보강하고 근육과 뼈를 튼튼하게 한다. 기온이 20도 이하(봄, 여름, 가을)일 때 먹는 것이 좋다. 종기나 피부 가려움증이 있는 사람은 먹지 않도록 한다.

소간 – 간을 보호하고 눈과 피를 맑게 한다. 종기나 피부 가려움증이 있는 사람은 먹지 않도록 한다.

거위고기 – 평성(平性)식품으로서 기를 북돋아 허한 기운을 채워주고 위를 편하게 하며 갈증을 해소한다. 몸에 습한 기운이 있거나 열이 많은 사람은 먹지 않는 것이 좋다.

굴 – 음기를 보(補)하고 피와 폐를 맑게 한다. 성 기능을 향상시키고 불면증을 개선하며 심신 안정에 도움이 된다.

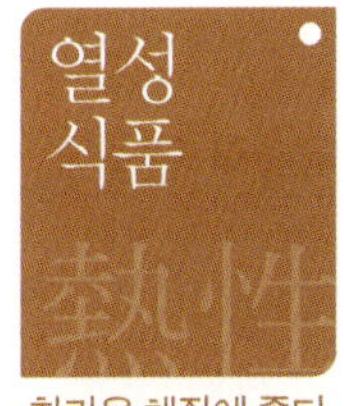

차가운 체질에 좋은 열성(熱性) 채소

고추 – 한기를 없애주고 살균 작용을 한다. 하지만 많이 먹으면 좋지 않다. 특히 화상을 입은 환자에게는 적절치 않다.

풋마늘 – 혈액 속 지방을 줄이고 혈압, 혈당을 낮추는 효능이 있다.

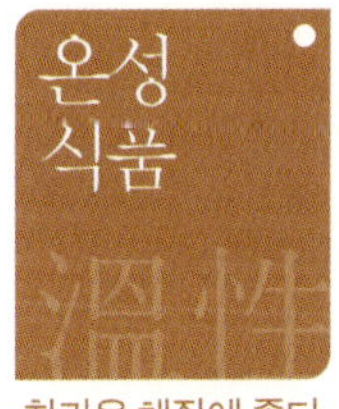

차가운 체질에 좋은 온성(溫性) 곡물

쌀 – 흰쌀은 비장과 위장을 건강하게 하고 설사를 멈추게 한다. 또 정력을 북돋아 기혈이 부족하거나 오장육부가 쇠약해져 몸의 기능이 약해지는 모든 허증(虛症)을 치료할 수 있다. 볶음밥은 마른 성질의 음식이며, 현미는 차가운 성질의 음식으로서 배변을 원활하게 한다. 흔히 흰쌀밥은 건강에 좋지 않다고 생각하지만, 사실은 흰쌀밥이 가장 몸에 해를 덜 끼치는 음식이다.

쌀밥에는 당류, 섬유질, 단백질, 무기질, 지방, 비타민 B 등 다양한 영양소가 균형 있게 들어 있다. 물론 백미와 발아미, 현미 등의 영양 성분은 조금씩 다르지만 기본적으로 어떤 품종의 쌀이든 그것이 함유하고 있는 영양 성분과 열량은 유사하다. 다만 위장의 소화 기능이 떨어지

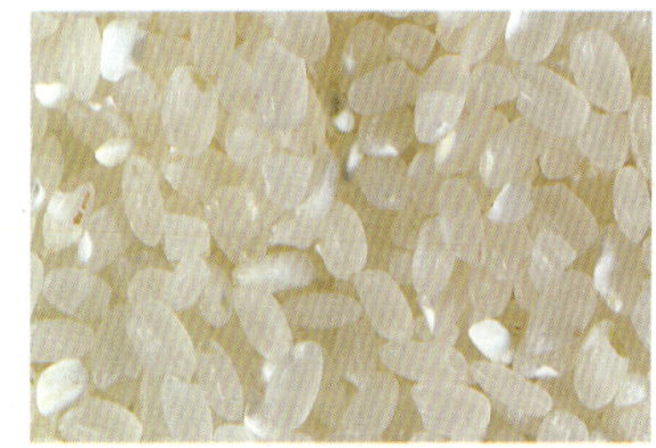

는 경우 섬유질이 굵은 현미는 먹지 않는 것이 좋다.

세포의 영양소 피라미드를 봤을 때 매일 필요한 열량의 70~80%를 당류에서, 나머지 열량은 단백질과 지방을 통해 얻어야 한다. 이는 특히 동양인의 건강을 위한 최적의 열량 섭취법이다.

쌀에는 탄수화물이 75%, 단백질과 지방은 각각 7%, 2%가 들어 있다. 쌀의 대부분을 차지하는 탄수화물은 우리 몸속에서 포도당이라는 당분으로 전환되어 흡수된다. 따라서 쌀을 주식으로 삼으면 열량의 70~80%에 이르는 당분을 손쉽게 섭취할 수 있다.

전기밥솥 계량컵으로 계산해보면 쌀 한 컵 분량은 밥 두 공기로서 약 500kcal의 열량을 제공한다고 볼 수 있다. 따라서 매일 쌀밥을 한 공기 반 내지는 두 공기를 먹으면 하루에 필요한 열량의 60~70%를 얻을 수 있는데 이는 우리 몸에 필요한 탄수화물의 황금 비율에 가깝다.

고구마 – 찐 고구마는 따뜻한 성질, 구운 고구마는 뜨거운 성질, 튀긴 고구마는 건조한 성질을 띠는데 고구마의 영양학적 가치는 매우 높으며 모든 품종이 그 영양학적 가치가 비슷하다.

고구마에는 양질의 전분 외에 섬유질과 단백질이 풍부하며, 다양한 무기질과 비타민도 함유하고 있어 최상의 천연 항산화 식품이자 완전식품이라고 볼 수 있다.

신선한 고구마 100g에는 29%의 당류와 2.3%의 단백질이 들어 있다. 그리고 칼슘 18mg, 인 0.12mg, 비타민 B 20mg, 비타민 C 30mg, 니코틴산(나이아신) 0.7mg 등이 들어 있다. 특히 비타민 A는 일일 필요량의 배 이상 들어 있고, 칼륨과 미량의 알파리포산도 함유하고 있다.

고구마는 칼슘의 손실을 막고 호르몬을 조절하며 모세혈관의 피가 잘 통하도록 한다. 체내 수분을 조절하고 신경을 안정시키는 효능이 있으며 아래로 처진 비장의 기운을 일으켜 비장을 보양한다. 비장은 스트레스, 심장, 위장과 밀접한 관계가 있는데 비장이 좋지 않으면 특히 위장병이 생기기 쉽다. 또한 고구마는 침이나 체액의 분비를 촉진하고 피부를 건강하고 탄력 있게 하며 내장이 처지는 것을 막는다.

고구마에는 다량의 단백질이 들어 있어 심혈관 계통과 간, 신장 조직을 보호하고 소화계와 호흡기의 건강을 유지하도록 도와준다. 연구 결과에 따르면, 고구마를 섭취하면 콜레스테롤과 피하 지방을 낮출 수 있다. 이외에 고구마는 쉽게 포만감을 주는 식품으로 과식을 유발하지 않으며, 고구마에 들어 있는 많은 섬유질은 창자의 연동 운동을 도와 배변을 쉽게 하도록 돕는다. 또 당이 지방으로 변하는 것을 막아 비만을 예방할 수 있다.

죄근에는 사색 고구미 등 컬러 고구마에 들어 있는 안토시아닌 성분이 주목 받고 있는데 안토시아닌은 토마토나 검은콩과 같은 음식을 통해서도 섭취할 수 있으므로 쉽게 구할 수 있는 우리 고구마를 섭취해도 무방하다.

콩 – 콩은 평성(平性)식품이나 삶으면 온성(溫性)식품이 된다. 기를 보(補)하여 미용에 도움이 되고 뇌를 건강하게 하며 해독 작용을 하고 비장을 튼튼하게 한다. 위를 편안하게 하고 위장과 비장 기능을 개선하는 효능이 있어 소화와 배설을 돕는다. 또한 붓기를 가라앉히고 근육과 살, 피를 만들고 간을 편하게 한다. 콩은 가장 좋은 식물성 단백질 공급원으로서 당뇨병, 고혈압, 동맥 경화, 각기병 등에 탁월한 효능을 보인다.

콩은 고구마나 쌀에 비견될 만큼 뛰어난 건강식품으로서 미국식품의약국

(FDA)에서 심장병 예방을 위해 콩을 섭취하도록 권고할 정도이다. 하지만 통풍, 혈산(血疝 : 임질이나 매독의 독성으로 인해 넓적다리 윗부분의 림프샘이 부어 멍울이 생기는 병)에 효과적이며 요산(尿酸 : 오줌에 들어 있는 유기산)의 농도가 높은 사람은 조금만 먹는 것이 좋다.

차가운 체질에 좋은 온성(溫性)채소

양파 – 혈압을 낮추고 동맥 경화를 예방한다. 체질상 음기가 부족하고 비장과 위장에 열이 있고, 폐결핵을 앓거나 위 또는 십이지장에 궤양이 있는 사람은 많이 먹지 않도록 한다.

피망 및 파프리카 – 비장을 튼튼하게 하고 미백 및 노화 방지 효과가 있다. 위산 조절과 복부 팽만감 해소에 좋고 신장 낭종과 신경통에도 효과가 있다.

바질 – 강한 향이 있어 기를 통하게 하고 습한 기운을 없애는 데 좋다. 허리뼈를 튼튼하게 한다.

차조기 – 기운을 북돋고 미용 효과가 있다. 냉기를 없애고 무좀에 좋으며 안태(安胎 : 태아가 움직여서 임신부의 배와 허리가 아프고 낙태의 염려가 있는 것을 다스려 편안하게 하는 일)에 이롭다. 긴장 및 복부 팽만감 해소에 좋다.

돼지호박(쥬키니) – 애호박보다 크고 통통해서 돼지호박이라고 부르며 껍질은 녹색으로 주황색 껍질의 늙은 호박과는 다르다. 돼지호박은 기운을 북돋고 씨는 장을 튼튼하게 한다. 위에 열이 많고 몸이 습하여 기가 정체되어 있거나 기관지 천식이 있는 사람은 많이 먹지 않는 것이 좋다.

쑥 – 추위와 습한 기운을 없애준다. 월경 불순에 좋으며 지혈 작용을 한다. 체질상 기가 허한 사람은 신중하게 먹어야 하고 몸이 건조하거나 열이 많은 사람은 먹지 않도록 한다.

생강 – 열을 내서 한기를 없애준다. 구토를 멈추고 혈액 순환을 촉진하며 생리
통, 복통, 관절염 증상을 개선한다. 단, 누런 가래가 나오거나 인후통, 위궤양, 변
비, 출혈이 있는 사람은 먹으면 안 된다.

장미꽃 – 기를 통하게 하여 우울함을 없애준다. 혈액 순환을 촉진하고 진통 효과
가 있다. 특히 생리 전 유방통을 개선한다.

유채 – 위장을 튼튼하고 깨끗하게 하고 간을 맑게 하여 독소를 없앤다. 콜레스테
롤을 낮추고 피부 미용에 좋다.

땅콩 – 신장을 보(補)하고 지능 계발을 돕고 피를 멈추며 젖을 늘린다.

밤 – 신장을 보(補)하고 비장과 위장을 건강하게 하며 근육을 튼튼하게 한다.

당근 – 원기를 북돋고 눈을 맑게 한다. 장을 촉촉하게 해 배변
을 쉽게 하고 조혈 작용을 촉진한다. 항암 효과가 있고
횡격막 기능을 도우며 오장을 편하게 한다.

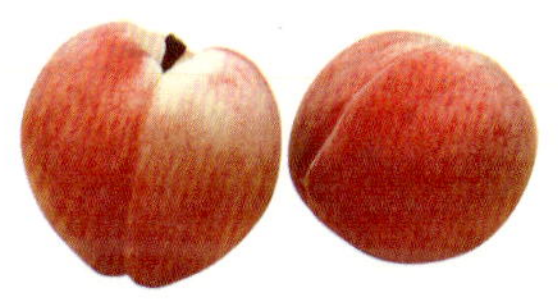

갓 – 냉기를 없애주고 구규(九竅 : 사람의 몸에 있는 아홉 개의 구멍으로 귀, 눈, 코의
여섯 구멍과 입, 요도, 항문의 세 구멍)를 이롭게 한다. 눈을 맑게 하고 속을 편하게
한다. 음기가 부족하거나 몸에 열이 많고 마른기침, 혈변, 신장염, 요독증(尿毒症
: 신장 기능이 저하되어 오줌으로 배설되어야 할 노폐물이 혈액에 축적되어 일어나는 중
독증)이 있는 사람은 많이 먹으면 안 된다.

차가운 체질에 좋은 온성(溫性) 과일

수밀도(물복숭아) – 수밀도는 껍질이 얇고 살과 물이
많으며 맛이 단 복숭아로 중국이 원산지이다. 침이나
체액의 분비를 촉진하고 기를 보(補)해주며 장을 촉촉

하게 해 배변을 돕는다. 위장에 열이 많은 사람은 많이 먹지 않는 것이 좋다.

리츠 – 침이나 체액의 분비를 촉진하고 기를 북돋아주며 조혈 작용을 돕고 지능 계발을 돕는다. 음기가 많이 부족한 사람, 폐에 열이 있어 기침을 하는 사람, 코피가 나는 사람, 치근이 붓고 아픈 사람, 인후통이나 당뇨병을 앓는 사람은 먹지 않는 것이 좋다.

망고 – 구토를 멈추고 갈증을 해소하며 배변을 돕는다. 신장염, 당뇨병, 풍습(風濕), 내장 궤양, 종기, 염증이 있는 사람은 먹지 않도록 한다.

차가운 체질에 좋은 온성(溫性)육류 및 해산물

양고기 – 허한 기운을 보강하고 신경을 안정시키며 몸을 따뜻하게 한다. 출산 후 복통, 혈액 부족에 좋으며 월경이 3개월 이상 없는 사람에게 효과가 크다. 기온이 10도 이하(겨울)일 때 먹으면 좋으며 몸에 열이 많은 사람은 조심해서 먹어야 한다.

오리고기 – 암컷 오리는 약간 따뜻한 성질을, 수컷 오리는 약간 차가운 성질을 띤다. 음기를 돋우어 위의 기능을 강화하고 붓기를 없앤다. 허약한 체질인 사람은 먹지 않는 게 좋다. 오리고기는 마늘, 목이버섯, 자라와 함께 먹으면 안 된다.

닭고기 – 따뜻한 성질로 기운을 북돋아주고 정력을 보강하며 골수에 좋다. 알레르기성 체질이거나 급성 악성 종기와 부종이 있거나 변비가 있는 사람, 간에 열이 많은 사람에게는 적합하지 않다. 달걀노른자는 평성식품으로 음기를 보양한다. 달걀흰자는 양성식품으로 폐를 촉촉하게 하고 해열, 해독 작용을 하며 목에 좋다.

새우 – 약간 따뜻한 성질이다. 신장과 창자를 건강하게 하고 체내 독소를 배출하며 젖이 잘 나오게 한다. 알레르기가 있는 사람은 주의해서 먹는다.

양성
식품
凉性
열이 많은 체질에 좋다

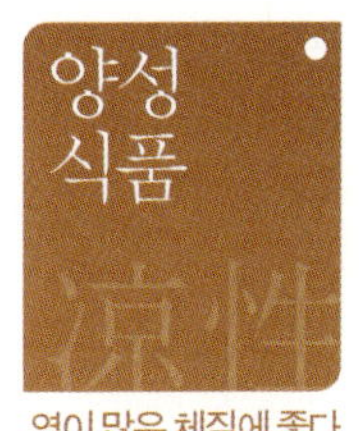

열이 많은 체질에 좋은 양성(凉性)곡물

밀 – 짜증을 없애고 정신을 수양하는 데 도움이 된다. 비장과 신장에 이롭다. 열을 내리고 갈증을 해소한다. 기온이 25도 이하일 때, 그리고 날씨가 건조할 때 먹는 것이 적합하다.

보리 – 비장과 위장의 기능을 개선한다. 몸의 열을 내리고 몸에 물이 잘 순환되도록 하며 소화를 돕는다.

열이 많은 체질에 좋은 양성(凉性)채소

양상추 – 오장에 이롭고 탈모를 막는다.

상추 – 오장의 경락이 통하도록 하고 해열 작용을 한다. 답답한 속을 뚫어주고 젖이 나오게 하며 이뇨 작용을 돕는다. 뼈를 튼튼하게 하고 모발이 자라게 한다.

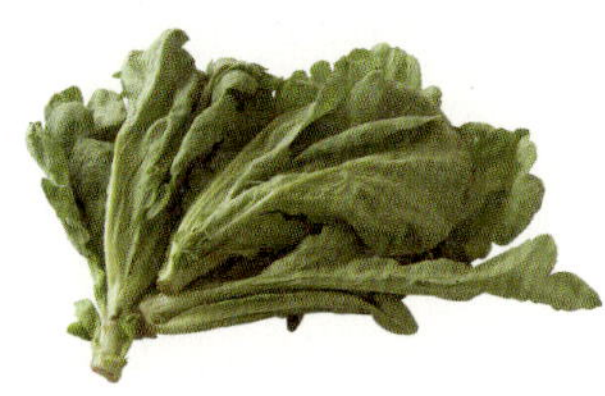

시금치 – 시금치 뿌리는 인삼보다 더 가치가 있다. 시금치는 오장에 이롭고 맥을 통하게 하며 혈액 속 혈구를 만드는 조혈(造血) 작용을 돕고 배변을 쉽게 한다. 열로 인해 생긴 병을 다스리는 데 좋으며 성 기능을 향상시킨다. 체력이 약하거나 몸이 차가운 사람은 많이 먹지 않는 것이 좋다.

배추 – 해열 작용을 하고 소화를 돕는다. 다이어트와 배변에 도움이 되나 위와 폐가 차가운 사람은 많이 먹지 않도록 한다.

비름 – 기운을 북돋고 해열, 해독 효과가 있다. **구규**(九竅 : 사람의 몸에 있는 아홉 개의 구멍)가 잘 통하게 해주며 이뇨 작용을 촉진하고 배변이 쉽도록 도와주며 지혈 효과도 있다. 몸이 차가운 사람은 많이 먹지 않는 것이 좋다.

수세미 열매 – 해열, 가래 제거 등의 효능이 있고 종기와 열병이 낫게 한다. 비장과 위장이 차거나 대변이 묽은 사람은 많이 먹지 않는 것이 좋다.

동아호박 – 기운을 북돋고 이뇨 작용을 하며 두통 해소에 좋다. 열을 낮추고 가래를 없앤다. 몸이 찬 사람은 많이 먹지 않도록 한다.

재스민 – 답답함을 없애고 기를 통하게 한다. 진통 효능이 있으며 눈이 충혈되고 붓는 것을 개선한다. 피부 미용에도 좋다.

연꽃 – 넘어지거나 맞아서 생긴 타박상에 효과가 있으며 각혈(咯血 : 혈액이나 혈액이 섞인 가래를 토하는 증상)을 완화한다.

원추리 – 간을 튼튼하게 하고 뇌의 건강을 돕는다. 신경을 안정시키고 이뇨 작용을 하며 붓기를 없앤다. 비장과 위장의 음기가 부족한 사람은 많이 먹지 않도록 한다.

박하 – 감기를 쫓고 열을 내린다. 위를 건강하게 하고 가래를 멈춘다. 소염 효과가 있으며 눈의 충혈이나 구창(口瘡 : 입 안에 나는 부스럼), 치통에 좋다.

부용꽃 – 더위를 식히고 독소를 없애며 지혈 작용을 한다. 붓기를 가라앉히고 고름을 빼내며 기침, 폐 농창, 각혈 증상을 완화한다.

열이 많은 체질에 좋은 양성(凉性)과일

비파 열매 – 폐를 촉촉하게 하여 기침을 멈추며 갈증을 해소한다. 찬 기침을 하고 가래가 있거나 습한 기운이 있는 사람은 많이 먹지 않는 것이 좋다.

딸기 – 항산화 식품으로서 열을 내리고 폐를 촉촉하게 한다. 이뇨, 숙취, 기운 보강에 이롭고 피를 맑게 한다. 비장과 위장이 허하고 차가운 체질인 사람은 많이 먹지 않는 것이 좋다.

용과 – 더위를 식히고 피를 차게 하며 이뇨, 배변이 원활하도록 한다. 피부 미용, 성 기능 향상에 좋다.

사과 – 침이나 체액의 분비를 촉진해 건조함을 없앤다. 비장과 위장을 건강하고 편안하게 하고 답답하고 짜증나는 마음을 풀어주며 폐열로 인한 기침을 개선한다. 비장과 위장의 기(氣)를 개선해 음식물의 소화와 흡수를 돕는다.

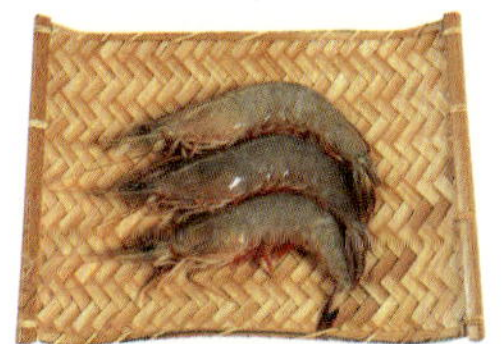

배 – 열을 내리고 폐를 촉촉하게 한다. 가래와 기침을 멎게 하고 답답한 마음을 풀어주며 천식과 가래에 좋다. 비장이 허하거나 폐가 차가워서 기침을 하는 사람, 생리통이 있는 여성, 피부 발진이 있는 어린이는 먹지 않는 것이 좋다.

자몽 – 열을 낮추고 갈증을 해소하며 비장을 튼튼하게 하고 숙취에 좋다. 소화를 돕고 지방을 제거한다. 심혈관계 질환 치료약이나 혈액 속 지방을 낮추는 약, 진정제를 먹는 사람은 약과 자몽을 동시에 먹지 않도록 유의한다.

열이 많은 체질에 좋은 양성(凉性) 육류 및 해산물

민물새우(토하), 재첩, 흑참치

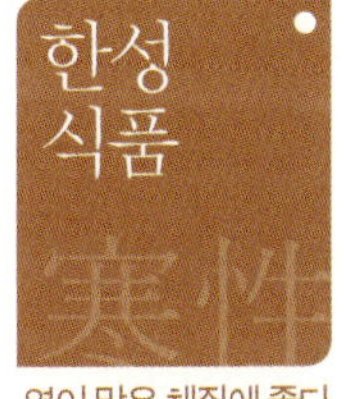

열이 많은 체질에 좋은 한성(寒性) 곡물

율무 – 위를 건강하게 하며 보양 효과가 있다. 근육과 뼈를 튼튼하게 해주며 신진대사를 촉진한다. 폐위(肺痿: 폐가 줄어드는 증세) 치료에 이롭고 알레르기에도 좋다. 혈액 속 지방과 당을 낮춰준다. 임신부는 신중하게 먹어야 하고 유산이 잦은 사람은 먹으면 안 된다.

녹두 – 해열, 해독 작용을 하고 붓기를 빼는 데 좋다. 단, 체질이 허하고 차가운 사람은 주의해서 먹도록 한다.

조 – 해열, 해독 작용을 하고 비장을 편하게 하며 신장에 이롭다.

열이 많은 체질에 좋은 한성(寒性)채소

셀러리 – 간을 편하게 하고 열을 분산시킨다. 혈압을 낮추고 조혈 작용을 도우며 장을 깨끗하게 하고 풍습(風濕)을 없애는 데도 이롭다. 차가운 체질인 사람과 대변이 묽은 사람, 위궤양이 있는 사람은 많이 먹지 않는 것이 좋다.

토마토 – 소화를 돕고 항암 효과가 있다. 혈압을 낮추고 생기를 북돋우며 열병을 치료한다. 비장과 위장이 차갑거나 설사를 하는 사람, 변이 묽은 사람은 많이 먹지 않는 것이 좋다.

겨자 – 입맛을 돋우고 해독 작용을 하며 피를 맑게 하고 신경통 치료에 좋다. 신경성 피부염을 앓는 환자는 먹지 말아야 한다.

오크라 – 피부 미용과 뼈에 좋다. 인후통, 요도염, 악성 종기, 피부병을 개선하고 젖이 돌게 한다.

아스파라거스 – 항암 효과가 있고 해열, 해독 작용을 하며 특히 당뇨병 환자에게 좋다. 폐를 촉촉하게 하고 기침을 멈추며 가래를 없앤다. 혈압을 낮추고 이뇨 작용을 도우며 피로 해소에 좋다. 비장과 위장이 차거나 몸이 허한 사람은 먹으면 안 된다.

죽순 – 갈증을 해소하고 가래를 없애주며 장을 부드럽게 해 배변을 돕는다. 위장의 연동 운동을 촉진해 소화를 돕는다. 설사를 하는 사람은 신중하게 먹어야 한다.

줄풀 – 해열, 해독 작용을 하고 갈증과 답답함을 해소한다. 건조함과 열로 인해 충혈된 눈에 이롭다. 신장병과 결석 환자는 많이 먹으면 안 된다.

여주 – 열을 다스려 화기를 내리고 심장을 맑게 하며 해독 작용을 한다. 혈압을 낮추고 더위를 먹었을 때 증상을 개선한다. 당뇨병과 충혈된 눈에 좋고 양기를 북돋아준다.

오이 – 열을 낮추고 이뇨 작용을 돕는다. 갈증 해소 및 피부 미용 효과가 있으며 인후통과 충혈된 눈, 수종(水腫 : 신체 조직 안에 림프액, 장액 따위가 괴어 몸이 붓는 것)에 좋다. 몸이 차갑거나 복통이 있고 설사를 하는 사람은 많이 먹지 않는 것이 좋다.

가지 – 열을 식히고 습한 기운을 제거하며 지혈, 붓기 해소의 효과가 있다. 몸이 차고, 위가 차거나 복통이 있는 사람, 차고 습한 기운으로 이질에 걸린 사람, 설사 및 자궁 탈출증(자궁이 내려앉아 자궁 경부가 질 밖으로 빠져 나오는 병) 환자는 먹으면 안 된다.

연밥씨 – 불면증과 답답함을 없애고 고혈압에 좋다.

월하미인 – 폐를 맑게 하고 기침을 멈추게 하며 고혈압을 예방한다.

펄스레인 – 퍼슬린, 또는 서양쇠비름이라고도 한다. 열을 내리고 습한 기운을 다스리며 환부에 바르면 붓기를 없앨 수 있다. 비장과 신장이 찬 사람은 먹어서는 안 된다.

올방개 – 열을 내리고 해독 작용을 한다. 소화를 촉진하고 더부룩한 속을 편안하게 해주며 습한 기운과 가래를 없애준다. 비장과 위장이 차고 허한 사람, 묽은 변이 나오거나 설사를 하는 사람은 많이 먹으면 안 된다.

국화 – 풍사(風邪 : 바람이 병의 원인으로 작용한 것)와 열을 분산하고 간을 편하게 하며 눈을 맑게 한다. 열을 내리고 해독 작용을 하며 고혈압을 완화하고 두통과 어지럼증을 개선한다.

순무 – 갈증을 해소하고 위를 건강하게 하며 열기를 없애고 혈압을 낮춘다. 가래와 지방을 없애며 조증(燥症 : 진액이나 피가 마르는 병으로 살갗이 마르고 거칠어지며 마른기침을 하거나 변비 증상이 생김)으로 인한 두통이나 쉰 목소리에 좋다.

콩나물 – 열을 내리고 붓기를 빼준다.

열이 많은 체질에 좋은 한성(寒性)과일

오디 – 장을 촉촉하게 하여 배변을 도와준다. 간과 신장을 튼튼하게 하고 신경을 안정시키고 붓기를 해소하며 눈과 귀를 좋게 한다. 체질이 허하고 찬 사람은 먹지 않는 것이 좋다.

수박 – 열을 내리고 갈증을 해소하며 부종을 해소하고 이뇨 작용을 한다. 비장과 위장이 허하고 차가운 체질인 사람은 많이 먹지 않도록 한다.

참외 – 열을 내리고 이뇨 작용을 하며 삼초(三焦 : 횡격막 위, 횡격막과 배꼽 사이, 배꼽 아래)를 통하게 한다. 비장과 위장이 허하고 차가운 체질인 사람, 설사를 하는 사람은 많이 먹지 않는 것이 좋다.

바나나 – 장을 촉촉하게 하여 배변이 원활하도록 한다. 소화를 촉진하고 해열, 해독 작용을 한다. 위에 열이 많아 탈이 났을 때 먹으면 설사가 멈춘다. 비장, 위장, 신장, 폐가 허약한 사람은 먹어서는 안 된다.

야자 – 야자열매의 즙은 차가운 성질을, 과육은 따뜻한 성질을 띤다. 야자즙은 성질이 차가워 열을 내리고 건조함을 없애주며 특히 위, 간, 폐의 열기를 식히는 데 좋다. 따라서 차가운 체질인 사람은 야자즙을 마시지 않는 게 좋다. 과육은 성질이 따뜻해 조혈 작용을 돕고 근육과 뼈를 단단하게 한다. 따뜻한 체질인 사람은 야자즙은 먹되 야자 과육은 먹지 않도록 한다.

유자 – 껍질은 평성(平性)식품으로 감기와 가래를 없애고 기침을 멎게 하며 타박상이나 골절상에도 좋다. 차가운 성질을 띠는 과육은 열을 식히고 술을 깨게 하며 소화와 배변을 촉진하고 온몸에 기가 통하도록 한다.

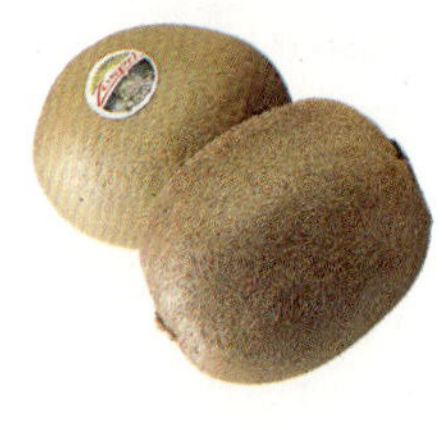

키위 – 열을 내리고 갈증을 해소하며 미용에 좋고 지방을 없
애며 장을 편하게 한다. 차가운 체질인 사람은 많이 먹으면
안 된다.

감 – 해열 작용을 하고 건조함을 없애준다. 피로를 풀고 허한 기운을 보충하며
어혈을 풀어준다. 한병(寒病 : 추위로 인한 병)에 걸린 사람은 먹지 않는 것이 좋다.
감은 게, 감자, 식초와 함께 먹으면 안 된다.

열이 많은 체질에 좋은 한성(寒性) 육류 및 해산물

게 종류 – 어혈을 풀고 혈액 순환을 촉진하며 근육과 뼈를 이어주고 열을 내리며
습기를 다스린다. 게 종류는 감, 술과 함께 먹지 않도록 한다. 중풍 및 마비 증세
가 있는 사람은 유의해서 먹어야 한다.

김 – 가래를 없애고 해열 및 이뇨 작용을 한다. 비장이 약한 사람은 많이 먹지 않
는 것이 좋다.

미역 – 가래를 해소하고 습기를 제거하며 가려움증에 좋다.

			심장, 폐, 비장, 위, 장, 신장, 자궁이 찬 사람	심장, 폐, 비장, 위, 장, 신장, 자궁, 간, 방광이 뜨거운 사람	만성 설사 환자 ❸	변비 환자	장막, 융모 손상이 심각한 사람	당뇨 환자	암 환자 및 기타
주식 ❶		종류	고구마, 백미	고구마, 백미, 현미	고구마, 백미	고구마, 백미, 현미	백미	고구마, 백미	체질별로 적용할 것
	비율 ❷	고구마 ❽	적당량	적당량	적당량	적당량	적게 자주	100g ❹	
		백미:현미 ❺	10:0	9:1~5:5	10:0	9:1~5:5	적게 자주	9:1~5:5	
		시간	12시 이후에는 고구마를 먹지 않는다.	12시 이후에는 고구마를 먹지 않는다.	12시 이후에는 고구마를 먹지 않는다.	12시 이후에는 고구마를 먹지 않는다.	12시 이후에는 고구마를 먹지 않는다.	9시 이후에는 고구마를 먹지 않는다.	
채소·과일		생식 여부	1생 1숙 혹은 2숙	2생	상황에 따라 판단	2생	상황에 따라 판단	2생	
		내용	뿌리줄기채소, 과일류	뿌리줄기채소, 과일류, 잎채소	상황에 따라 판단	뿌리줄기채소, 과일류, 잎채소	상황에 따라 판단	뿌리줄기채소, 과일류, 잎채소	
		시간	13시 이후에는 생채소를 먹지 않고 18시 ❻이후에는 과일을 먹지 않는다.	20시 이후에는 과일과 채소를 먹지 않는다.	13시 이후에는 과일과 익히지 않은 채소를 먹지 않는다.	20시 이후에는 과일과 채소를 먹지 않는다.	13시 ❼ 이후에는 과일과 채소를 먹지 않는다.	상황에 따라 판단	
		양	적당량	적당량		적당량	소량	소량	
		먹는 순서	쌀밥 → 과일, 채소	과일, 채소 → 쌀밥	쌀밥 → 과일, 채소	과일, 채소 → 쌀밥	쌀밥 → 과일, 채소	과일, 채소 → 쌀밥	

❶ 온한대 지역은 감자와 밀로 대신한다.
한국의 경우 고구마와 쌀이 적합하다.
❷ 고구마와 쌀밥의 황금 비율은 2:1이다.
❸ 채소는 한 가지만 사용한다.
❹ 식사 후 한 시간 내에 자지 않는다.
❺ 주요 곡류와 잡곡은 두 가지만 사용하고 그 비율을 지킨다.
❻ 일몰 시간을 기준으로 한다.
❼ 해가 정중앙에서 기울기 시작할 때
❽ 여름에는 쪄서, 겨울에는 찌거나 구워 먹는다.

주의 사항
- 그대로 씹어 먹는 것이 과즙보다 낫다.
- 중증 환자는 6시 30분 전에 아침식사를 마친다.
- 체지방이 많은 사람은 식물성 기름을 쓰되 조금만 쓰고, 체지방이 부족한 사람은 식물성 기름과 동물성 기름을 적당량 쓴다.
- 열이 있으면 식물성 기름을 적게 쓰고, 한기가 있으면 식물성 기름과 동물성 기름을 적당량 쓴다.
- 한 사람에게 여러 체질이 동시에 나타날 수도 있고 체질은 변할 수 있으므로 자신의 상태에 맞춰 적절히 식단을 조절한다.

조미용 설탕

평성식품(平性食品)

꿀 – 성질이 평순하다. 폐를 촉촉하게 하여 기침을 멎게 한다. 장에 이롭고 배변을 원활하게 한다. 염증이 있거나 몸이 습한 사람, 배가 더부룩하거나 설사를 하는 사람은 먹으면 안 된다.

황설탕 – 성질이 평순하다. 피를 잘 통하게 하여 어혈을 없애고 보혈 작용을 한다. 간의 기를 북돋우며 비장을 편하게 한다. 염증이 있거나 몸이 습하고 속이 더부룩한 사람은 많이 먹지 않도록 한다.

온성식품(溫性食品)

맥아당 – 조금 따뜻한 성질이다. 비장을 보양하고 통증을 멎게 한다. 폐를 촉촉하게 하고 기침을 멎게 한다. 가래 없이 마른기침을 하는 사람은 많이 먹지 않도록 한다.

흰 설탕 – 따뜻한 성질이다. 가공을 너무 많이 했기 때문에 양질의 조미료라고 볼 수 없다.

양성식품(凉性食品)

흑설탕 – 시원한 성질로 설사를 멈춘다.

조미용 소금

정제염 – 평순한 성질

해염(바닷소금) – 차가운 성질

식초

양조식초 – 따뜻한 성질이다. 쌀로 만든 식초와 과일로 만든 식초 모두 약산성 식품이다. 피를 잘 돌게 하고 해독 작용을 하며 지방을 제거한다.

간장

양조간장 – 차가운 성질로 해열, 해독 작용을 한다.
무염간장 – 시원한 성질이다. 심장병, 신장병, 간 경화, 고혈압, 수종 환자들이 먹기에 적합하다.

기타 조미료

식물성 기름 – 따뜻한 성질로 장을 촉촉하게 한다. 하지만 높은 온도에서 굽거나 튀기면 혈관 건강에 안 좋다. 시원하게 무치거나 비빌 때 주로 사용한다.
동물성 기름 – 따뜻한 성질로 오장육부와 근막을 촉촉하게 한다. 기온이 낮거나 몸이 차가울 때 사용한다.
후추 – 뜨거운 성질로 기운을 북돋고 한기와 습기를 없애며 땀 배출을 돕는다. 음기가 부족하고 열병이 있는 사람은 먹지 않는 것이 좋다.

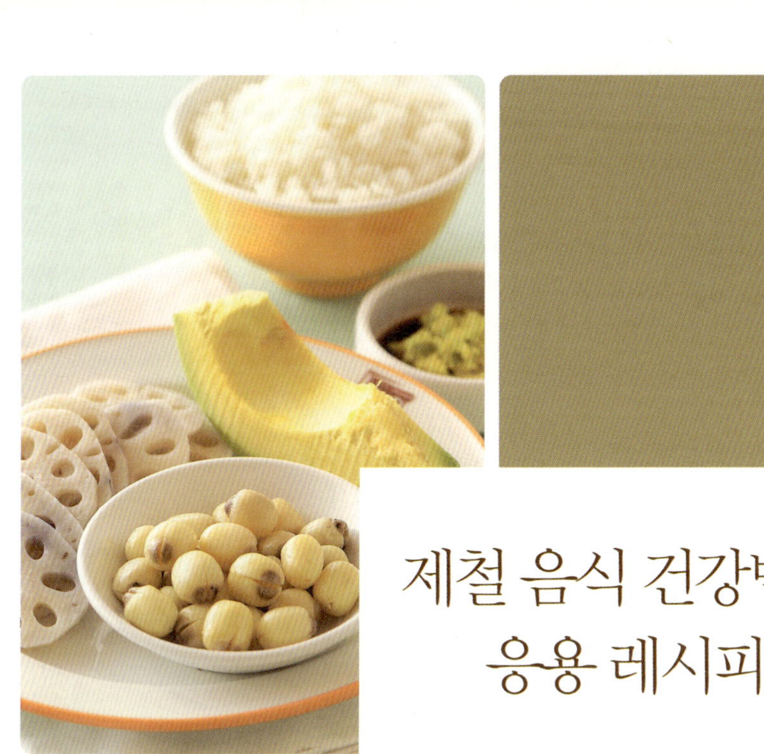

제철 음식 건강법의
응용 레시피

P A R T 0 5

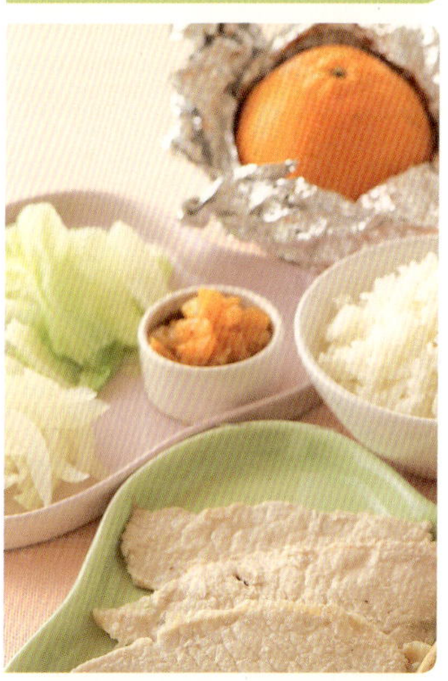

체질이 다르면 먹는 음식도 달라야 한다. 그리고 체질은 언제든 바뀔 수 있으므로 자신의 체질이 변하면 음식도 그에 맞게 바꿔 먹어야 한다. 예를 들어 혈압이 높은 사람이 혈압을 낮추는 음식을 먹어서 혈압이 낮아졌다면, 이제는 바뀐 자신의 체질에 맞게 다른 음식을 섭취해야 한다. 남들이 몸에 좋다고 해서 체질에 맞지 않는 음식을 아무렇게나 섭취하면 결과적으로 몸에는 해로운 영향을 미치게 된다.

체질에 따라 선택해서 먹자

체질이 다르고 계절이 다르다면 먹는 법도 달라야 한다. 체질은 활동과 휴식 방법, 그리고 음식에 따라 달라진다. 일단 체질이 바뀌게 되면 먹는 것 또한 함께 바꾸어야 한다. 예를 들어 혈압이 높은 사람이 혈압을 낮추는 음식을 먹어서 혈압이 낮아지고 나면, 다음에는 그에 상응하는 음식으로 바꾸어 먹어야 한다. 그렇지 않으면 몸에 해를 끼치게 된다.

다만, '이것만 먹어야 된다' 는 생각은 버리기를 바란다. 식단은 하나의 예일 뿐이다. 식재료 표를 보고 자신의 기호에 맞게 맛있게 먹는 것이야말로 '보약' 을 섭취하는 것이다.

응용 레시피 1 – 차가운 체질

주로 손발이 차고 원기가 부족하며 한기로 인해 생긴 종양을 개선하는 데 중점을 두었다.

응용 레시피 2 – 습하고 열이 많은 체질

이는 고혈압, 고지혈증, 고콜레스테롤 환자들을 위해 만들어진 식단으로 주로 혈관을 맑게 하고 어혈을 풀어줘 증상을 완화하는 데 중점을 두었다.

응용 레시피 3 – 건조하고 열이 많은 체질

이는 당뇨병 환자에게 적합한 식단이다. 몸이 건조하고 열이 많은 사람과 많이 먹고 많이 마시고 소변 양이 많은 당뇨 환자들의 상태를 개선하고 혈당을 조절하기 위한 식단이다. 당뇨 환자들은 매일 아침 고구마 식사를 할 때 고구마의 양이 100g을 넘지 않도록 한다. 그리고 식사 후 한 시간 이내에 자면 안 된다.

응용 레시피 4 – 습한 체질

만성 설사 환자와 묽은 변을 보는 사람, 영양실조, 위장 기능이 좋지 못한 사람을 대상으로 한 식단이다. 설사를 개선하는 데 도움이 되며 적은 양을 여러 번 먹는 방식으로 영양소의 위장 흡수를 돕는다.

응용 레시피 5 – 건조한 체질

오랫동안 변비로 고생하는 사람들을 위해 마련한 식단으로 배변을 원활하게 해준다.

젊어지고 싶은 여성을 위한 회춘 생강술

젊음을 되찾는 식단으로 월경 증후군을 개선할 수 있고 호르몬의 효능을 안정시키는 효과가 있다.

똑소리 나는 외식 노하우

외식이 잦은 현대인을 대상으로 하며 어떻게 양생을 추구하며 어떠한 선택을 해야 하는가에 대한 비결이 담겨 있다.

식단마다 '제철음식 건강비법'을 달아 두었다. 89페이지의 체질 평가표를 통해 자신의 체질을 확인하고 식단과 제철 음식을 참고하여 1주 단위로 식단표와 계획표를 작성하도록 하자.

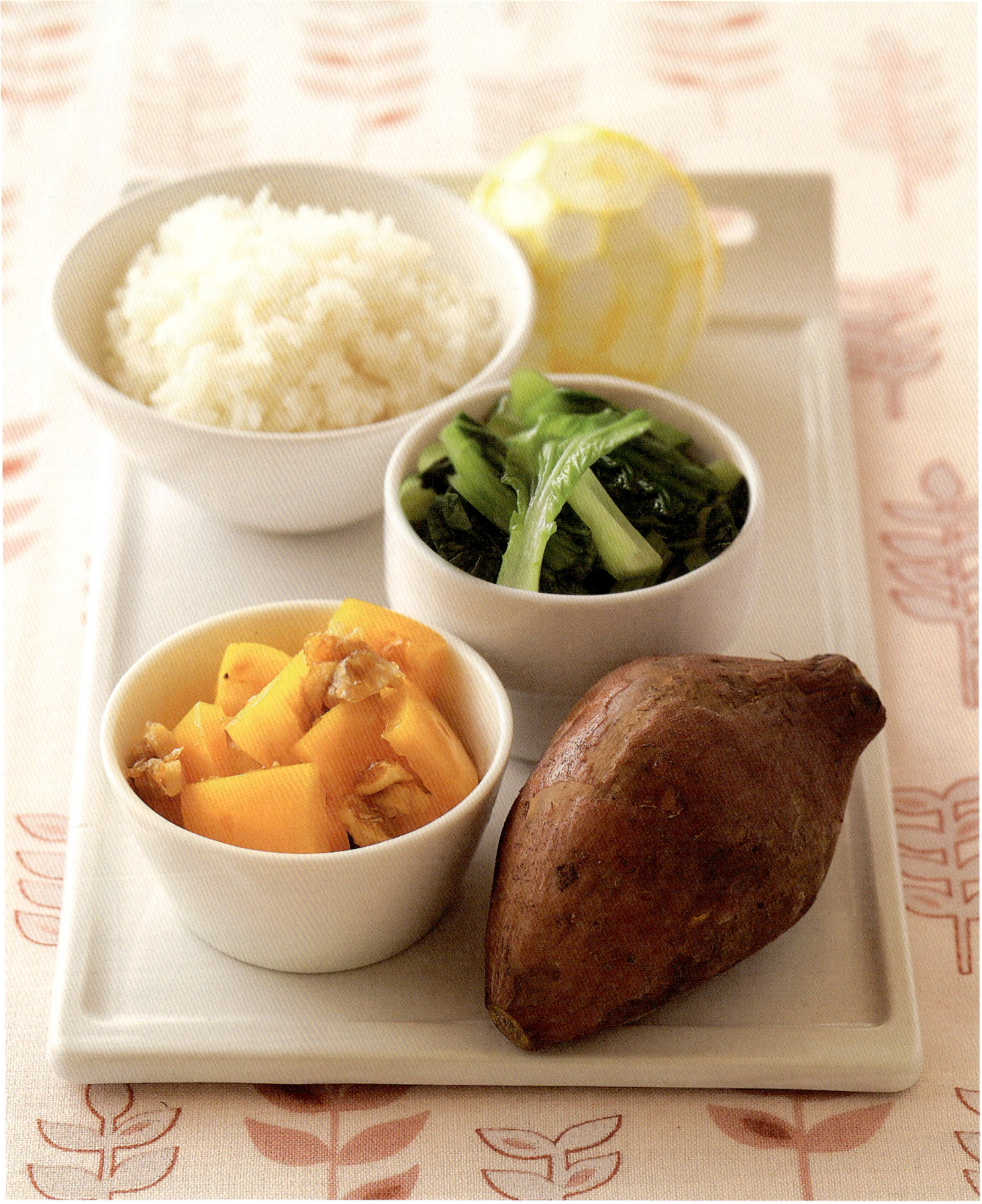

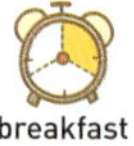

차가운 몸을 따뜻하게 하는 봄 아침상
breakfast

● ● ● ● 응용 레시피 1

원기 회복과 피부에 좋은 봄철 아침 식단

이 아침 식단은 비장을 튼튼하게 하고 폐를 촉촉하게 해주며 활력을 불어넣어 준다. 파프리카는 위산 과다와 속이 더부룩한 것을 개선하고 피부를 희게 하는 효능이 있다. 유채는 위장을 튼튼하게 하고 간 해독 작용을 한다.

재료

고구마 1개(밥공기로 약 2/3분량), 흰쌀밥 1/3공기, 유채 1줌(약 150g), 파프리카 1개(약 150g), 오렌지 1개

소스

오렌지 소스 : 오렌지 3조각을 잘게 자른 후 조선간장을 조금 넣고 섞는다.

만드는 법

1. 파프리카와 유채는 먹기 좋은 적당한 크기로 자른다.

2. 고구마는 180℃로 예열한 오븐에 껍질째 넣어 25분간 굽는다.

3. 파프리카는 살짝 데치고(약 1초) 유채는 끓는 물에 완전히 익힌다. 구워둔 고구마와 쌀밥, 오렌지와 함께 맛있게 먹는다.

제철음식 건강비법

• 두 가지 채소의 조리법 : 두 가지를 모두 익히거나 하나는 익히고 하나는 날것으로 먹는 것이 좋다.

• 고구마와 밥을 먼저 먹고 채소나 과일은 나중에 먹도록 한다.

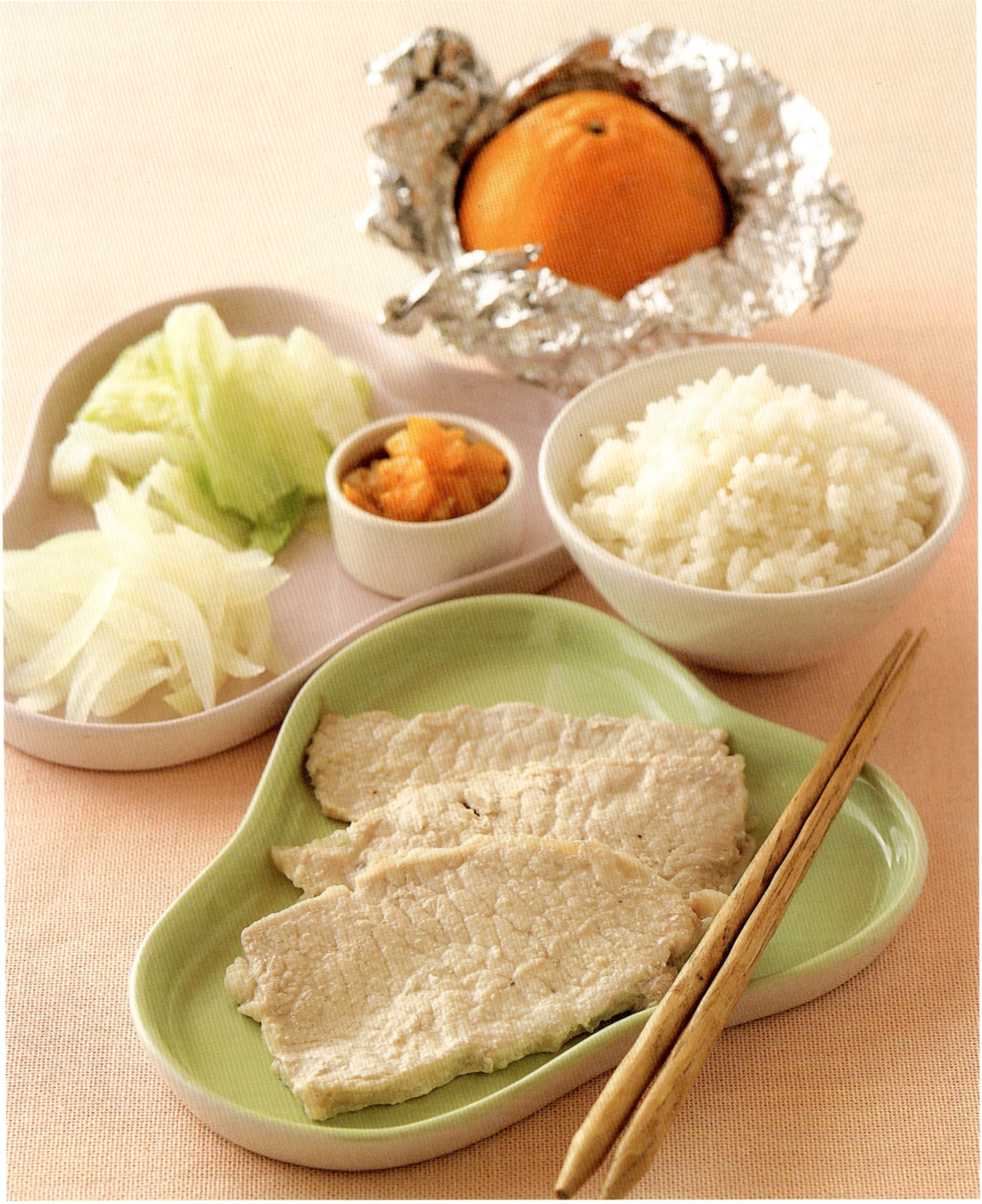

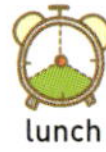

튼튼한 위장과 신장을 만드는 봄 점심상

● ● ● **응용 레시피 1**

위장을 튼튼하게 하는 봄철 점심 식단

이 요리는 위장을 튼튼하게 하고 신장에 도움이 된다. 또한 기를 북돋고 보혈 작용을 하며 기억력을 증진시킨다. 양배추는 위를 건강하게 하고 신장에 이롭고 뇌 기능을 도우며 경락을 통하게 하는 효능이 있다.

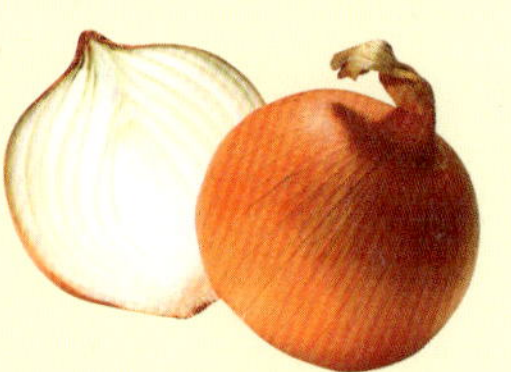

🥔 재료

흰쌀밥 1공기, 돼지고기 등심 1~3조각(약 50g), 양파 작은 것 1개(100g), 양배추 1개(약 200g), 귤 1개

🥛 소스

금귤 소스 : 금귤 3조각의 과육을 잘게 자르고 조선간장을 조금 뿌려 고르게 섞어 준다.

🥣 만드는 법

1. 양배추는 먹기 좋게 잘라 끓는 물에 절반 정도 익도록 데친다(바로 꺼낸다).

2. 양파는 채를 썰어 70% 정도 익도록 데친다(약 2~3초). 돼지고기는 약한 불에 굽는다.

3. 조리한 재료를 접시에 담고 소스를 뿌리고 쌀밥과 함께 먹는다.

📋 제철음식 건강비법

• 오후 1시 이후에는 채소를 생으로 먹지 않고 반드시 익혀 먹는다.

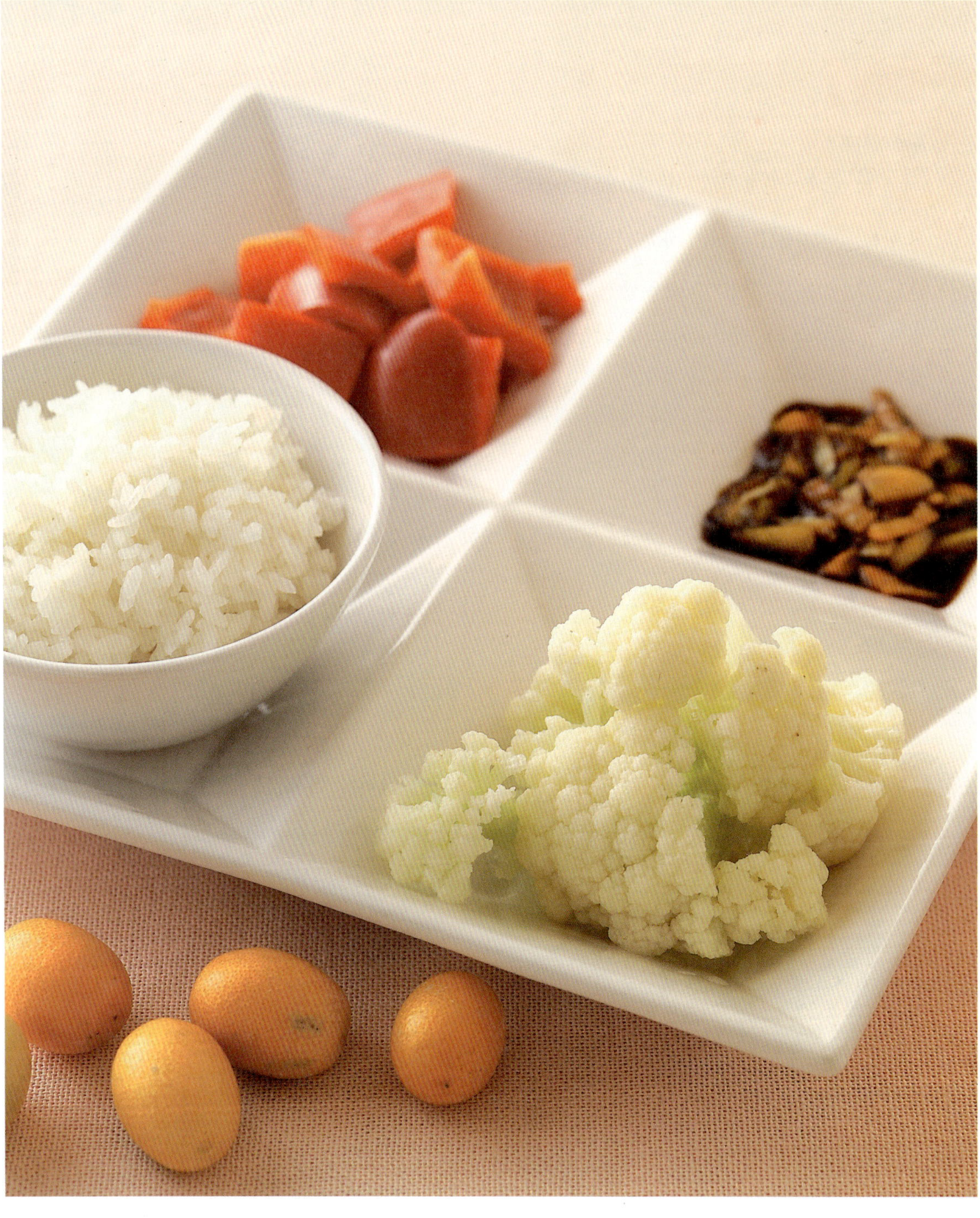

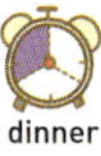

더부룩한 속을 상쾌하게 하는 봄 저녁상 dinner

응용 레시피 1

복부 팽만감을 없애주는 봄철 저녁 식단

이 식단은 비장을 건강하고 따뜻하게 해주고 비장과 위장이 튼튼하도록 하며 위산과 복부 팽만감을 없애는 데 주효하다. 파프리카는 위산 과다에 효과적이고 복부 팽만감을 해소하며 미백과 노화 방지 효과가 있다. 브로콜리는 항암 및 고혈압 예방 효과가 있다.

재료

흰쌀밥 1공기, 파프리카 1개(약 150g), 브로콜리 1개(약 150g), 금귤 5개

소스

금귤 소스 : 금귤 1개를 잘게 썰고 조선간장을 조금 뿌린다.

만드는 법

1. 파프리카는 먹기 좋은 크기로 자르고 브로콜리는 잘게 썰어둔다.

2. 끓는 물에 파프리카와 브로콜리를 넣고 절반 정도 익게 데친다(파프리카는 약 1~5초, 브로콜리는 약 1~10초). 조리한 재료를 접시에 담고 소스를 뿌린 후 쌀밥과 금귤을 함께 먹는다. 금귤은 껍질째 먹도록 한다.

제철음식 건강비법

• 저녁 6시 이후에는 과일을 먹지 않도록 한다. 저녁 6시 이전에는 기온에 맞춰 고기와 함께 먹어도 좋다. 이때 고기는 얇게 썰어 데친다.

• 기온이 20~25℃(여름)일 때는 돼지고기를, 10~20℃(봄, 여름, 가을)일 때는 소고기를, 10℃ 이하(겨울)일 때는 양고기를 먹는 것이 좋다.

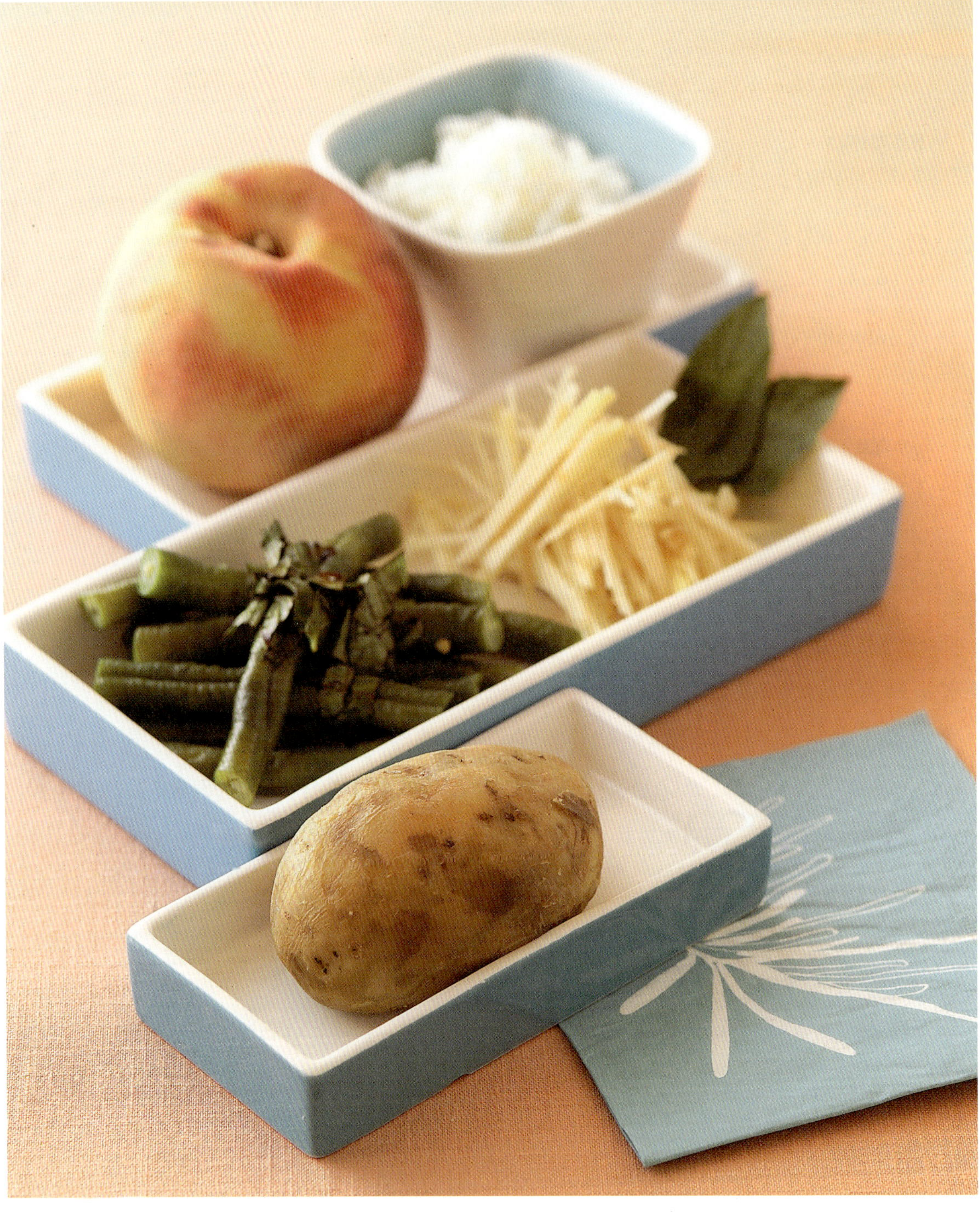

시원하게 하루를 시작하는 여름 아침상

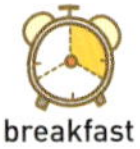
breakfast

몸을 시원하게 하는 여름철 아침 식단

이 식단은 기를 북돋고 피를 잘 통하게 하며 몸의 열기를 없애준다. 또한 콜레스테롤 수치를 낮추는 데도 좋다. 채두는 위를 건강하게 하고 신장을 보호하는 역할을 한다. 생강은 열을 내고 한기를 없애며 허하고 차가운 몸을 개선해준다.

🍠 재료

고구마 1개(밥공기로 약 2/3분량), 흰쌀밥 1/3공기, 채두 2개(약 150g), 생강 또는 여린 생강 1개, 복숭아 1개

소스

바질 소스 : 적당량의 바질을 잘게 썰고 조선간장을 조금 넣는다.

만드는 법

1. 채두는 먹기 좋게 자르고 고구마는 씻은 후 껍질째 찐다.

2. 끓는 물에 채두를 넣어 80% 정도 익게 데친 후 남은 열로 천천히 익힌다(약 30초). 생강은 채 썰어 그대로 먹는다. 위 재료를 접시에 보기 좋게 담은 후 바질 소스를 뿌려 고구마, 쌀밥과 함께 맛있게 먹는다. 복숭아는 껍질째 먹는다.

제철음식 건강비법

• 몸이 허약하고 차가운 사람은 현미밥을 먹지 않는 게 좋다.

• 고구마와 쌀밥을 먼저 먹고 채소나 과일은 나중에 먹도록 한다.

• 누런 가래나 인후통, 위궤양, 변비가 있는 사람은 생강을 먹지 않는 게 좋다.

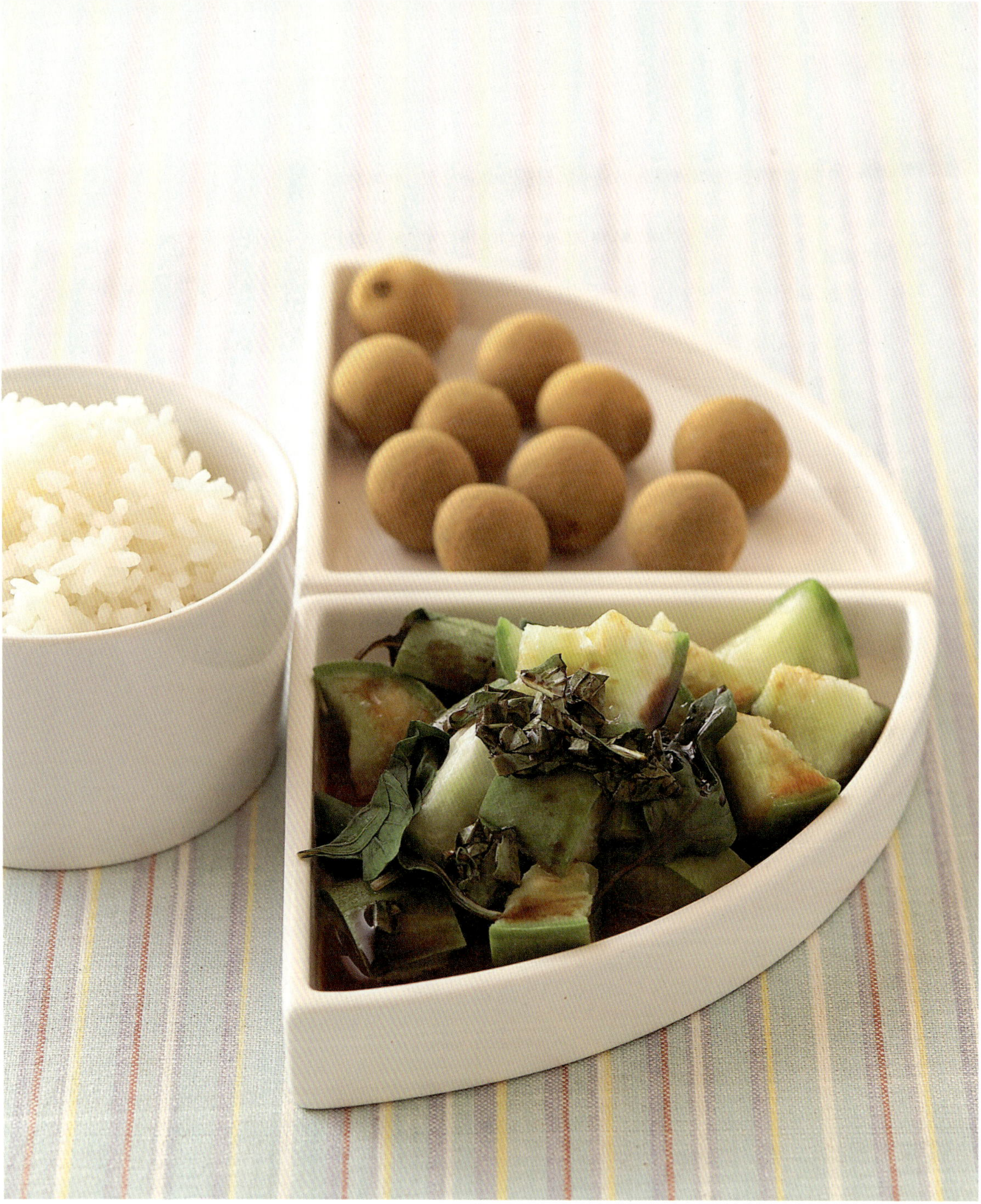

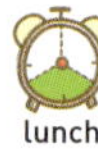

답답한 가슴을 뚫어주는 여름 점심상

● ● ● 응용 레시피 1

신경 안정에 효능이 있는 여름철 점심 식단

이 식단은 비장을 튼튼하게 해주고 신경 안정에 도움이 된다. 또한 열을 식혀주고 풍기(風氣: 바람으로 인해 생기는 모든 병)를 해소하고 막힌 기를 풀어주는 효능이 있다. 수세미 열매는 열을 식히고 가래를 없애는 데 좋다. 바질은 습한 기운을 없애고 허리를 튼튼하게 해주며 폐결핵에 좋다.

🍃 재료

흰쌀밥 1공기, 수세미 열매 1토막(약 200g), 바질 1줌(약 150g), 용안 10개

🥛 소스

바질 소스 : 적당량의 바질을 잘게 썰어 조선간장을 조금 뿌린다.

🍵 만드는 법

1. 수세미 열매는 먹기 좋은 크기로 자르고, 바질은 작은 잎을 뜯는다.

2. 수세미 열매가 70% 정도 익도록 끓는 물에 데치고(약 2~10초), 바질은 30% 정도 익힌다(끓는 물에 넣었다가 바로 꺼낸다). 조리한 재료를 접시에 담아 바질 소스를 뿌린다. 쌀밥과 용안을 곁들여 맛있게 먹는다.

📑 제철음식 건강비법

• 오후 1시 이후에는 채소를 생으로 먹지 않는다.

• 위와 비장이 차갑거나 변이 무른 사람은 수세미 열매를 많이 먹지 않는다.

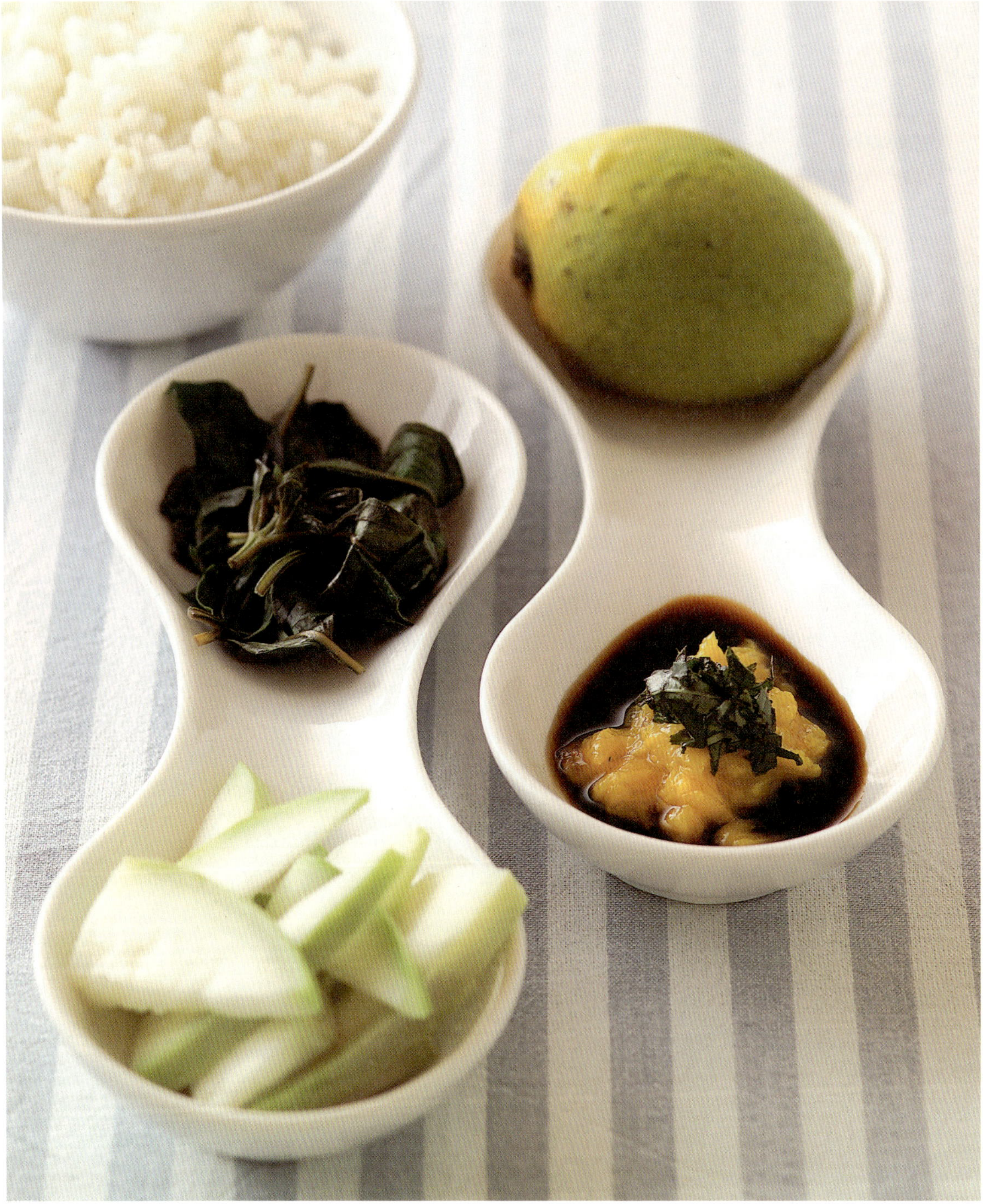

활력 있는 몸을 만드는 여름 저녁상 

● ● ● 응용 레시피 1

기운을 북돋는 여름철 저녁 식단

이 식단은 정신을 맑게 하고 허한 기운을 채워주며 마음을 안정시키는 효과가 있다. 바질은 막힌 기를 뚫어주는 효능이 있고 호리병박은 열을 식히고 답답한 마음을 풀어주며 뼈를 튼튼하게 하고 폐와 심장을 촉촉하게 해준다. 망고는 구토를 멈추게 하고 갈증을 해소하며 배변을 원활하게 한다.

재료

흰쌀밥 1공기, 바질 적당량(약 150g), 호리병박 1개(약 200g), 망고 1개

소스

망고 소스 : 껍질을 벗긴 망고 과육을 잘게 썰고, 조선간장을 조금 넣는다.

만드는 법

1. 호리병박을 얇게 썰고, 바질은 잘게 찢는다.

2. 끓는 물에 호리병박을 넣어 70% 정도 익게 데치고(약 5~6초), 바질은 50% 정도 익도록 데친다(끓는 물에 넣었다가 바로 꺼낸다). 흰쌀밥과 망고 1개를 곁들여 맛있게 먹는다.

제철음식 건강비법

• 저녁 6시 이후에는 과일을 먹지 않도록 한다.

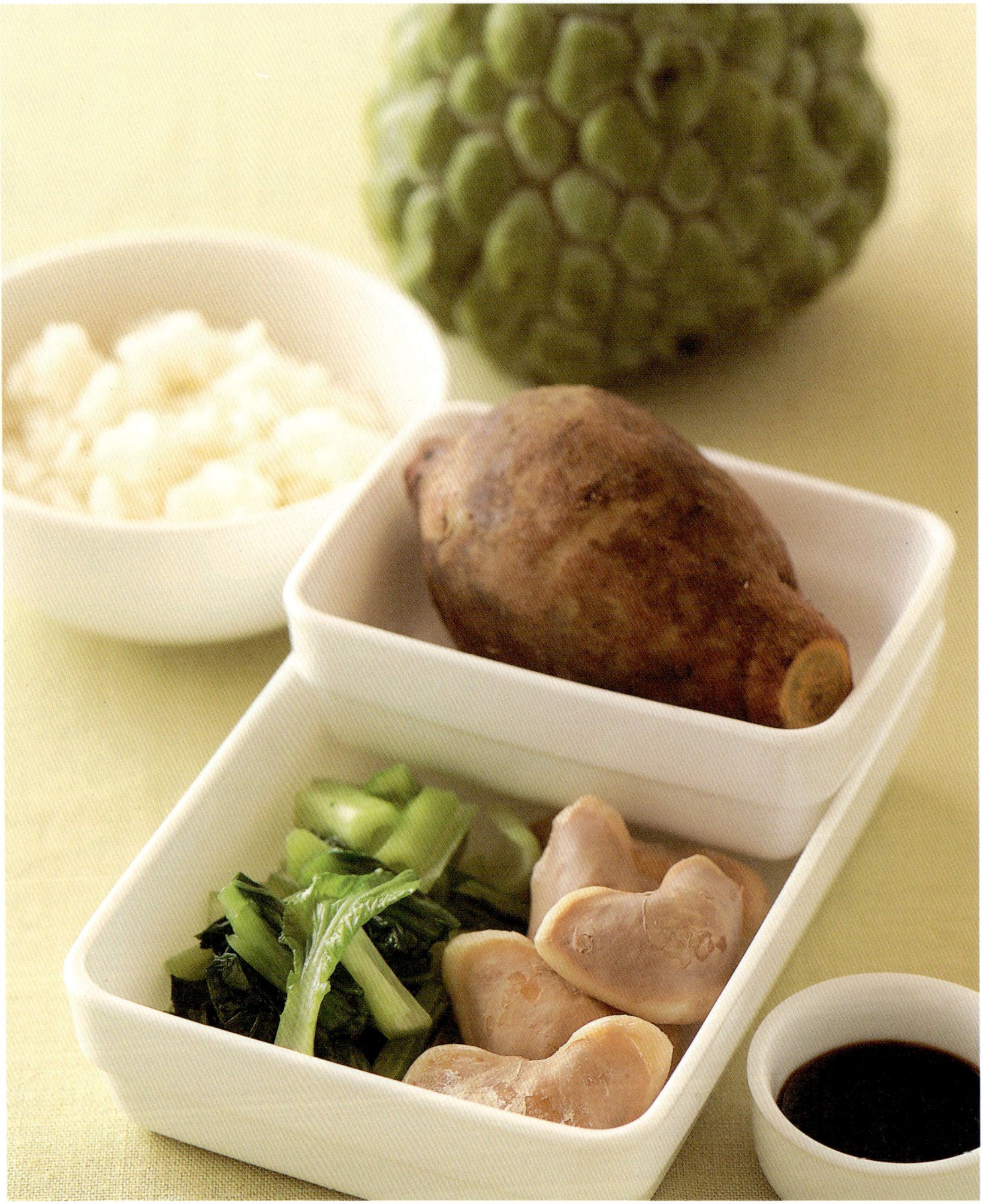

몸의 붓기를 빼주는 가을 아침상

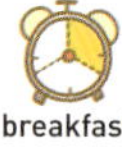
breakfast

● ● ● 응용 레시피 1

경락 순환에 좋은 가을철 아침 식단

이 식사는 한기를 없애고 몸을 따뜻하게 하며 붓기를 빼고 맥을 활발하게 한다. 마름열매는 장기를 안정시키는 효능이 있으며 풍습(風濕)을 해소하고 몸에 열기를 불어넣는다. 마름열매는 근육통을 없애는 데도 도움이 된다. 유채는 위장을 튼튼하게 하고 간 해독 작용을 한다.

🌰 재료

고구마 1개(밥공기로 약 2/3분량), 흰쌀밥 1/3공기, 유채 1줌(약 150g), 마름열매 5개(약 100g), *사과 1개

🥛 소스

조선간장 약간

🥘 만드는 법

1. 유채는 적당한 크기로 자르고 마름열매는 껍질을 벗긴다. 고구마는 껍질째 찐다.

2. 유채와 마름열매는 끓는 물에서 완전히 익힌다. 조리한 재료를 그릇에 담고 소스를 뿌린다. 고구마와 쌀밥을 곁들여 맛있게 먹는다.

📒 제철음식 건강비법

• 체질이 허약한 사람은 현미밥을 먹지 않는 게 좋다.

• 고구마와 쌀밥을 먼저 먹고 채소나 과일은 나중에 먹도록 한다.

• 마름열매를 날것으로 먹으면 양기를 해치므로 많이 먹으면 남성 정력에 좋지 않다.

*한국에서 생산되지 않는 일부 품종은 다른 재료로 대체하였습니다.
　그림과 다른 부분이 있어도 레시피를 따라 드시면 됩니다.

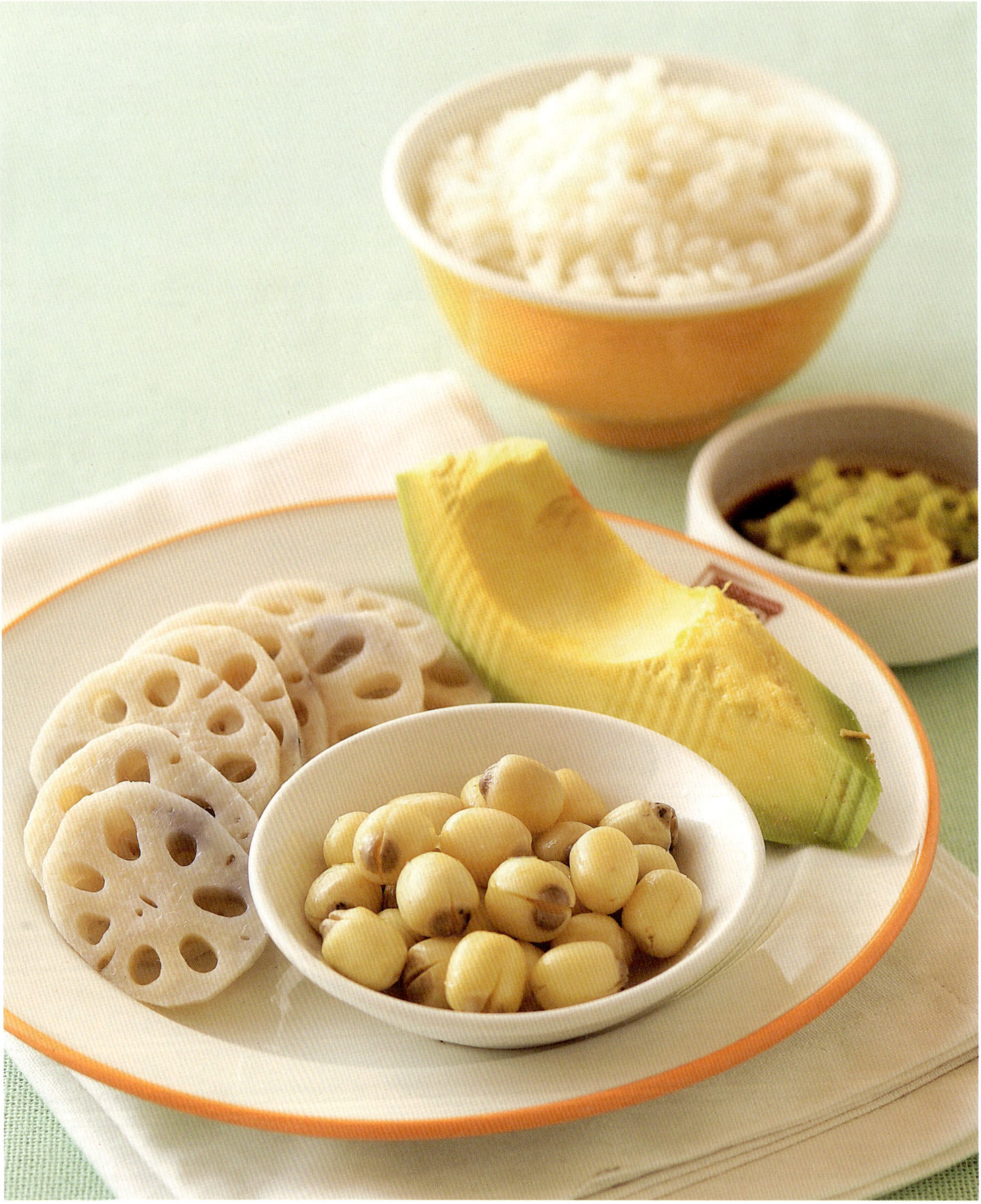

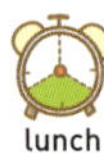

활력 있는 몸을 만드는 가을 점심상

lunch

●●●● 응용 레시피 1

미용 자양식, 가을철 점심 식단

이 식단은 원기를 보강하고 기혈을 북돋아주며 미용 효과가 있다. 연밥은 심장과 신장에 좋다. 익힌 연근은 근육에 좋으며 기혈을 북돋아준다. 아보카도는 피부 미용과 자양, 머릿결 개선, 노화 방지 등의 효능이 있다.

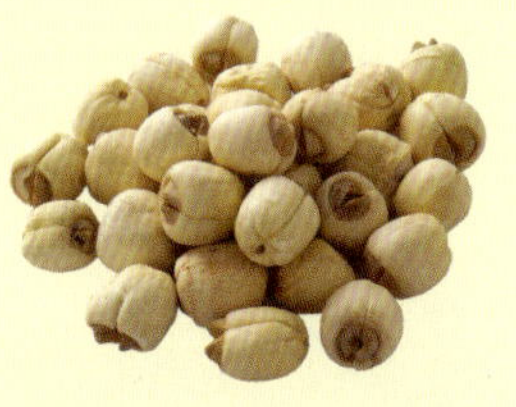

🍂 재료

흰쌀밥 1공기, 연근 1토막(약 150g), 연밥 15개(약 100g), 아보카도 1/4개(80~90% 정도 익은 것)

🥛 소스

아보카도 소스 : 아보카도를 잘게 썬 후 조선간장을 적당량 넣고 골고루 섞는다.

🥗 만드는 법

1. 연근을 껍질째 썰고 연밥은 씨를 빼낸다. 아보카도는 껍질을 깎고 씨를 제거해 준비한다.

2. 물이 끓으면 연근을 넣고 80% 정도 익히고(약 30초), 연밥은 완전히 익힌다. 조리한 재료를 그릇에 담고 아보카도 소스를 뿌린 후 쌀밥과 아보카도를 곁들여 맛있게 먹는다.

📋 제철음식 건강비법

• 오후 1시 이후에는 채소를 날것으로 먹지 않는 것이 좋다.

• 대변이 마르고 딱딱한 사람은 연밥을 너무 많이 먹지 않는 것이 좋다.

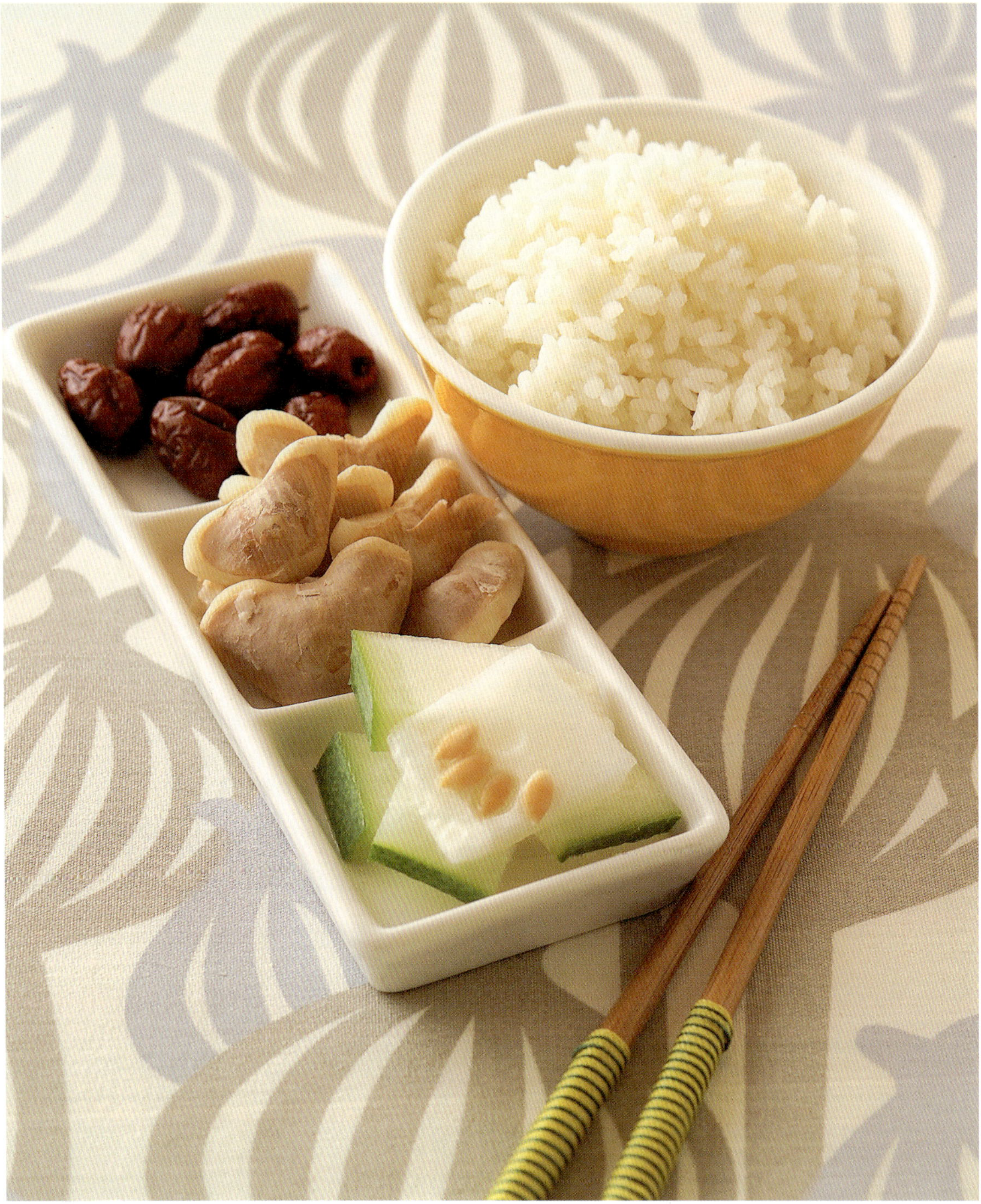

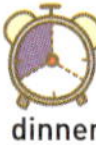

마음을 안정시키고 두통을 없애는 가을 저녁상
dinner

● ● ● **응용 레시피 1**

두통을 없애는 가을철 저녁 식단

이 식사는 위를 편안하게 하고 기를 북돋우며 정신 안정에 도움이 되고 두통을 개선한다. 붉은 대추는 혈기 보양 및 신경 안정에 도움이 되며, 마름열매는 풍습(風濕)을 없애는 데 좋고 근육통 개선에 도움이 된다. 동아호박은 이뇨 작용 촉진, 해열, 가래 해소 및 두통 개선 등의 효능이 있다.

🍂 재료

흰쌀밥 1공기, 마름열매 10개(약 100g), 동아호박 1조각(약 150g), 신선한 홍대추 10개

🥣 만드는 법

1. 동아호박은 껍질째 작게 썰고 마름열매는 껍질을 벗겨둔다.

2. 물이 끓으면 동아호박을 넣어 80% 정도 익히고(약 20초), 마름열매는 완전히 익힌다. 위 재료를 그릇에 담고 쌀밥과 홍대추를 곁들여 맛있게 먹는다.

📋 제철음식 건강비법

• 저녁 6시 이후에는 과일을 먹지 않는 것이 좋다.

• 체질이 차가운 사람은 동아호박을 너무 많이 먹지 않는다.

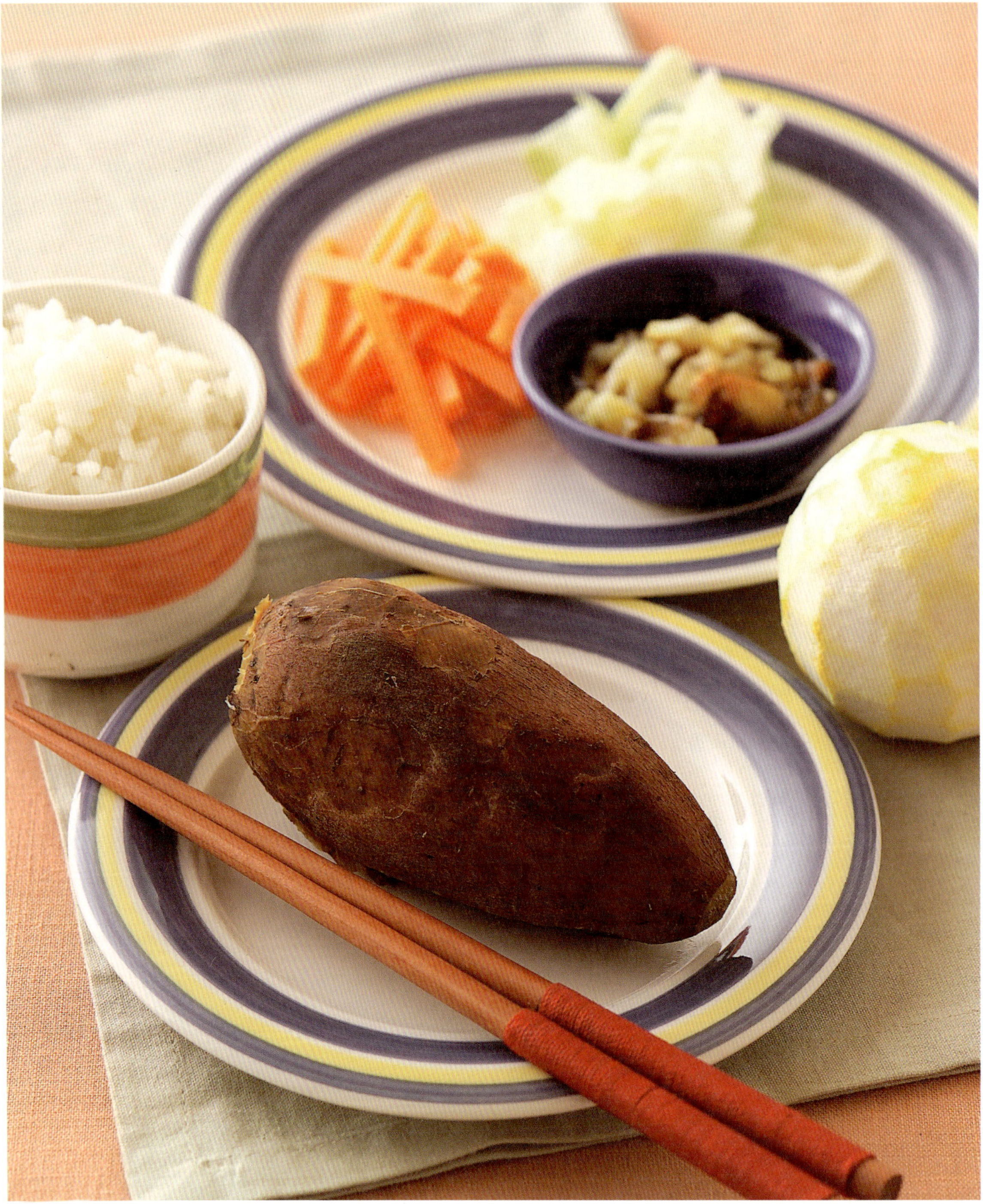

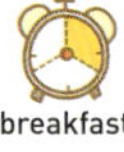

신장을 따뜻하게 해주는 겨울 아침상

● ● ● **응용 레시피 1**

신장을 건강하게 하는 겨울철 아침 식단

이 아침식사는 비장과 신장, 뇌를 건강하게 한다. 양배추는 위를 튼튼하게 하고 신장에 이로우며 뼈를 강하게 하고 경락을 통하게 한다. 당근은 눈을 맑게 하고 오장(간장, 심장, 비장, 폐장, 신장)을 안정시킨다. 오렌지는 막힌 가슴을 뚫어준다.

🍂 재료

고구마 1개(밥공기로 약 2/3분량), 흰쌀밥 1/3공기, 당근 1개(약 150g), 양배추 1/8개(약 200g), 오렌지 1개

🥛 소스

오렌지 소스 : 오렌지 2조각의 과육을 잘게 썰어 조선간장을 적당량 넣고 섞는다.

🥣 만드는 법

1. 당근은 껍질을 벗겨 채 썰고, 양배추는 믹기 좋은 크기로 찢어 둔다. 고구마는 180℃로 예열한 오븐에서 25분간 익힌다.

2. 물이 끓으면 썰어 놓은 당근을 넣고 절반 정도 익히고(약 2~3초), 양배추는 70% 정도 익힌다(끓는 물에 넣었다가 바로 꺼낸다). 익힌 재료를 접시에 담고 소스를 뿌린다. 고구마, 쌀밥, 오렌지와 함께 맛있게 먹는다.

📋 제철음식 건강비법

• 몸이 허약한 체질인 사람은 현미를 먹지 않는 게 좋다.

• 두 가지 채소의 조리법 : 두 가지를 모두 익히거나 하나는 익히고 하나는 날것으로 먹는 것이 좋다.

• 전분이 있는 것을 먼저 먹고 채소나 과일은 나중에 먹도록 한다.

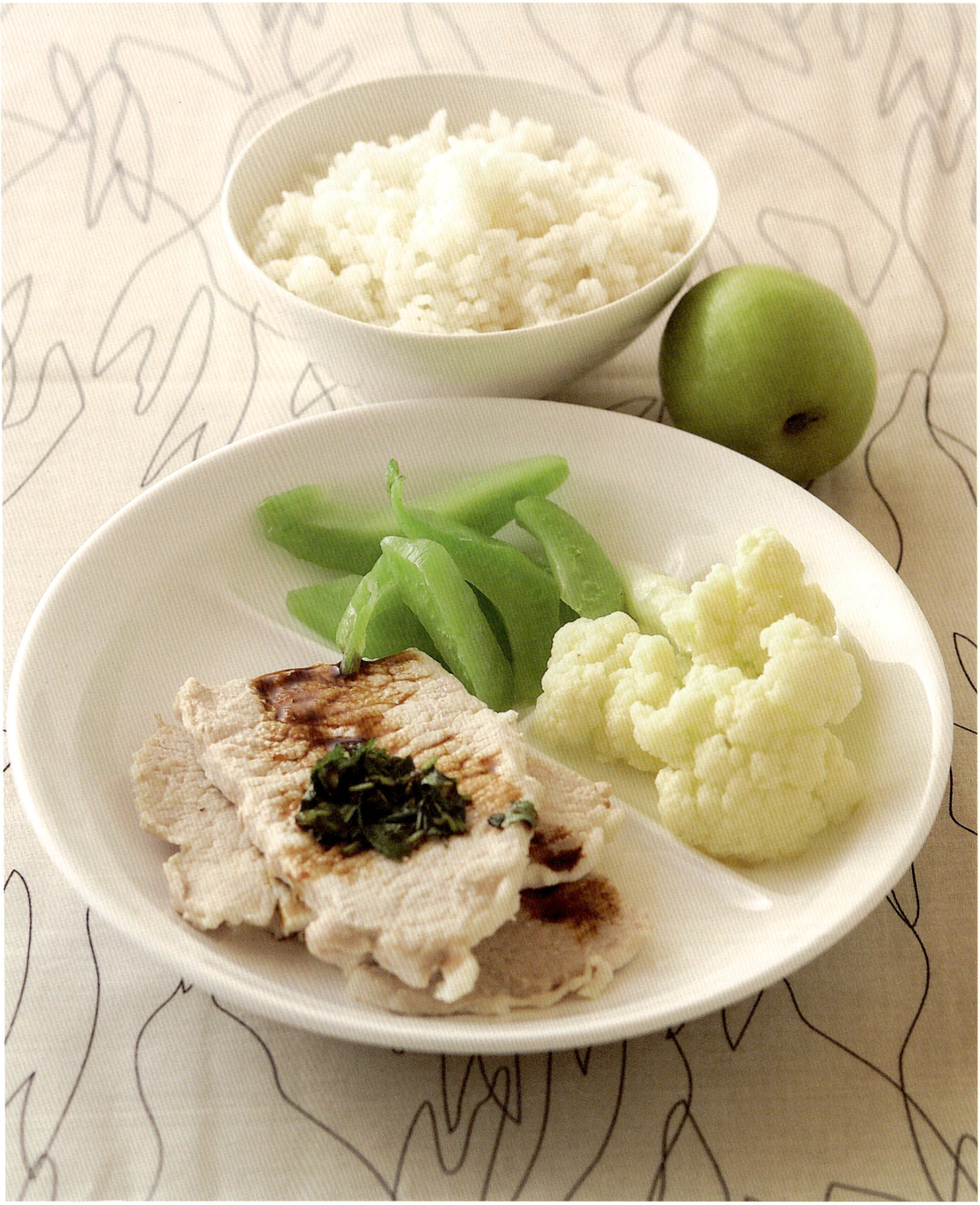

몸을 따뜻하게 해주는 겨울 점심상 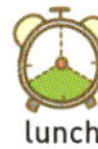

한기를 없애고 기를 북돋는 겨울철 점심 식단

이 식사는 기를 보충해주고 비장과 위를 건강하게 한다. 갓은 몸의 냉기를 없애준다. 브로콜리는 비장과 위를 강하게 하고 고혈압을 예방하며, 대추는 신경을 안정시킨다.

재료

흰쌀밥 1공기, 돼지고기 등심 1~3조각(약 150g), *갓 1줌(약 150g), 브로콜리 1개(약 150g), 대추 1개

소스

셀러리 소스 : 셀러리 1줌을 잘게 썰고 조선간장을 적당량 넣고 골고루 섞는다.

만드는 법

1. 갓은 껍질을 벗기고 작게 썰고, 브로콜리도 작게 썰어 준비한다.

2. 끓는 물에 갓을 70% 정도 익도록 데치고(3~4초), 브로콜리는 80% 정도 익도록 데친다(2~3초). 돼지고기는 낮은 온도에서 구워 완전히 익힌다. 조리한 재료를 그릇에 담고 셀러리 소스를 뿌린 후 쌀밥과 대추를 곁들여 맛있게 먹는다.

제철음식 건강비법

• 오후 1시 이후에는 채소를 날것으로 먹지 않는다.

• 몸에 열이 많거나 신장염이나 요독증(尿毒症)이 있는 환자는 갓을 먹지 않는 게 좋다.

*한국에서 생산되지 않는 일부 품종은 다른 재료로 대체하였습니다.
 그림과 다른 부분이 있어도 레시피를 따라 드시면 됩니다.

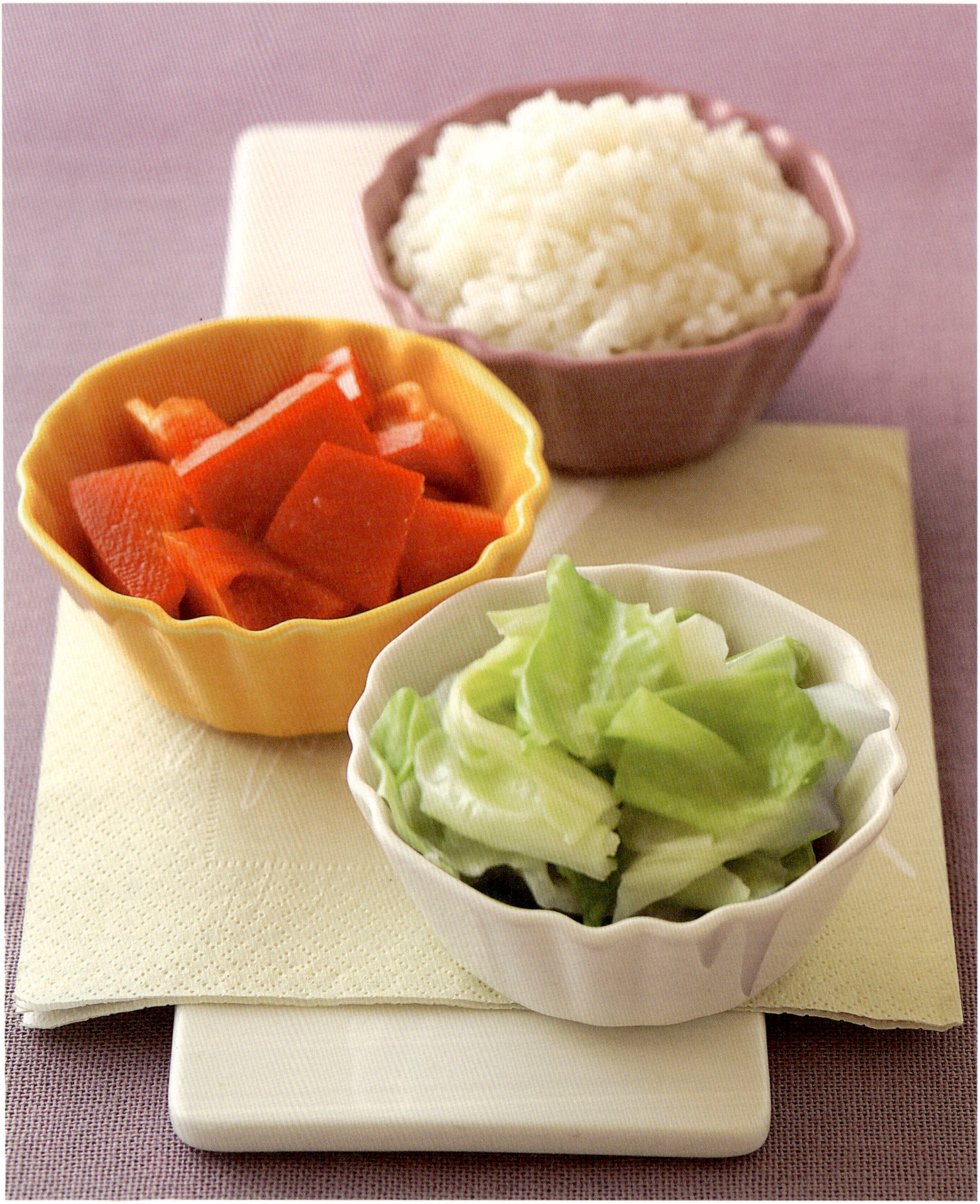

속을 편안하게 하는 겨울 저녁상

● ● ● 응용 레시피 1

오장을 건강하게 하는 겨울철 저녁 식단

이 식단은 몸을 따뜻하게 하고 비장을 건강하게 하며 눈을 맑게 하고 오장을 안정시켜 준다. 파프리카는 비장과 위를 건강하게 하고 위산 분비를 조절하고 위에 찬 가스를 없애준다. 양배추는 위를 튼튼하게 하고 신장에 이로우며 뼈를 강하게 하고 경락을 통하게 한다.

재료

흰쌀밥 1공기, 양배추 1/8개(약 200g), 파프리카 1개(150g)

만드는 법

1. 양배추는 먹기 좋은 크기로 찢고 파프리카는 적당한 크기로 잘라 둔다.

2. 양배추는 70% 정도 익히고(끓는 물에 넣었다가 바로 꺼낸다), 파프리카는 70% 정도 익힌다(약 10~15초). 익힌 재료를 섭시에 담은 후 쌀밥과 함께 맛있게 먹는다.

제철음식 건강비법

• 저녁 6시 이후에는 과일을 먹지 않는다.

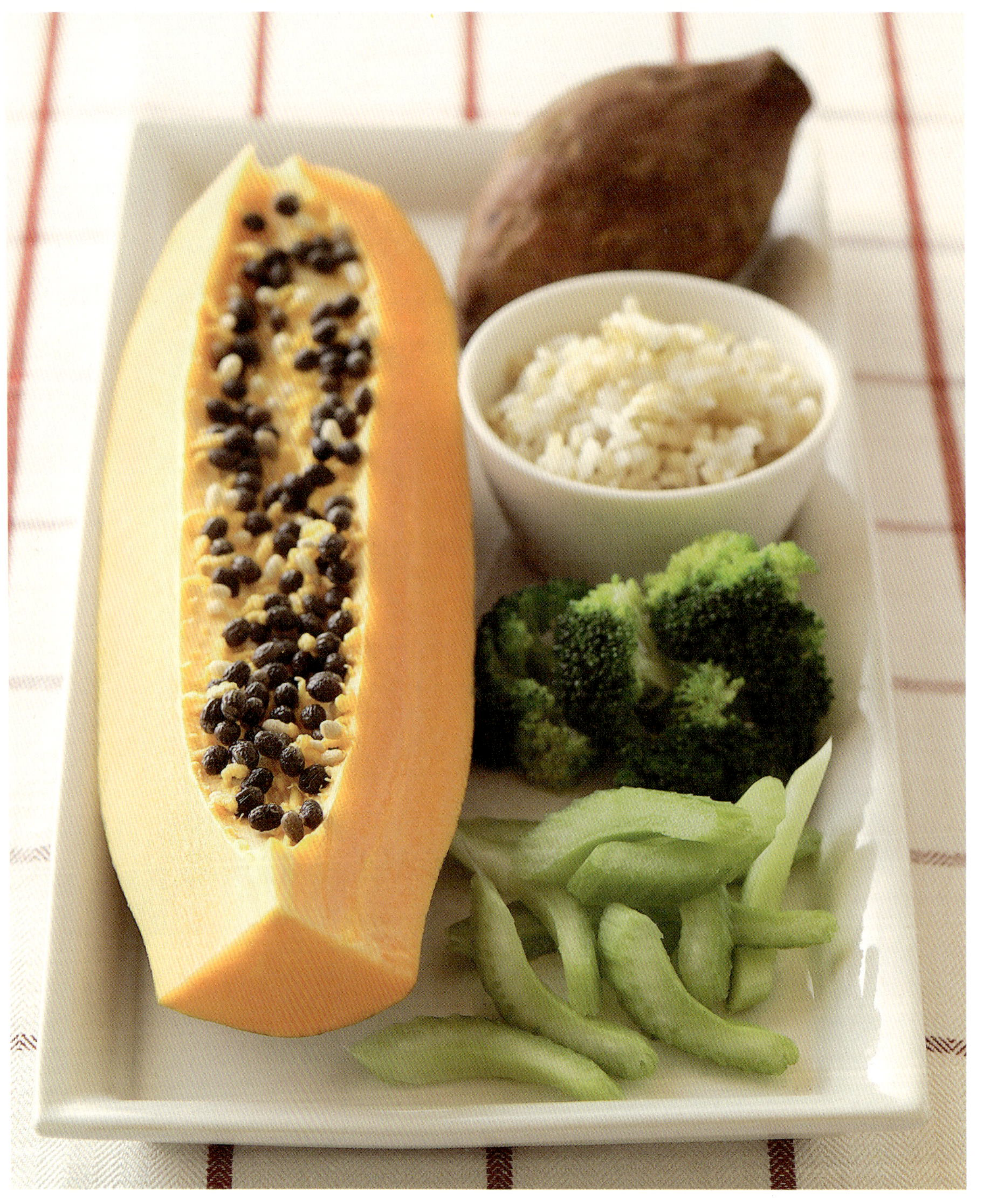

혈압을 낮춰주는 봄 아침상

breakfast

혈압을 낮춰주는 봄철 아침 식단

이 식단은 평간(平肝: 간기(肝氣)가 몰리거나 치밀어 오르는 것을 정상으로 회복시키는 것) 및 해열 효과가 있으며 비장과 위장을 튼튼하게 해준다. 브로콜리는 고혈압을 예방해주고 셀러리는 혈압을 낮춰주고 장을 깨끗하게 해줘 다이어트에 도움이 된다.

재료

고구마 1개(밥공기로 약 2/3분량), 흰쌀과 현미를 1:1 비율로 섞은 잡곡밥 1/3 공기, 셀러리 1줌(약 100g), 브로콜리 1송이(약 250g), 파파야 큰 것 1/4개(잘 익은 것은 껍질과 씨를 통째로 먹어도 좋음)

만드는 법

1. 셀러리와 브로콜리는 깨끗이 씻은 후 먹기 좋은 크기로 다듬는다. 파파야는 껍질째 씻는다. 고구마는 180℃로 예열한 오븐에 넣고 25분간 굽는다.

2. 끓는 물에 브로콜리를 넣고 30% 정도 데친다(바로 꺼낸다). 셀러리는 익히지 않고 날로 먹는다.

3. 준비한 재료를 그릇에 담은 후 구운 고구마, 잡곡밥, 파파야를 곁들여 맛있게 먹는다.

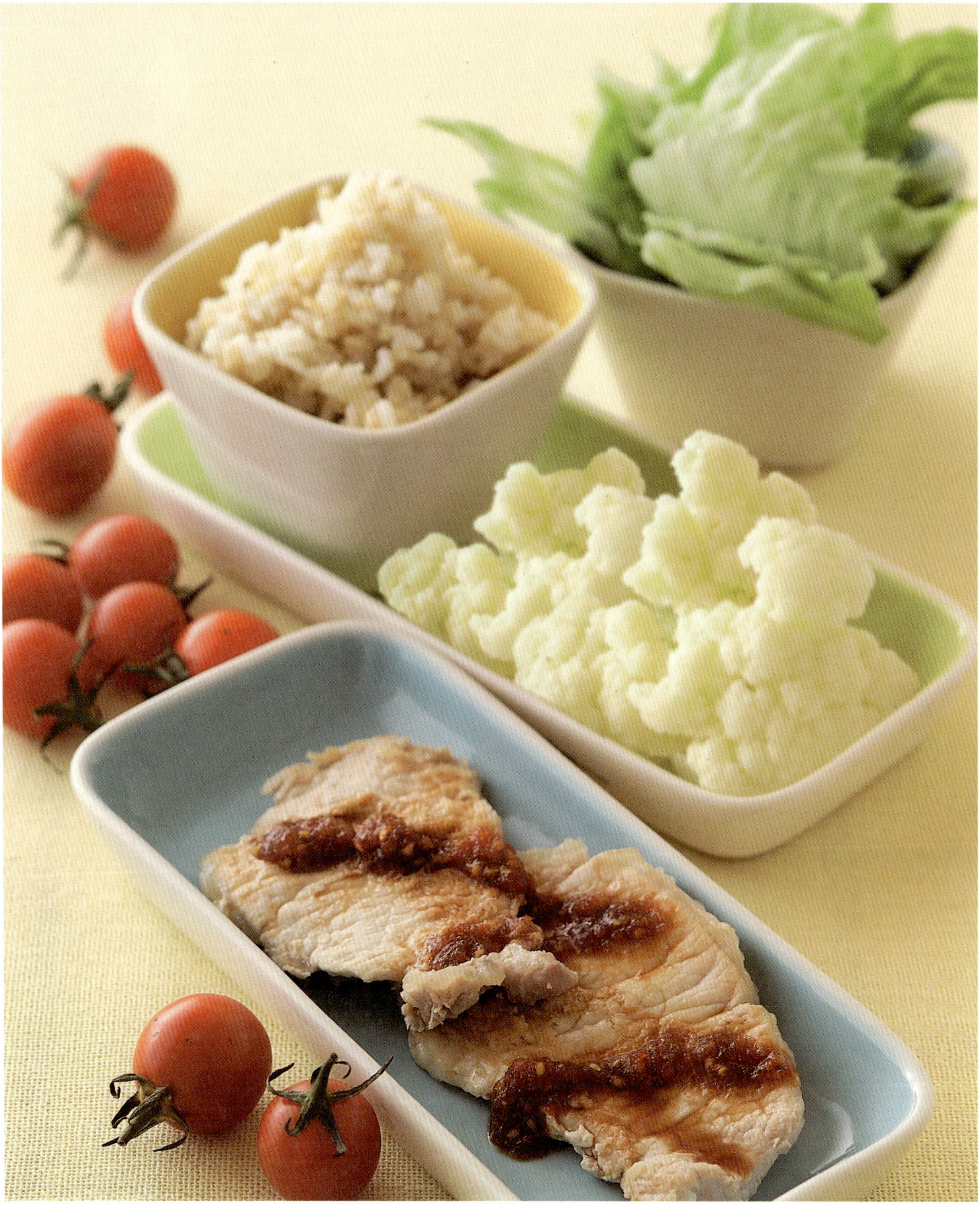

정력을 북돋아주는 봄 점심상 

정력과 모발 건강에 좋은 봄철 점심 식단

이 식단은 정력을 북돋아주고 몸이 건조하지 않게 해준다. 양상추는 모근을 튼튼하게 해주어 탈모를 방지한다. 브로콜리는 비장과 위를 강하게 하고 고혈압을 예방한다. 토마토는 혈압을 낮춰주고 항암 효과가 있으며 소화를 돕는다.

🥔 재료

흰쌀과 현미를 1:1 비율로 섞은 잡곡밥 1공기, 얇게 썬 돼지고기 등심 1~3조각(약 50g), 양상추 1포기(약 200g), 브로콜리 1개(약 150g), 방울토마토 10개

🥛 소스

토마토소스 : 방울토마토 2개를 곱게 다지고 조선간장을 조금 넣고 잘 섞어준다.

🥣 만드는 법

1. 방울토마토는 잘 씻어서 준비해둔다. 양상추는 잘 씻어서 먹기 좋은 크기로 찢어놓고 브로콜리는 잘게 썰어둔다.

2. 브로콜리는 끓는 물에서 80% 정도 익도록 데친다(2~3초). 돼지고기는 약한 불로 굽는다. 양상추는 익히지 않는다.

3. 준비된 채소를 그릇에 담은 후 토마토소스를 뿌려준다. 잡곡밥, 방울토마토를 곁들여 맛있게 먹는다.

📋 제철음식 건강비법

• 비장과 위장이 차거나 배탈이 난 경우에는 방울토마토를 많이 먹지 않는 것이 좋다.

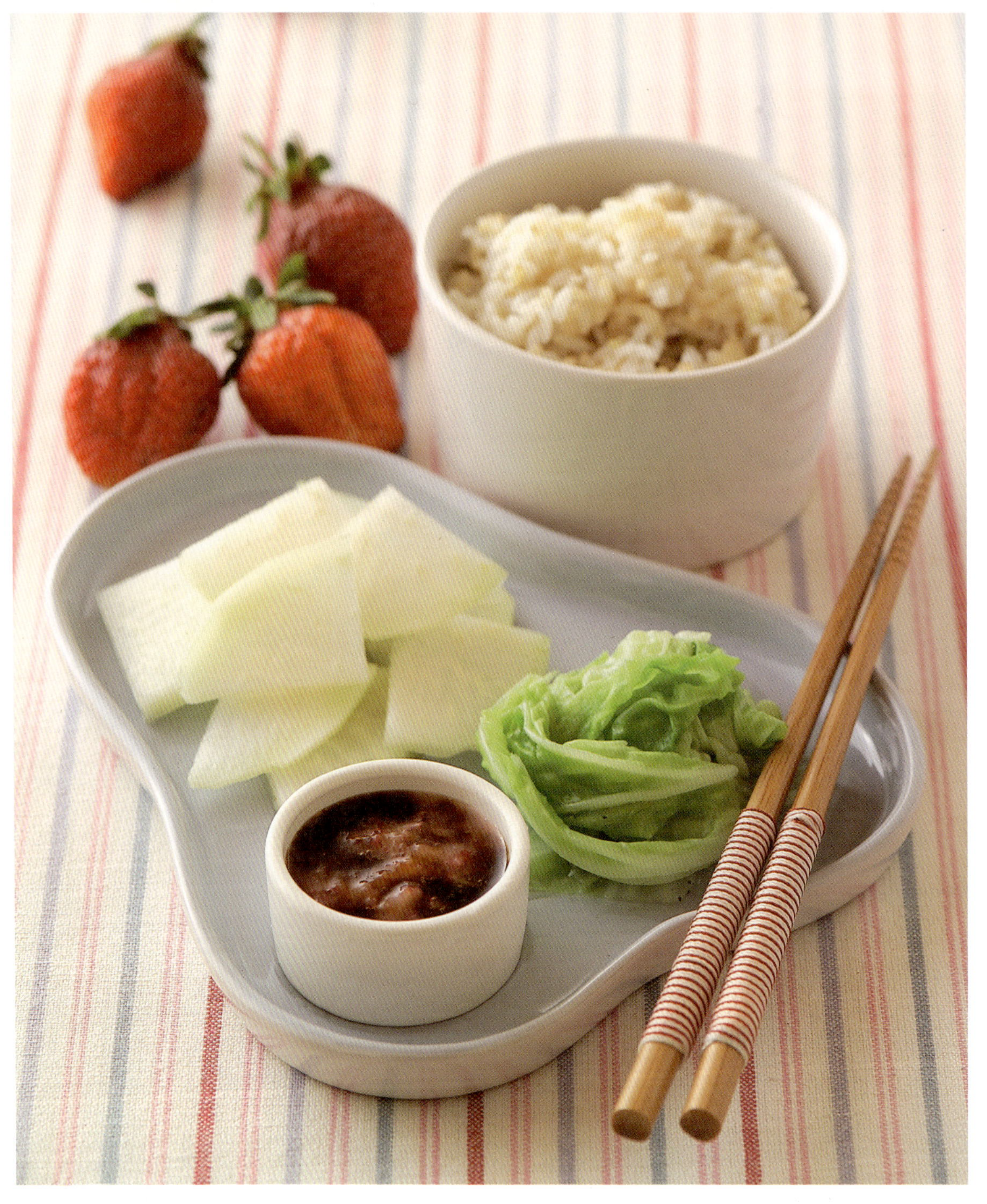

다이어트에 좋은 봄 저녁상

dinner

● ● ● ● 응용 레시피 2

다이어트와 해열에 좋은 봄철 저녁 식단

이 저녁 식단은 좋은 기를 보충해주고 해열 및 소화 촉진 효과가 있다. 배추는 열을 내려주고 소화를 촉진하며 다이어트에도 도움이 된다. 딸기는 해열 및 이뇨 작용을 하고 좋은 기를 보충해주며 피를 맑게 해준다.

🥬 재료

흰쌀과 현미를 1:1 비율로 섞은 잡곡밥 1공기, 배추 반포기(약 100g), 순무 1개(약 200g), 딸기 5개

🥛 소스

딸기 소스 : 딸기 1개를 곱게 다진 후 조선간장을 조금 넣고 잘 섞어준다.

🥣 만드는 법

1. 순무와 배추는 먹기 좋은 크기로 잘라 둔다.

2. 끓는 물에 배추를 넣어 50% 정도 익도록 데친다(바로 건진다). 순무는 네모나게 썰어 50% 정도 익도록 데친 후 건져 낸다(약 1~5초).

3. 준비한 채소를 그릇에 담고 딸기 소스를 뿌려준다. 잡곡밥, 딸기와 함께 맛있게 먹는다.

📋 제철음식 건강비법

• 저녁 8시 이후로는 채소를 먹지 않는 것이 좋다.

• 비장과 위장이 허하고 찬 사람은 딸기와 배추를 많이 먹지 않는 것이 좋다.

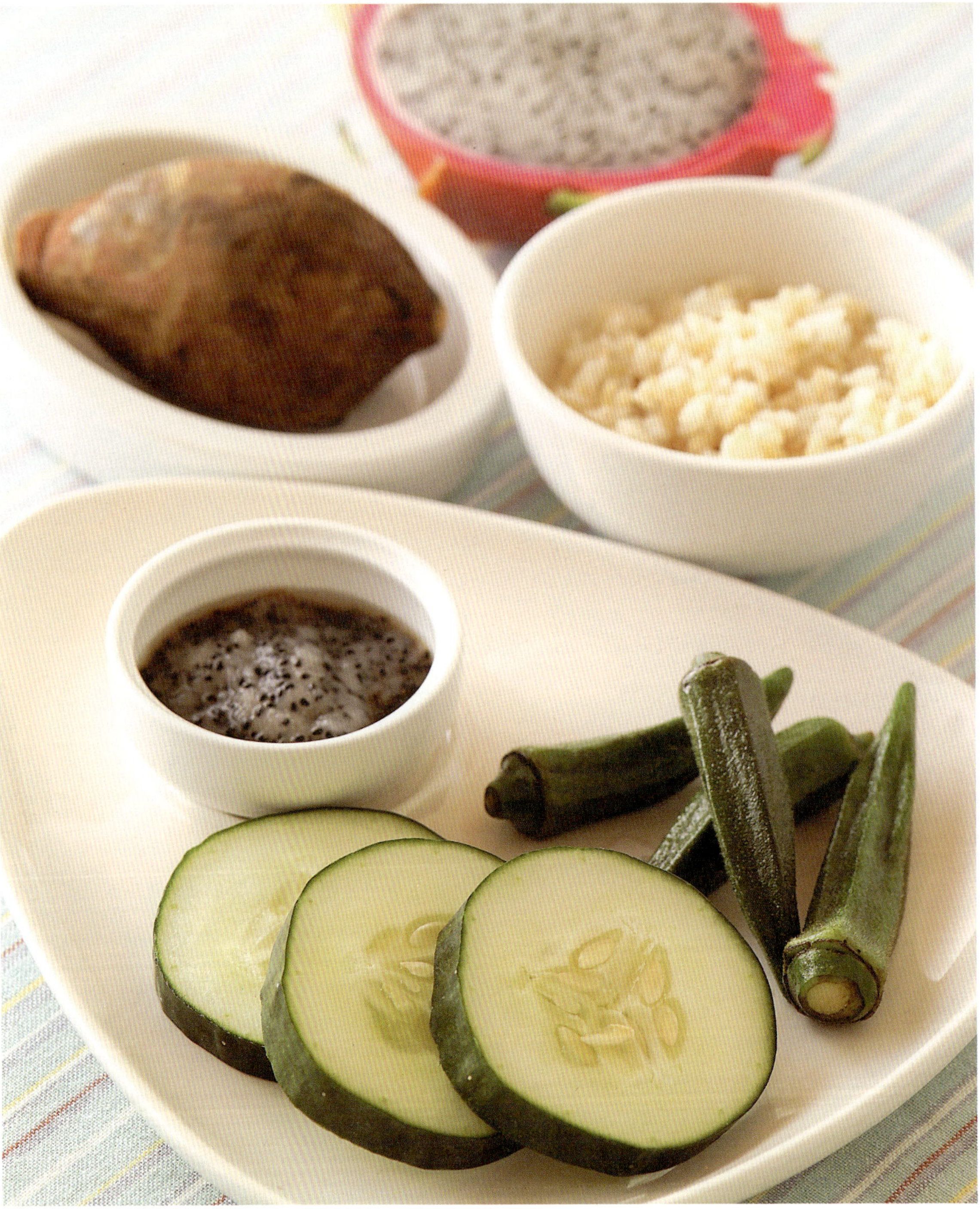

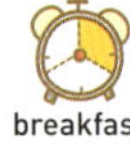

매끄러운 피부를 만드는 여름 아침상

●●● 응용 레시피 2

피부 미용에 좋은 여름철 아침 식단

이 아침 식단은 해열 및 해갈 효과가 있고 붓기를 빼주며 피부 미용에 좋다. 오이는 피부 미용에 좋고 해열 및 이뇨 작용을 한다. 또한 부종, 눈 충혈에도 좋으며 인후통을 완화시켜 준다. 오크라는 악성 종기를 없애주고 조루 및 요도염을 예방한다. 용과는 해열 효과가 있으며 폐를 촉촉하게 하고 기침을 멎게 한다.

재료

고구마 1개(밥공기로 약 2/3분량), 흰쌀과 현미를 1:1 비율로 섞은 잡곡밥 1/3공기, 오이 1/2개(약 100g), 오크라 2~5줄기(약 100g), 용과 1/2개

소스

용과 소스 : 용과 1개를 껍질을 제거한 후 과육을 곱게 다진다. 조선간장을 몇 방울 떨어뜨리고 잘 섞어준다.

만드는 법

1. 깨끗이 씻은 고구마를 껍질째 전기밥솥에 넣고 찐다.

2. 끓는 물에 오크라를 넣고 30% 정도 익도록 데쳐준다(1~2초). 오이는 익히지 않고 껍질째 준비한다. 고구마, 잡곡밥, 용과와 함께 먹는다.

제철음식 건강비법

• 흰쌀밥과 현미밥의 비율은 9:1에서 5:5 사이에서 조절하는 것이 좋다.

• 두 가지 종류의 채소를 요리해 먹을 때는 둘 다 날로 먹는 것이 가장 좋다.

• 채소를 먼저 먹고 그 다음 고구마와 쌀밥을 먹는 것이 좋다.

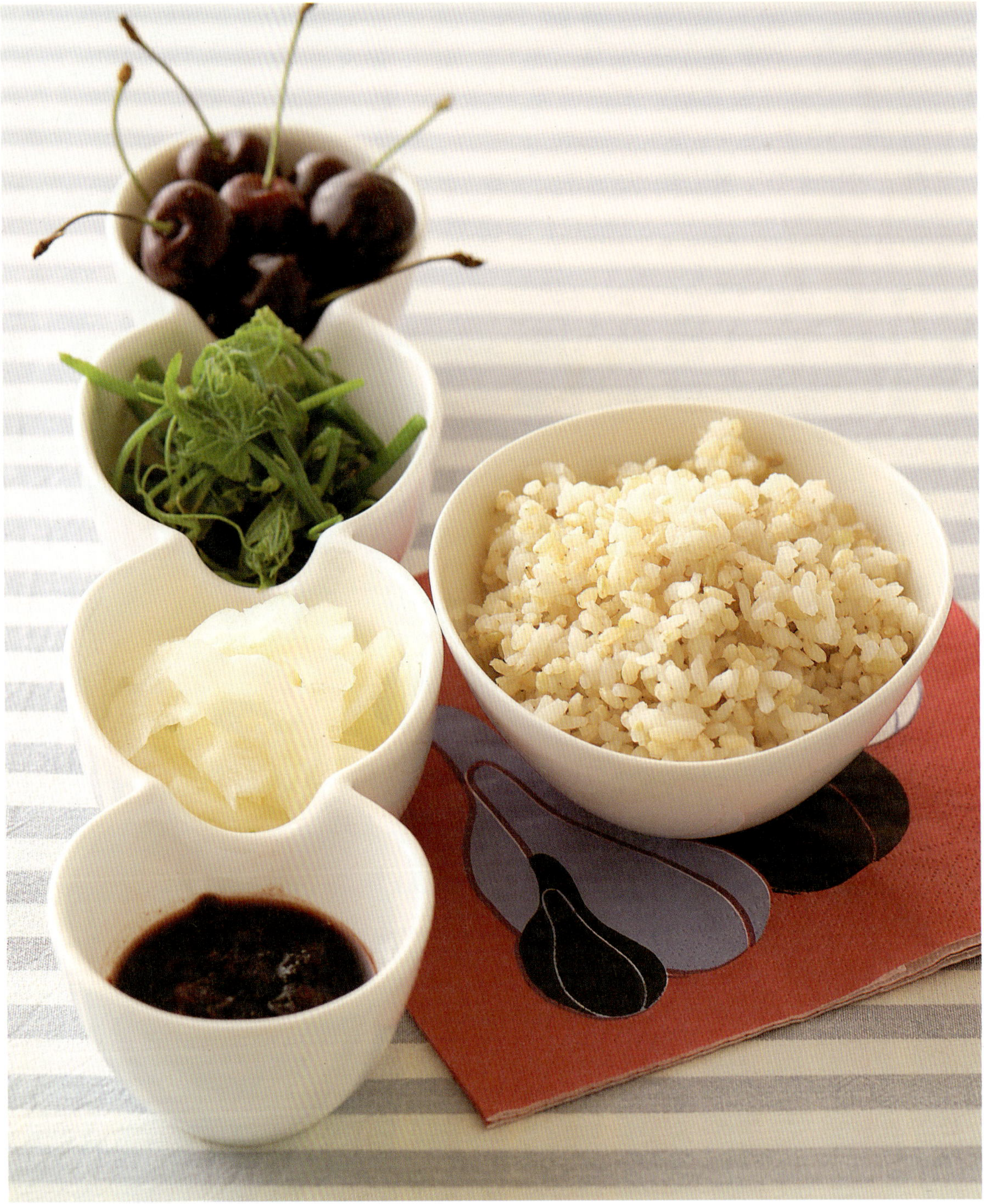

혈압을 낮춰주는 여름 점심상

혈압을 낮춰주는 여름철 점심 식단

이 식단은 횡격막에 좋을 뿐 아니라 마음에 안정을 주고 혈압을 낮춰주며 몸의 해독 작용을 돕는다. 앵두는 피부 미용에 좋고 괴혈병을 개선해주며 심장병의 주요 원인인 죽상 동맥 경화증을 예방해준다. 여주는 열을 없애주고 혈압을 낮춰주며 조루증 치료에 좋고 당뇨병과 괴혈병을 개선한다.

재료

흰쌀과 현미를 1:1 비율로 섞은 잡곡밥 1공기, 여주 1개(약 200g), *시금치 1줌(약 150g), 앵두 10개

소스

앵두 소스 : 앵두 5개의 씨를 제거하여 곱게 다지고 조선간장을 조금 넣고 잘 섞어준다.

만드는 법

1. 여주를 깨끗이 씻은 후 얇게 썰어 준비해둔다(잘 익은 여주는 껍질째 먹어도 좋다). 시금 치도 깨끗이 씻어 먹기 좋게 자른다.

2. 끓는 물에 시금치를 넣고 반 정도 익도록 데친다(바로 건진다). 여주는 익히지 않고 날 로 먹는다. 준비된 채소들을 그릇에 담고 앵두 소스를 뿌려준다. 잡곡밥, 앵두와 함께 맛있게 먹는다.

제철음식 건강비법

• 여주씨는 좋은 기를 채워주고 양기를 북돋아준다. 하지만 체질이 찬 사람은 많이 먹 지 않는 것이 좋다.

*한국에서 생산되지 않는 일부 품종은 다른 재료로 대체하였습니다. 그림과 다른 부분이 있어도 레시피를 따라 드시면 됩니다.

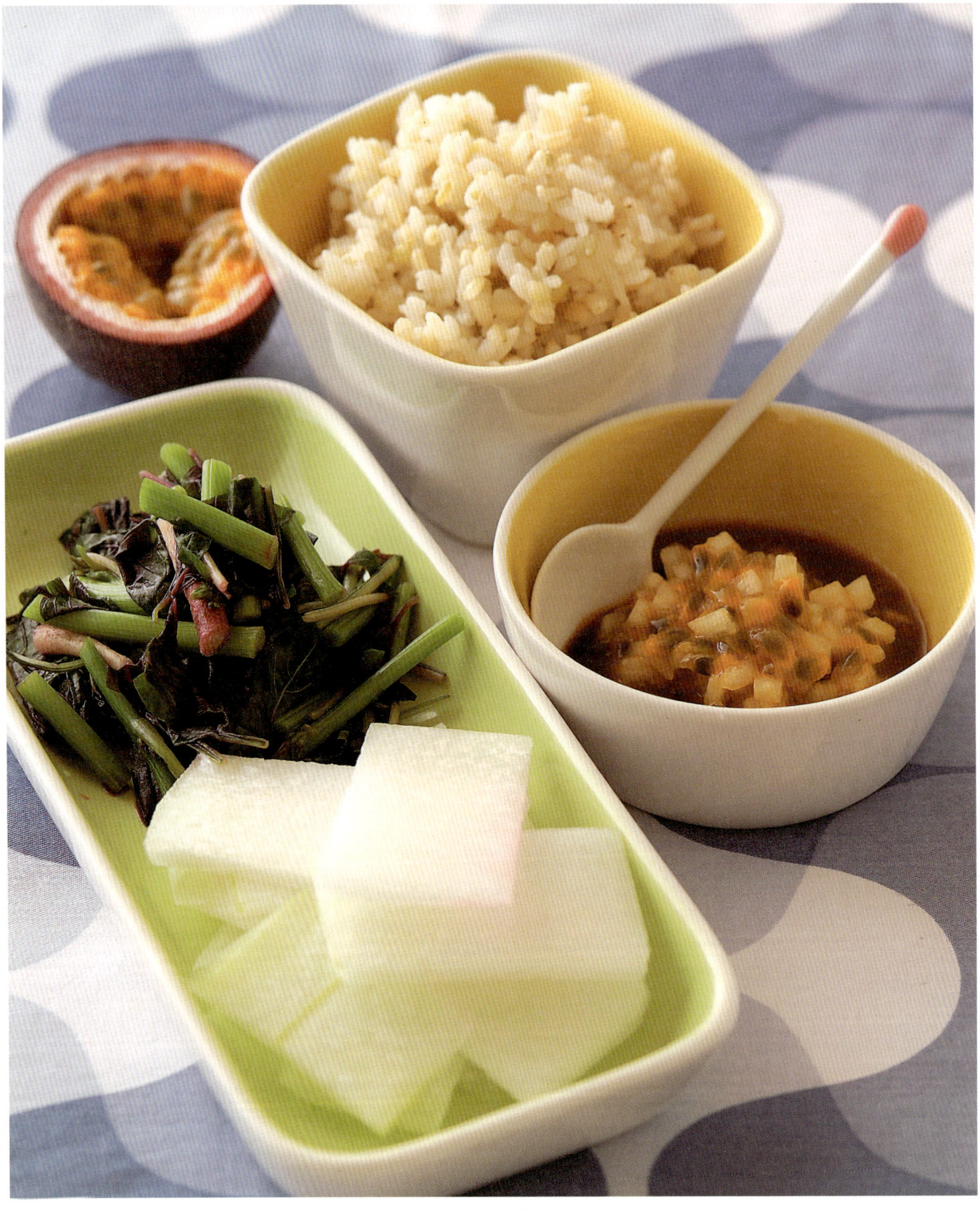

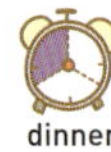

몸을 시원하게 하는 여름 저녁상

● ● ● 응용 레시피 2

열을 식혀주고 다이어트 효과가 있는 여름철 저녁 식단

이 식단은 열을 식혀주고 심리적 안정을 도우며 지방을 연소하는 효과가 있다. 동아호박은 열을 식혀주고 좋은 기를 보충해주며 가래를 없애주고 이뇨 작용을 하며 두통 치료에도 효과적이다. 빨간 비름은 열을 식혀주고 해독 작용을 해줄 뿐 아니라 배설을 촉진한다.

🌰 재료

흰쌀과 현미를 1:1 비율로 섞은 잡곡밥 1공기, 동아호박 1개(약 250g), 빨간 비름 1대(150g), 파인애플 1/4개

🥛 소스

파인애플 소스 : 파인애플 과육을 잘 다져서 조선간장을 몇 방울 섞는다.

🍵 만드는 법

1. 동아호박은 껍질을 벗기고 씨도 빼낸 후 얇게 썬다.

2. 빨간 비름은 먹기 좋은 크기로 잘라 끓는 물에서 30% 정도 익도록 데친다(바로 꺼낸다). 동아호박은 익히지 않고 날로 먹는다.

3. 준비된 재료를 그릇에 담고 파인애플 소스를 뿌려준다.

📋 제철음식 건강비법

• 저녁 8시 이후에는 채소와 과일을 먹지 않는 것이 좋다.

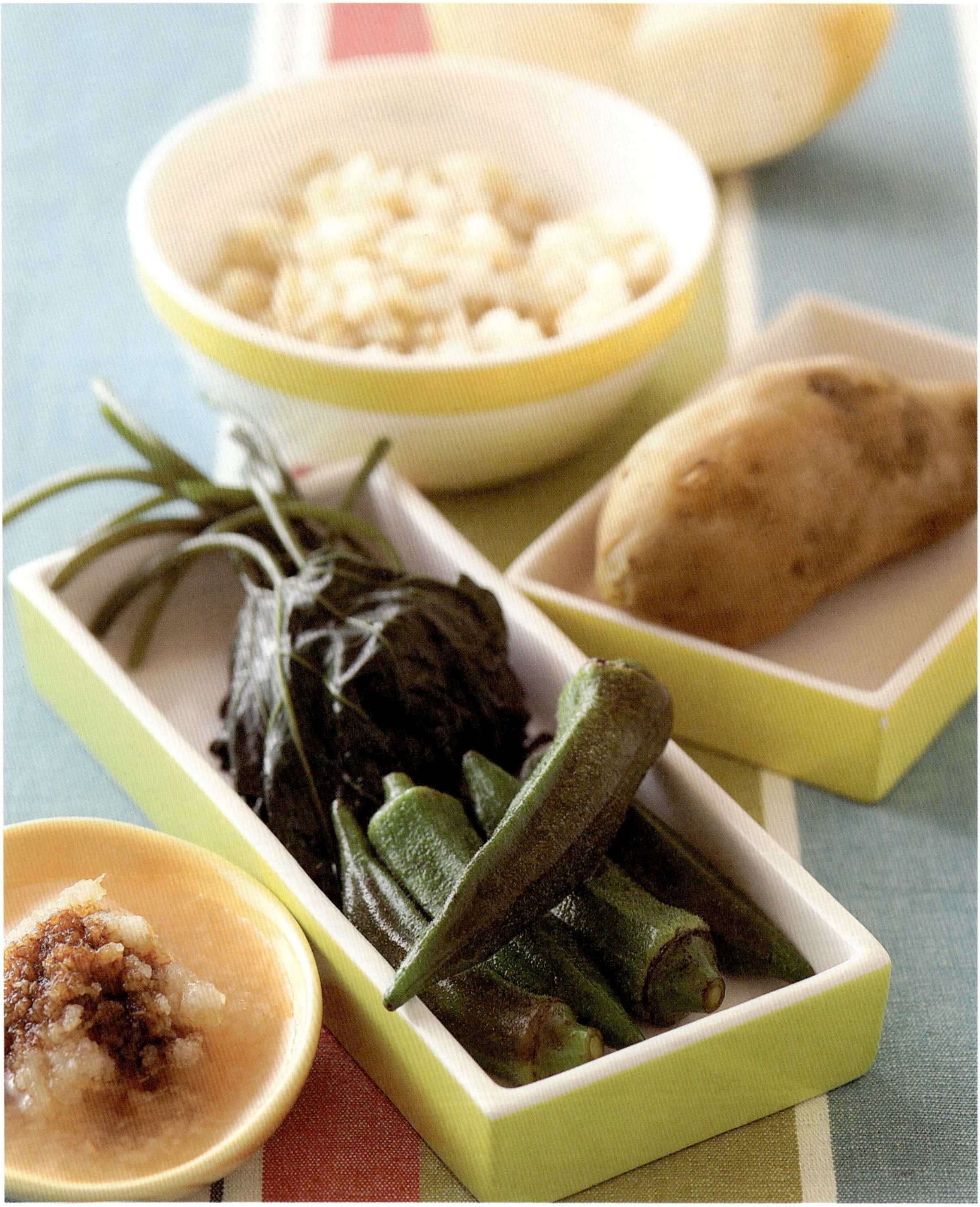

기침을 멎게 하는 가을 아침상 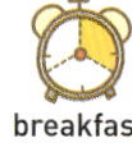

● ● ● 응용 레시피 2

치질을 예방해주는 가을철 아침 식단

이 식단은 열을 식혀주고 치질을 예방하며 기침을 멎게 한다. 배는 가래를 없애주고 답답함을 없애주므로 숨이 자주 차는 사람에게 좋다. 고구마 잎은 콜레스테롤 수치를 낮춰주고 동맥 경화를 예방하며 치질 및 변비 예방에도 그만이다. 오크라는 피부 미용에 좋고 위를 튼튼하게 해주며 악성 종기를 치료해주고 요도염을 개선한다.

🍠 재료

고구마 1개(밥공기로 약 2/3분량), 흰쌀과 현미를 1:1 비율로 섞은 잡곡밥 1/3 공기, 고구마 잎 1줌(100~150g), *오크라 5~10뿌리(약 150g), 배 1개

🥛 소스

배 소스 : 배 1조각을 껍질째 다진 후 조선간장을 약간 넣고 잘 섞어준다.

🍵 만드는 법

1. 고구마 잎은 잘 씻은 후 먹기 좋은 크기로 자른다. 오크라는 깨끗이 씻어 준비한다. 배는 씻은 후 껍질째 먹기 좋은 크기로 작게 썬다. 고구마는 껍질째 전기밥솥에 넣고 찐다.

2. 끓는 물에 오크라를 넣고 반 정도 익도록 데치고(약 10초), 고구마 잎은 30% 정도 익힌다(끓는 물에 넣었다가 바로 꺼낸다).

3. 준비한 채소를 그릇에 담고 배 소스를 뿌린다. 고구마, 잡곡밥, 배와 함께 맛있게 먹는다.

📋 제철음식 건강비법

• 흰쌀밥과 현미밥의 비율은 9:1에서 5:5 사이에서 자신에게 맞는 비율로 조절한다.

• 두 가지 종류의 채소를 요리해 먹을 때는 둘 다 날로 먹는 것이 가장 좋다.

• 채소와 과일을 먼저 먹고 그 다음 고구마와 쌀밥을 먹는 것이 좋다.

*수입 품종은 한국의 계절과 정확하게 일치하지 않을 수도 있습니다.

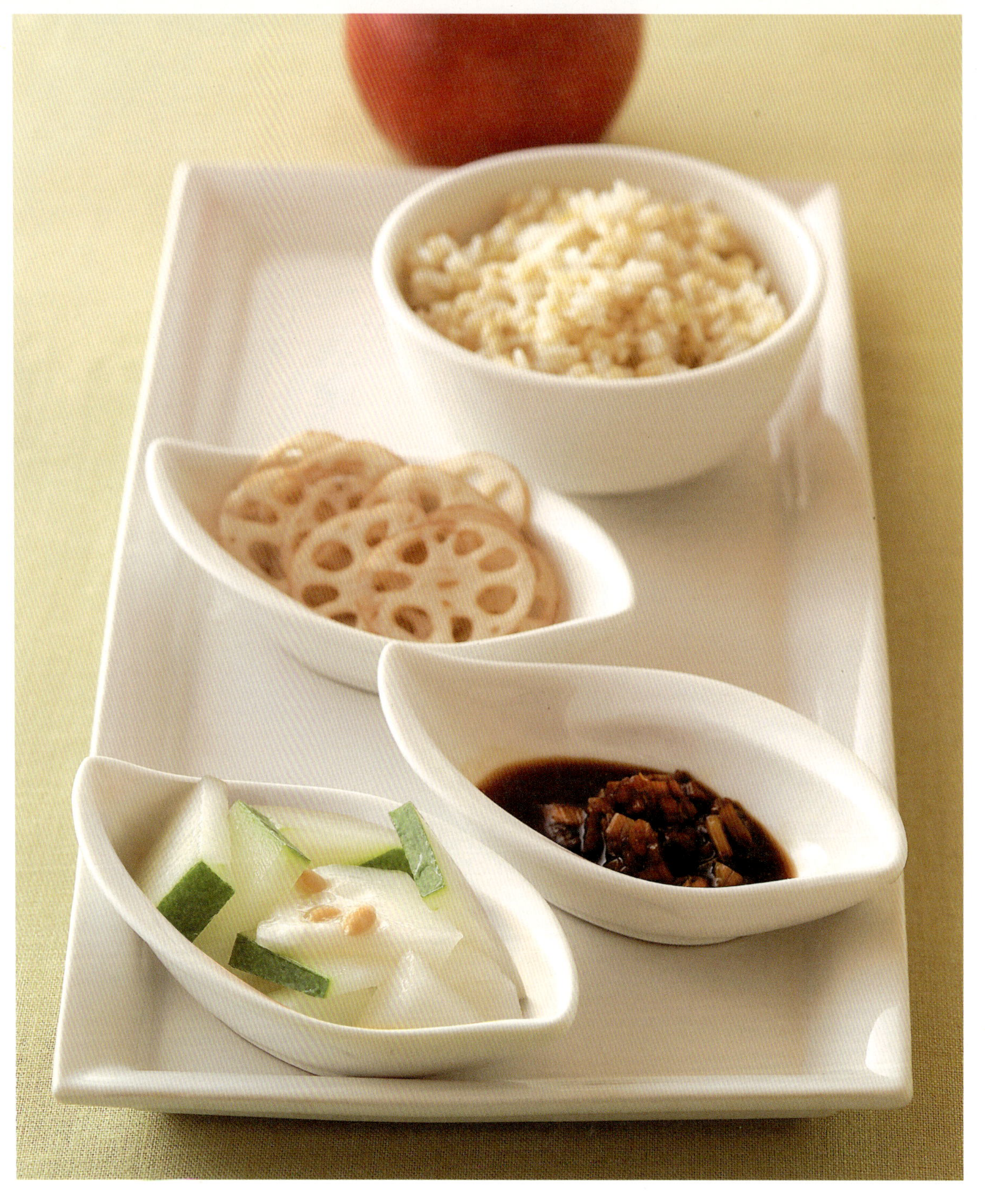

붓기와 열을 없애는 가을 점심상

lunch

붓기를 가라앉히는 가을철 점심 식단

이 식단은 혈관을 청소하고 이뇨 작용을 촉진하며 붓기를 빼준다. 사과는 짜증을 없애주고, 익힌 연근은 보양에 좋으며 새살을 돋게 하며 기혈을 보충해준다. 동아호박은 열을 식혀주고 좋은 기를 보충해주며, 가래를 없애주고 이뇨 작용을 하며 두통 치료에도 효과적이다.

재료

흰쌀과 현미를 1:1 비율로 섞은 잡곡밥 1공기, 동아호박 1개(약 150g), 연근 1뿌리(약 150g), 사과 1개

소스

조선간장 약간

만드는 법

1. 연근은 껍질째 먹기 좋은 크기로 자르고, 동아호박은 껍질을 벗겨 얇게 썬다.

2. 끓는 물에 연근을 넣고 반 정도 익혀준다(약 10~15초). 동아호박은 익히지 않고 날로 먹는다.

3. 준비된 재료에 소스를 뿌리고 잡곡밥, 사과와 함께 맛있게 먹는다.

제철음식 건강비법

• 차가운 체질인 사람은 동아호박을 많이 먹지 않는 것이 좋다.

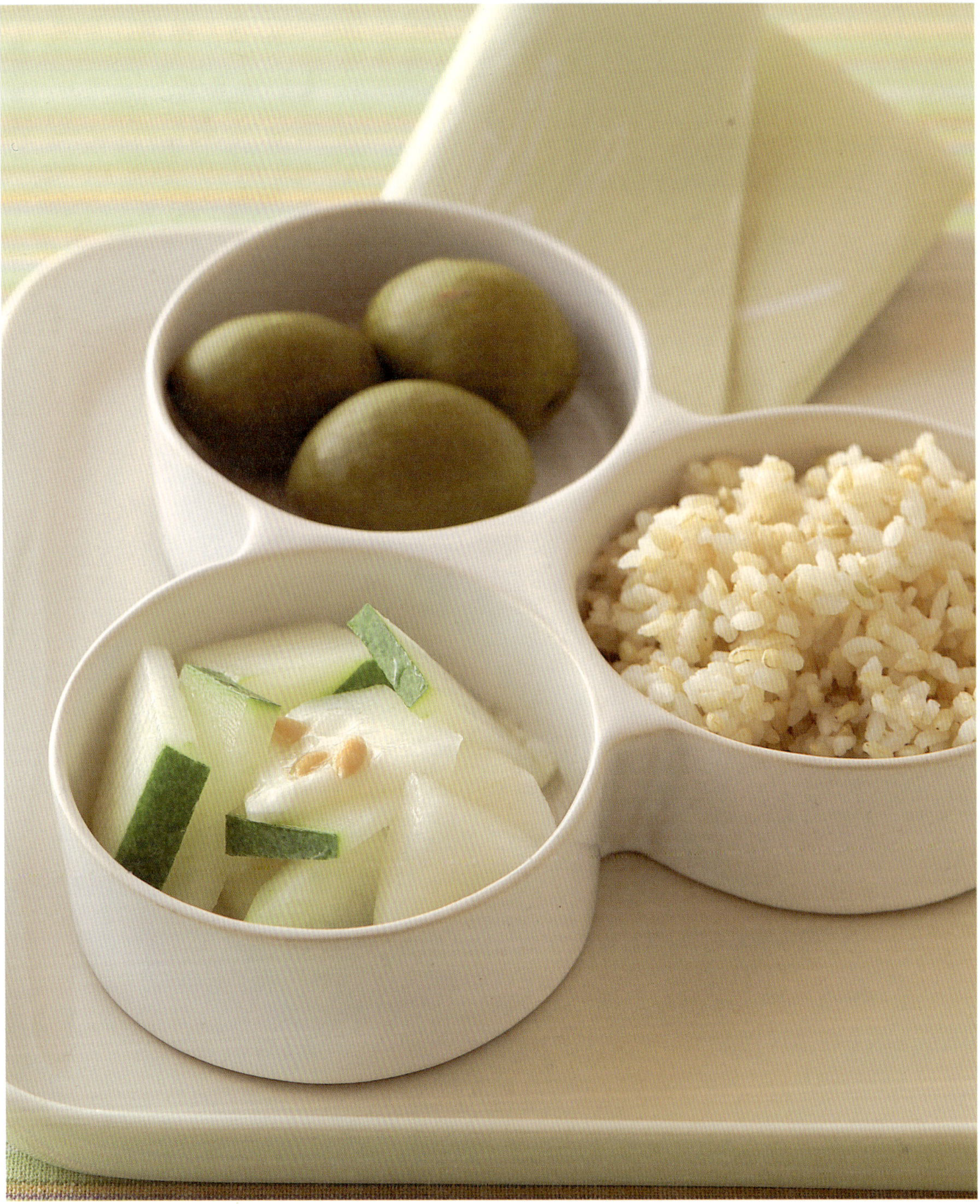

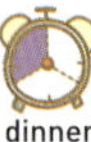

몸의 독소를 없애주는 가을 저녁상

dinner

마음을 진정시키고 열을 식혀주는 가을철 저녁 식단

이 식단은 해열 및 해독 작용을 하고 흥분을 가라앉혀주며 가래를 제거해준다. 동아호박은 열을 식혀준다. 올리브는 해독 효과가 있고 체액 분비를 촉진하며, 위를 튼튼하게 해주고 인후통을 완화시킨다.

재료

흰쌀과 현미를 1:1 비율로 섞은 잡곡밥 1공기, 동아호박 1개(약 150g), 절인 올리브 3~10개

만드는 법

1. 동아호박은 먹기 좋은 크기로 잘라 끓는 물에서 30% 정도 익도록 데친다(바로 꺼낸다). 올리브는 조리하지 않고 그대로 먹는다.

2. 준비된 재료를 그릇에 담고 잡곡밥과 함께 맛있게 먹는다.

제철음식 건강비법

- 저녁 8시 이후에는 채소를 먹지 않는 것이 좋다.

- 체질이 찬 사람은 동아호박을 많이 먹지 않는 것이 좋다.

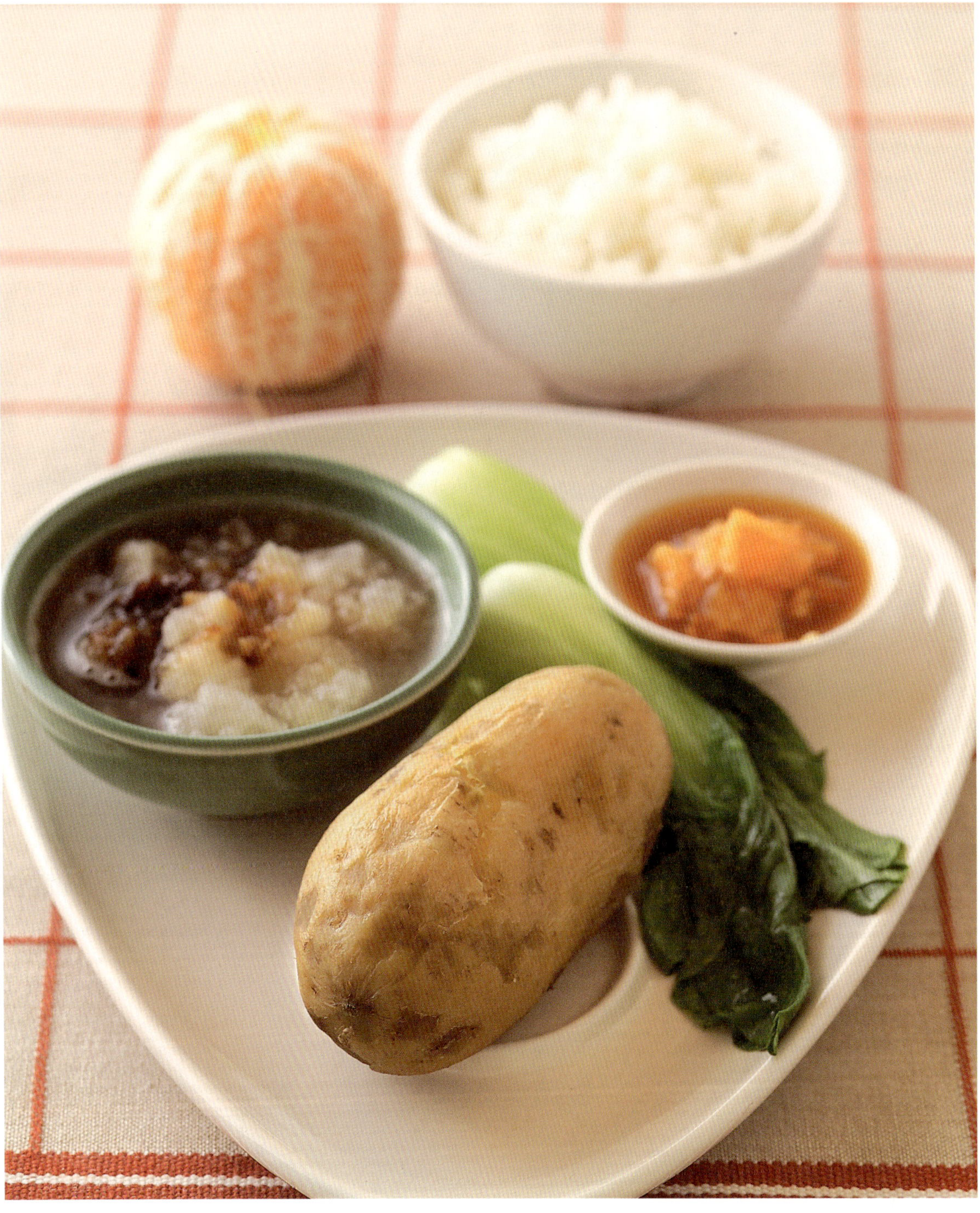

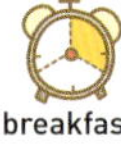

감기와 다이어트에 좋은 겨울 아침상
breakfast

감기에 좋은 겨울철 아침 식단

이 식단은 감기와 열을 없애주고 지방의 연소를 도우며 혈압을 낮춰준다. 청경채는 창자와 위를 깨끗하게 해주고 해열 기능이 있으며 피부 미용에도 좋다. 순무는 소화를 돕고 혈압을 낮춰주며 담열(痰熱)을 없애준다. 순무는 감기 및 두통 치료에도 효과가 있다. 귤은 해열 및 해갈 효과가 있으며 기억력을 강화해준다.

🍠 재료

고구마 1개(밥공기로 약 2/3분량), 흰쌀밥 1/3공기, 청경채 1줌(약 150g), 순무 1개(약 150g), 귤 1개

🥛 소스

귤 소스 : 귤 두 조각을 떼서 과육을 으깨고 조선간장을 몇 방울 떨어뜨린다.

🍵 만드는 법

1. 귤은 껍질을 제거하고, 고구마는 껍질째로 전기밥솥에 넣고 찐다.

2. 끓는 물에 청경채를 넣고 반 정도 익도록 데쳐준다(바로 꺼낸다). 순무는 강판에 갈아 준다(조선간장을 약간 섞어도 좋음).

3. 준비된 재료를 그릇에 담고 귤 소스를 뿌려 고구마, 쌀밥과 함께 맛있게 먹는다.

📒 제철음식 건강비법

• 흰쌀밥과 현미밥의 비율은 9:1에서 5:5 사이에서 조절하는 것이 좋다.

• 두 가지 종류의 채소를 요리해 먹을 때는 둘 다 날로 먹는 것이 가장 좋지만 잎채소는 데쳐 먹는 것이 좋다.

• 채소를 먼저 먹고 그 다음 고구마와 쌀밥을 먹는 것이 좋다.

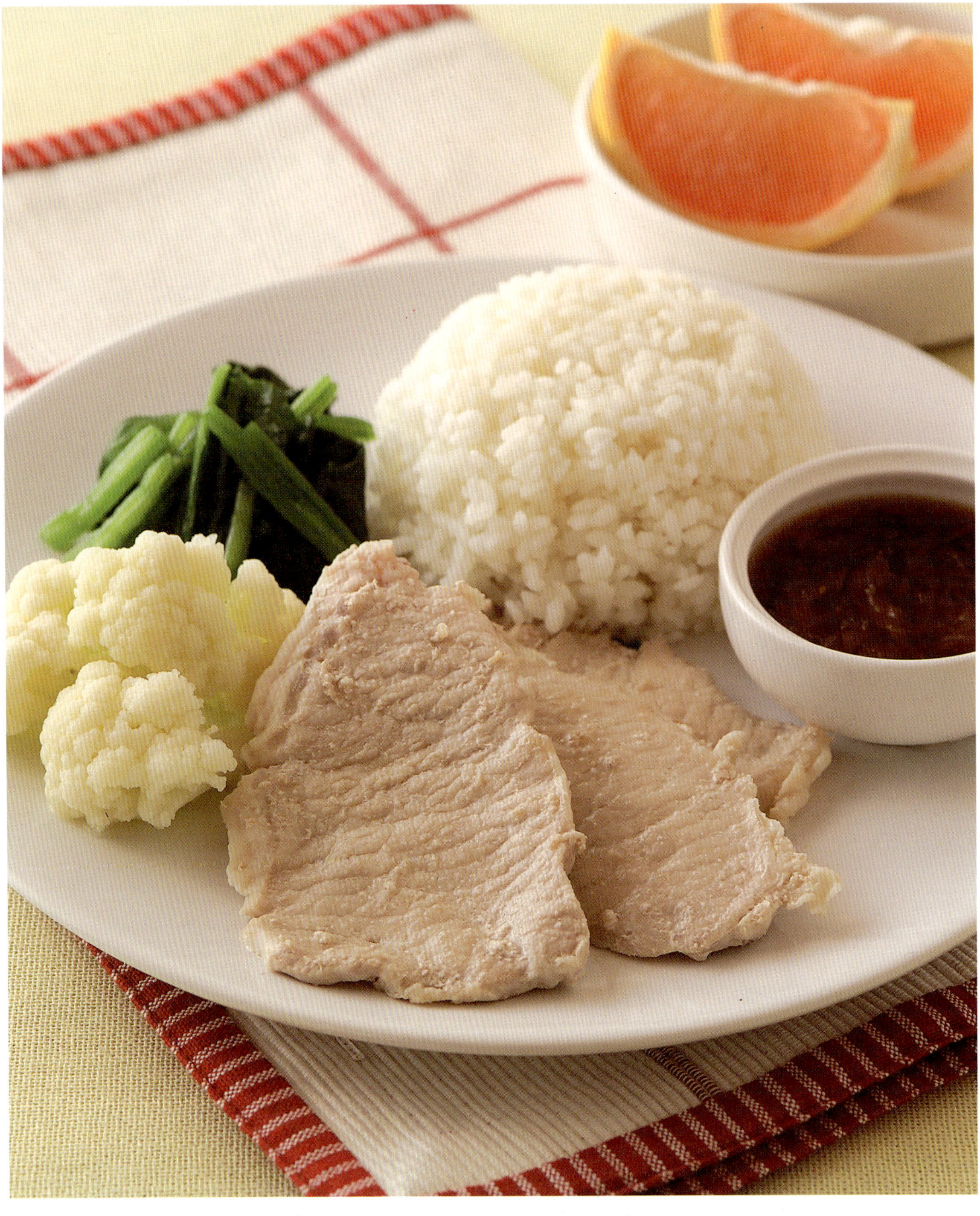

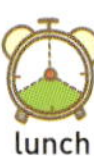

지방 연소를 촉진하는 겨울 점심상

지방을 분해하는 겨울철 점심 식단

이 식단은 오장에 좋고 소화를 도우며 지방을 제거해준다. 시금치는 조혈 작용을 돕고 긴장을 해소시켜준다. 또한 시금치는 몸의 기운이 건조해서 생기는 조증(燥症)을 치료하는 데 좋고 열을 낮추는 효과도 있다. 뿐만 아니라 시금치는 섬유질이 풍부해서 배변 기능을 촉진하고 성 기능을 강화한다. 브로콜리는 고혈압을 예방하고, 자몽은 지방을 제거하고 콜레스테롤 수치와 혈압을 낮춰준다.

재료

흰쌀밥 1공기, 돼지고기 등심 얇게 썬 것 1~3조각(약 150g), 시금치 1줌(150g), 브로콜리 1송이(약 150g), 자몽 1/2개

소스

자몽 소스 : 자몽 1소각의 과육을 으깨고 조선간장을 몇 방울 떨어뜨린다.

만드는 법

1. 시금치와 브로콜리는 먹기 좋은 크기로 자른다.

2. 끓는 물에 시금치를 넣고 반 정도 익도록 데치고, 브로콜리는 30% 정도 익도록 데친다(둘 다 바로 꺼낸다). 돼지고기는 약한 불에서 굽는다.

3. 준비된 재료를 그릇에 담고 자몽 소스를 뿌려 흰쌀밥, 자몽과 함께 맛있게 먹는다.

제철음식 건강비법

• 각종 심혈관 질환에 관련된 약물, 혈액 지질을 낮춰주는 약물, 진정제 등을 복용하는 사람은 자몽을 먹어선 안 된다.

• 시금치 뿌리는 인삼보다 더 많은 영양소를 함유하고 있다. 하지만 체질이 허하고 찬 사람은 시금치를 많이 먹지 않는 것이 좋다.

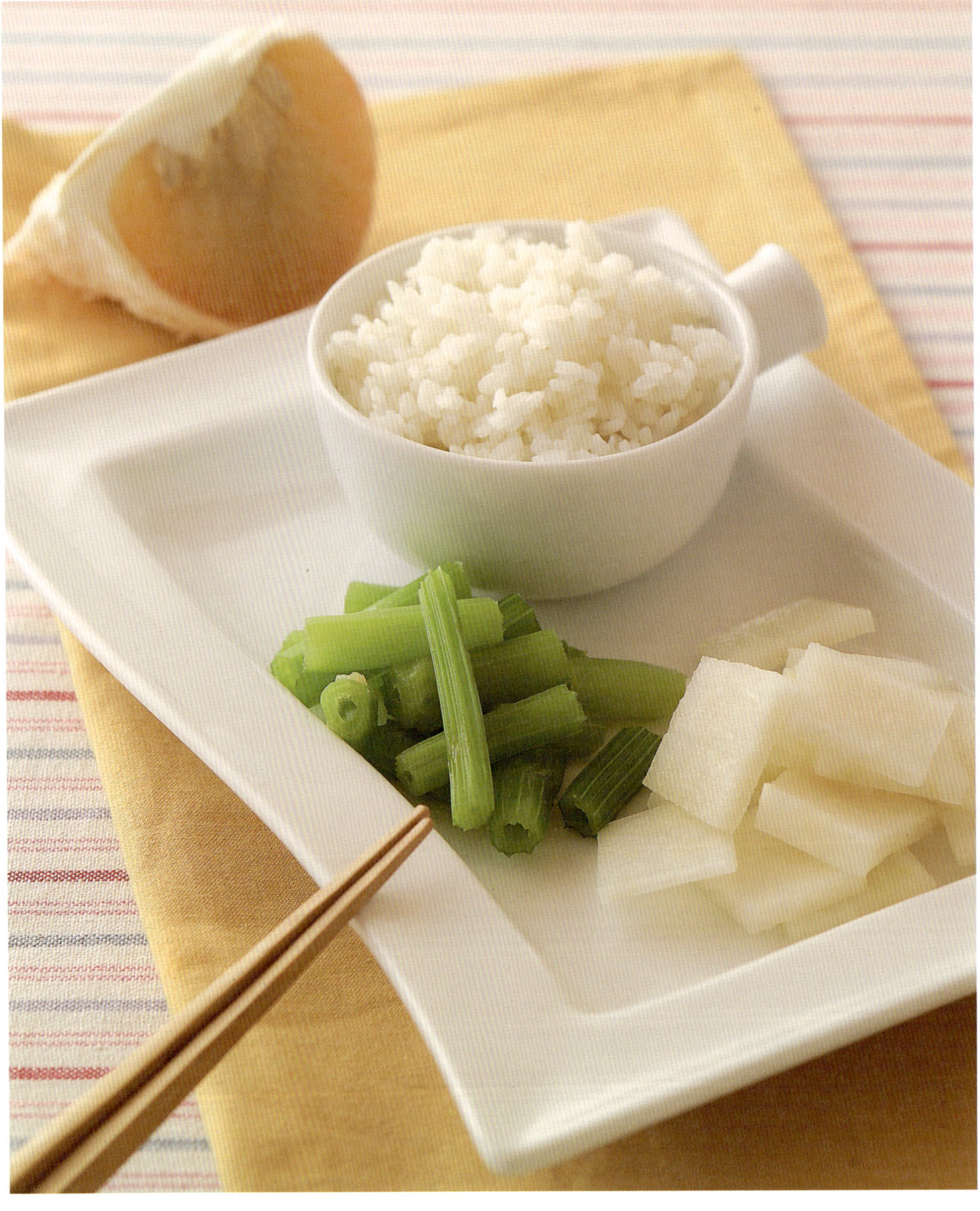

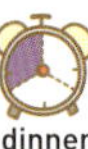

혈압을 낮춰주는 겨울 저녁상

dinner

●●●● 응용 레시피 2

열을 식히고 혈압을 낮춰주는 겨울철 저녁 식단

스트레스를 많이 받은 사람은 간이 손상되고 이와 동시에 혈압이 상승한다. 화가 난 사람에게 '열 받았다' 라는 표현을 흔히 쓰는데 이는 열, 혈압, 간, 스트레스가 깊은 연관을 맺고 있기 때문이다. 이 식단은 간을 다스리고 열을 내리는 효과가 있으며 더운 피를 식혀주고 혈압을 낮춰준다.

🍂 재료

흰쌀밥 1공기, 셀러리 1대(약 150g), 순무 1개(약 200g), 유자 1/8개

🥣 만드는 법

1. 셀러리는 잎을 떼어낸 후 적당한 크기로 잘라 끓는 물에 3분간 데쳐준다. 순무는 네모 나게 썰어 50% 정도(약 1~5초) 익도록 데친 후 건져 낸다.

2. 준비된 재료를 그릇에 담고 밥, 유자와 함께 맛있게 먹는디.

📋 제철음식 건강비법

- 저녁 8시 이후에는 채소를 먹시 않는 것이 좋다.
- 비장과 위장이 찬 사람은 셀러리와 유자를 많이 먹지 않는 것이 좋다.

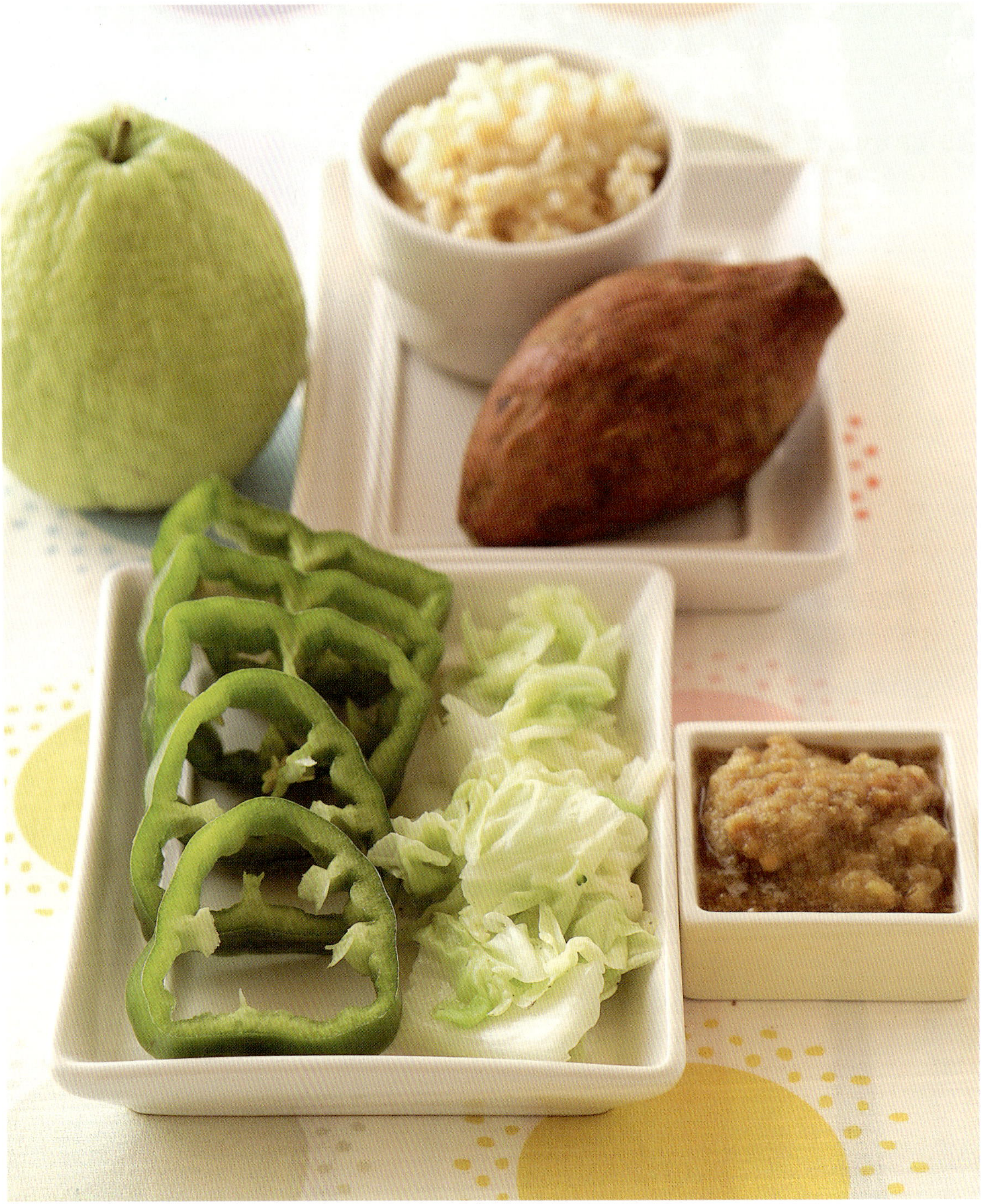

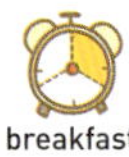

고혈압 예방에 좋은 봄 아침상

●●● 응용 레시피 3

고혈압 예방에 좋은 봄철 아침 식단

이 식단은 좋은 기를 보충해주고 체액의 분비를 촉진시켜주며 고혈압 예방에 좋다. 피망은 신경계 기능을 개선해준다. 배추는 소화와 배변을 촉진시켜주며 다이어트에도 도움이 된다. 구아바는 위산 분비를 억제해주며 비타민 C도 풍부하게 함유되어 있다. 이 식단은 특히 당뇨병 환자에게 매우 좋다.

재료

고구마 1개(약 100g), 흰쌀과 현미를 1:1 비율로 섞은 잡곡밥 1/4공기(약 50g), 피망 1개, 배추 1/6 포기(약 150g), 구아바 작은 것 1개

소스

구아바 소스 : 구아바 1조각의 과육을 잘게 다지고 조선간장을 약간 넣는다.

만드는 법

1. 배추는 먹기 좋은 크기로 썰고, 피망은 가로로 썰어 반지 모양으로 준비해둔다. 고구마는 깨끗이 씻은 후 껍질째로 전기밥솥에 넣고 찐다.

2. 끓는 물에 배추를 넣고 반 정도 익도록 데친다(바로 꺼낸다). 피망은 익히지 않는다.

3. 준비된 재료를 그릇에 담고 구아바 소스를 뿌려 잡곡밥, 고구마와 함께 맛있게 먹는다.

제철음식 건강비법

• 흰쌀과 현미를 섞어 잡곡밥을 지어 먹으면 좋다. 흰쌀과 현미의 비율은 9:1에서 5:5 사이에서 조절하는 것이 좋다.

• 두 가지 종류의 채소를 요리해 먹을 때는 둘 다 날로 먹는 것이 가장 좋다.

• 채소와 과일을 먼저 먹고 그 다음 고구마와 쌀밥을 먹는 것이 좋다.

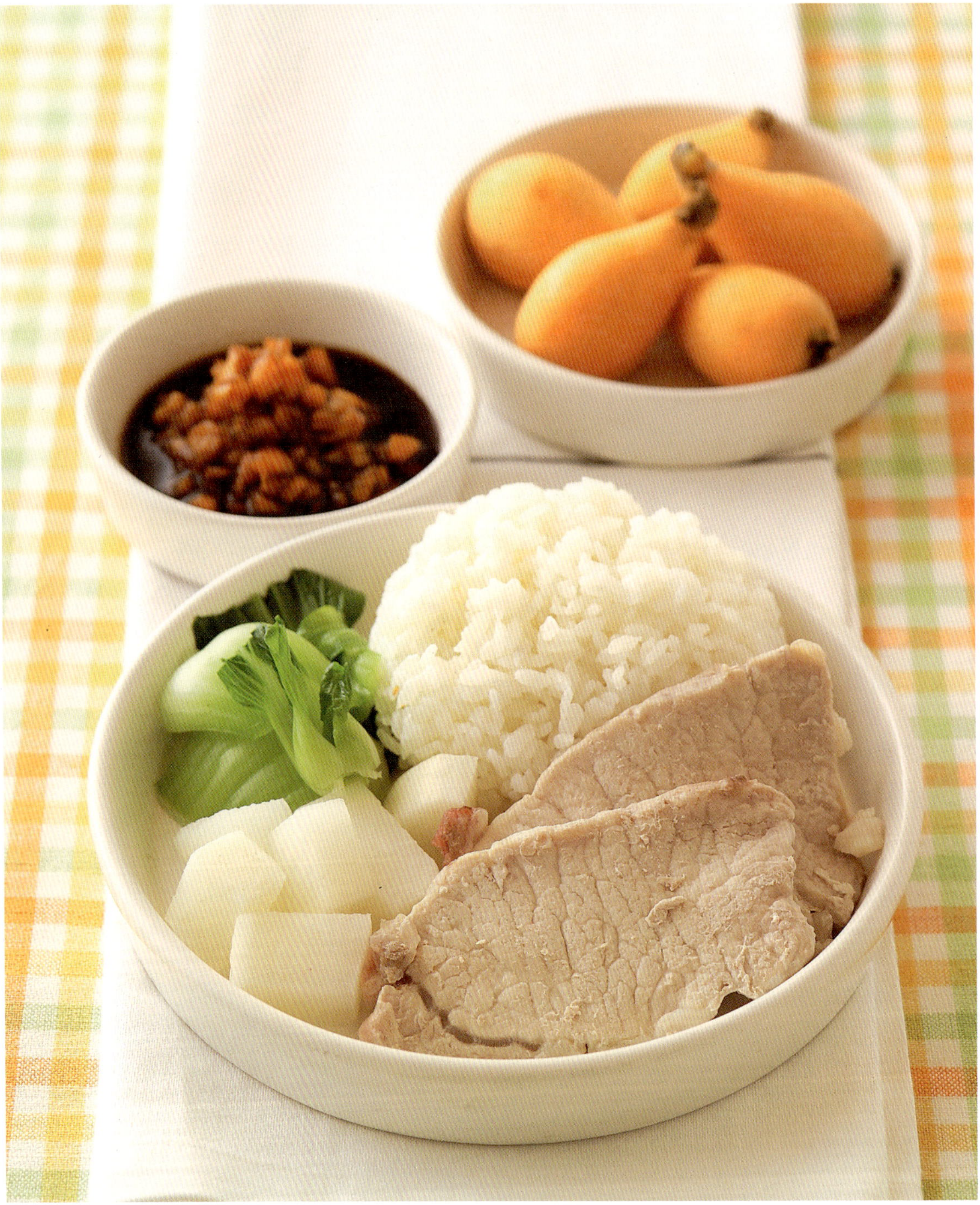

몸을 촉촉하게 해주는 봄 점심상 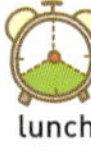

열을 식혀주고 가래를 없애주는 봄철 점심 식단

이 식단은 열을 내려주고 몸을 촉촉하게 해주며 감기에도 좋다. 순무는 갈증을 해소하고 혈압을 낮춰주며 후두 질환을 예방하는 효과가 있어서 목이 잠겼을 때 먹으면 좋다. 청경채는 장과 위의 활동을 원활하게 해주고 내열을 없애준다. 비파 열매는 폐를 촉촉하게 해줘 기침을 멎게 하는 효과가 있으며 갈증을 해소해주고 흥분을 가라앉힌다.

재료

흰쌀밥 1공기, 돼지고기 등심 얇게 썬 것 2조각(약 50g), 순무 1개(약 200g), 청경채 1줌(약 200g), 비파 열매 5개

소스

비파 열매 소스 : 비파 열매 1개를 껍질을 벗겨낸 후 과육을 잘게 썬다. 조선간장을 몇 방울 떨어뜨린 후 잘 섞어준다.

만드는 법

1. 모든 재료를 물에 깨끗이 씻는다. 순무는 먹기 좋게 깍둑썰기 하고 청경채는 먹기 좋은 크기로 손질한다.

2. 끓는 물에 순무와 청경채를 넣고 데친다(둘 다 바로 꺼낸다). 돼지고기는 약한 불에 굽는다.

3. 준비된 재료를 그릇에 담고 비파 열매 소스를 뿌려 쌀밥, 비파 열매와 함께 맛있게 먹는다.

제철음식 건강비법

• 몸이 차고 기침을 많이 하며 가래가 많고 습한 체질인 사람은 비파 열매를 많이 먹지 않는 것이 좋다.

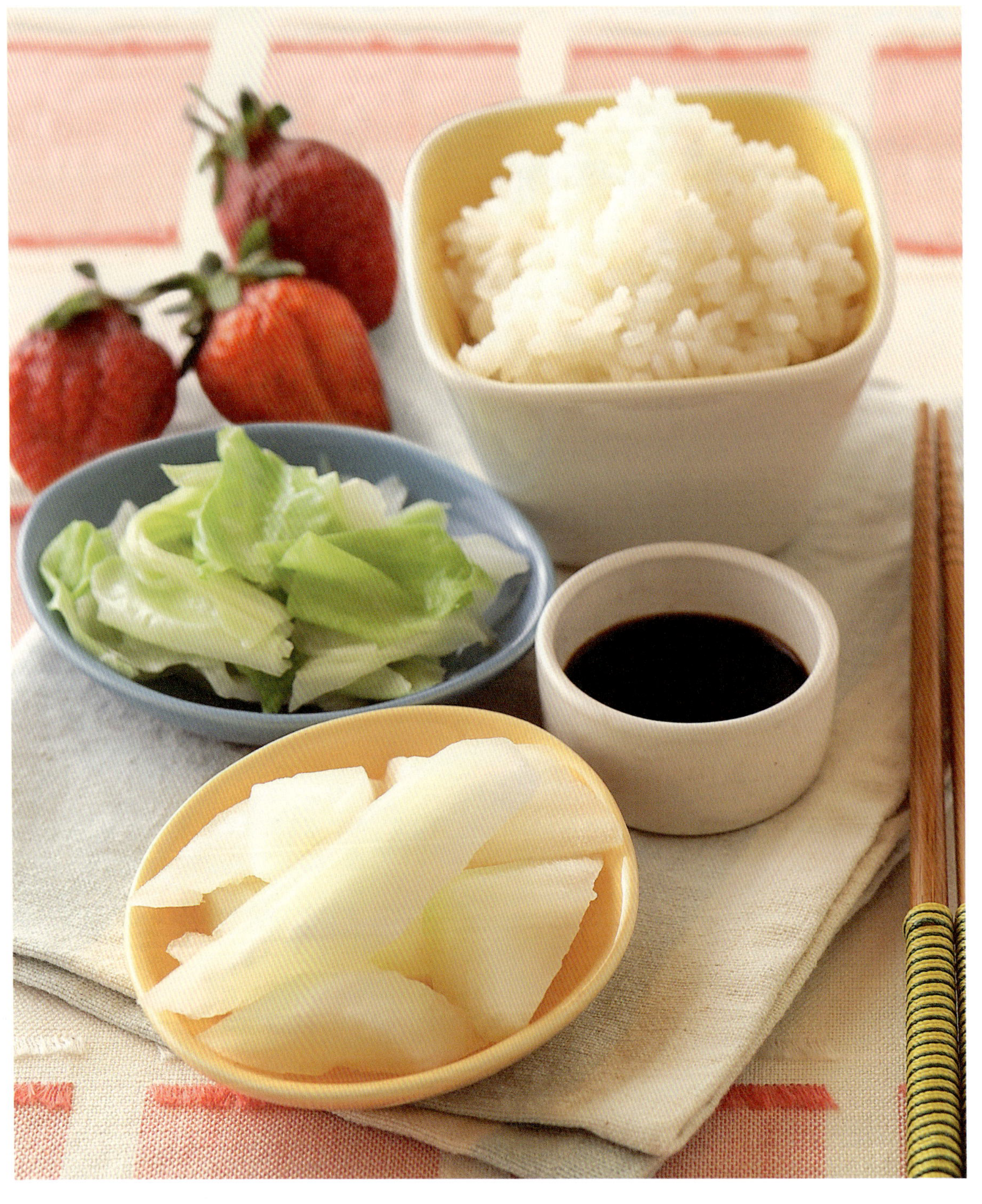

다이어트에 좋은 봄 저녁상

dinner

● ● ● **응용 레시피 3**

좋은 기를 보충해주고 다이어트에 좋은 봄철 저녁 식단

이 식단은 좋은 기를 보충해주고 더운 피를 식혀주며 해열 작용을 한다. 양배추는 경락을 뚫어주고 신장에 좋으며 배변을 촉진해서 변비에 좋다. 딸기는 해열 및 이뇨 작용을 하며 좋은 기를 보충해주고 피를 맑게 해준다.

🍠 재료
흰쌀밥 1공기, 고갱이 1/6개(약 150g), 양배추 1/8개(약 200g), 딸기 5개

🥛 소스
조선간장 약간

🥗 만드는 법
1. 고갱이는 먹기 좋은 크기로 썰어 둔다.

2. 양배추는 얇게 썰어 끓는 물에 30% 정도 익도록 데친다(비로 꺼낸다).

3. 준비된 재료들을 그릇에 담은 후 조선간장을 뿌려 준다. 흰쌀밥과 딸기를 곁들여 맛있게 먹는다.

📒 제철음식 건강비법
• 저녁 6시 이후에는 음식을 먹지 않는 것이 좋다.

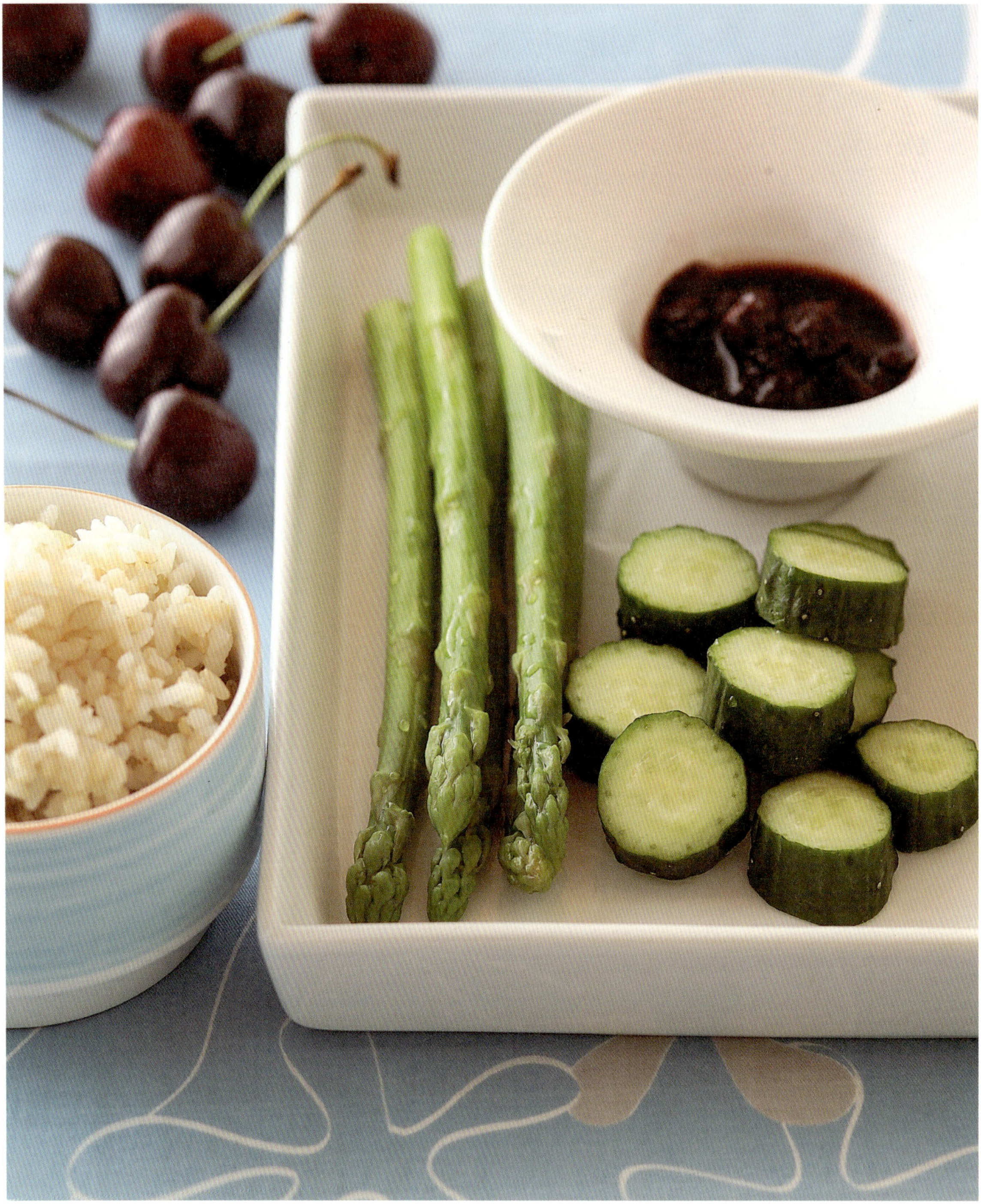

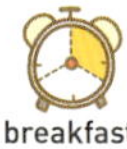

마음을 안정시키는 여름 아침상

breakfast

열을 식혀주고 근심을 덜어주는 여름철 아침 식단

이 식단은 좋은 기를 보충해주고 열을 식혀주며 근심을 덜어주는 효과가 있다. 아스파라거스는 당뇨병 환자에게 아주 좋으며 해열, 해독 효과가 있다. 또 기침을 멎게 하고 가래를 없애주며 혈압을 낮춰 피로 해소에 좋고 항암 효과가 뛰어나다. 오이는 동맥 경화를 예방하고 갈증을 해소하며 괴혈병을 치료한다.

🥔 재료

흰쌀과 현미를 1:1 비율로 섞은 잡곡밥 1공기, 아스파라거스 5대(약 150g), 오이 1/2개(약 100g), 앵두 10개

🥛 소스

앵두 소스 : 앵두 2알의 씨를 빼고 과육을 잘게 썬 다음 조선간장 몇 방울을 떨어뜨린다.

🍵 만드는 법

1. 오이는 깨끗이 씻은 후 동글동글하게 썰어 준비해둔다.

2. 익히지 않은 아스파라거스와 오이를 그릇에 담고 앵두 소스를 뿌려 잡곡밥, 앵두와 함께 맛있게 먹는다.

📋 제철음식 건강비법

• 흰쌀밥과 현미밥의 비율은 9:1에서 5:5 사이에서 조절하는 것이 좋다.

• 두 가지 종류의 채소를 요리해 먹을 때는 둘 다 날로 먹는 것이 좋다.

• 채소와 과일을 먼저 먹고 그 다음 전분류를 먹는다.

• 기온이 25℃ 이상일 때는 육류 대신 새우나 생굴을 먹는 것이 좋다.

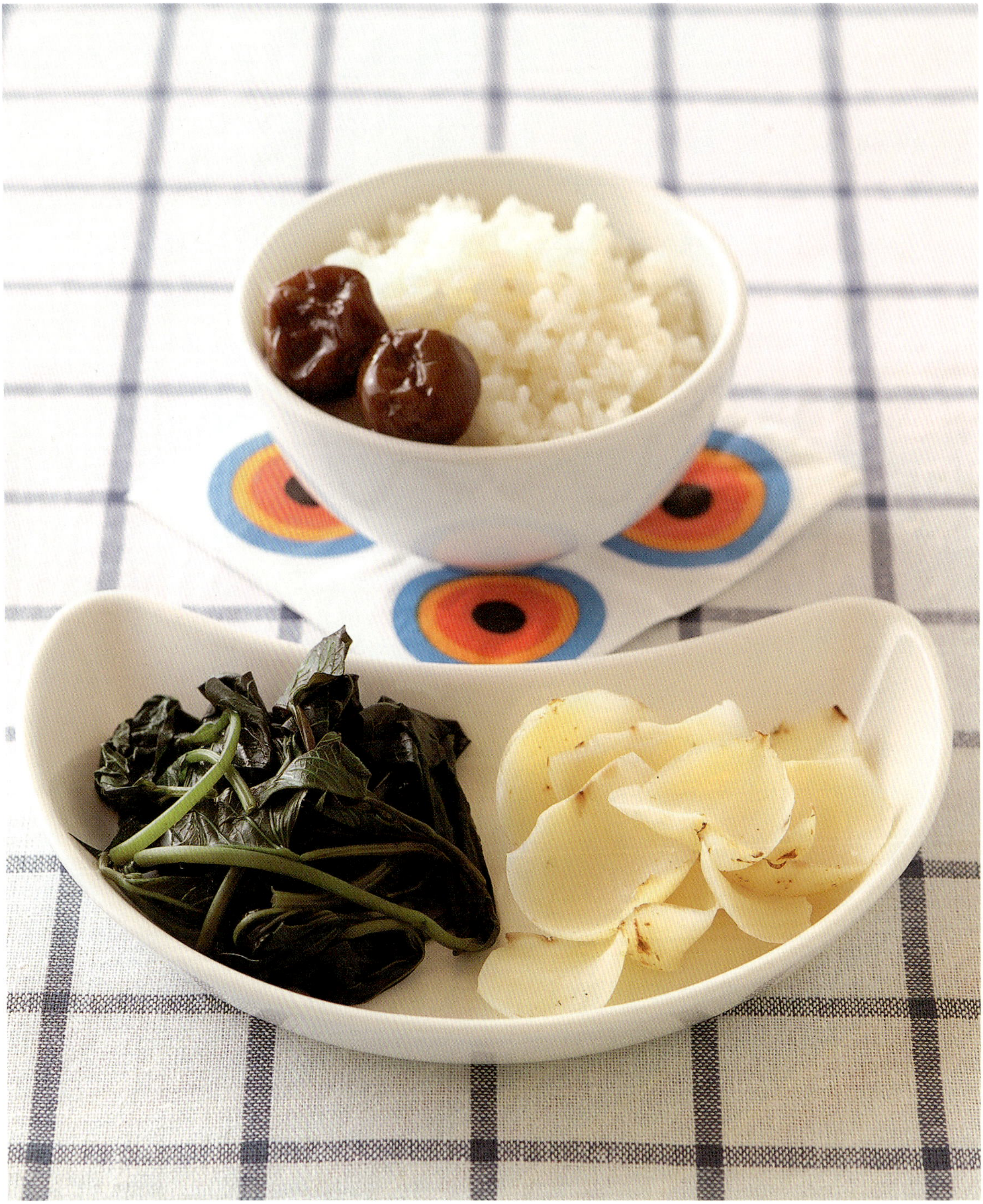

몸과 마음을 시원하게 하는 여름 점심상 

신경을 안정시키고 열을 식히는 여름철 점심 식단

이 식단은 신경을 안정시켜주고 폐결핵과 골증열(骨蒸熱: 폐, 신장이 나빠져서 생기는 병) 치료에 좋다. 백합은 폐에 좋고 기침을 멎게 하며 짜증을 없애준다. 자두는 이뇨 작용을 하고 간을 깨끗하게 해주며 폐결핵에 효과가 있다. 고구마 잎은 장과 위의 운동을 촉진하고 변비를 예방해주며 콜레스테롤 수치를 낮춰주고 동맥 경화를 예방한다.

재료

흰쌀밥 1공기, 신선한 백합 20개(뿌리 부분), 고구마 잎 1줌(약 150g), 절인 자두 2개

만드는 법

1. 고구마 잎은 깨끗이 씻고 먹기 좋은 크기로 썰어둔다. 백합은 잘 씻어서 준비해둔다.

2. 끓는 물에 백합을 넣고 충분히 익을 때까지 끓인다. 고구마 잎도 살짝 데친다.

3. 준비된 재료를 그릇에 담고 쌀밥, 자두와 함께 맛있게 먹는다.

제철음식 건강비법

• 소화 계통이 좋지 않은 사람은 자두를 먹지 않는 것이 좋다.

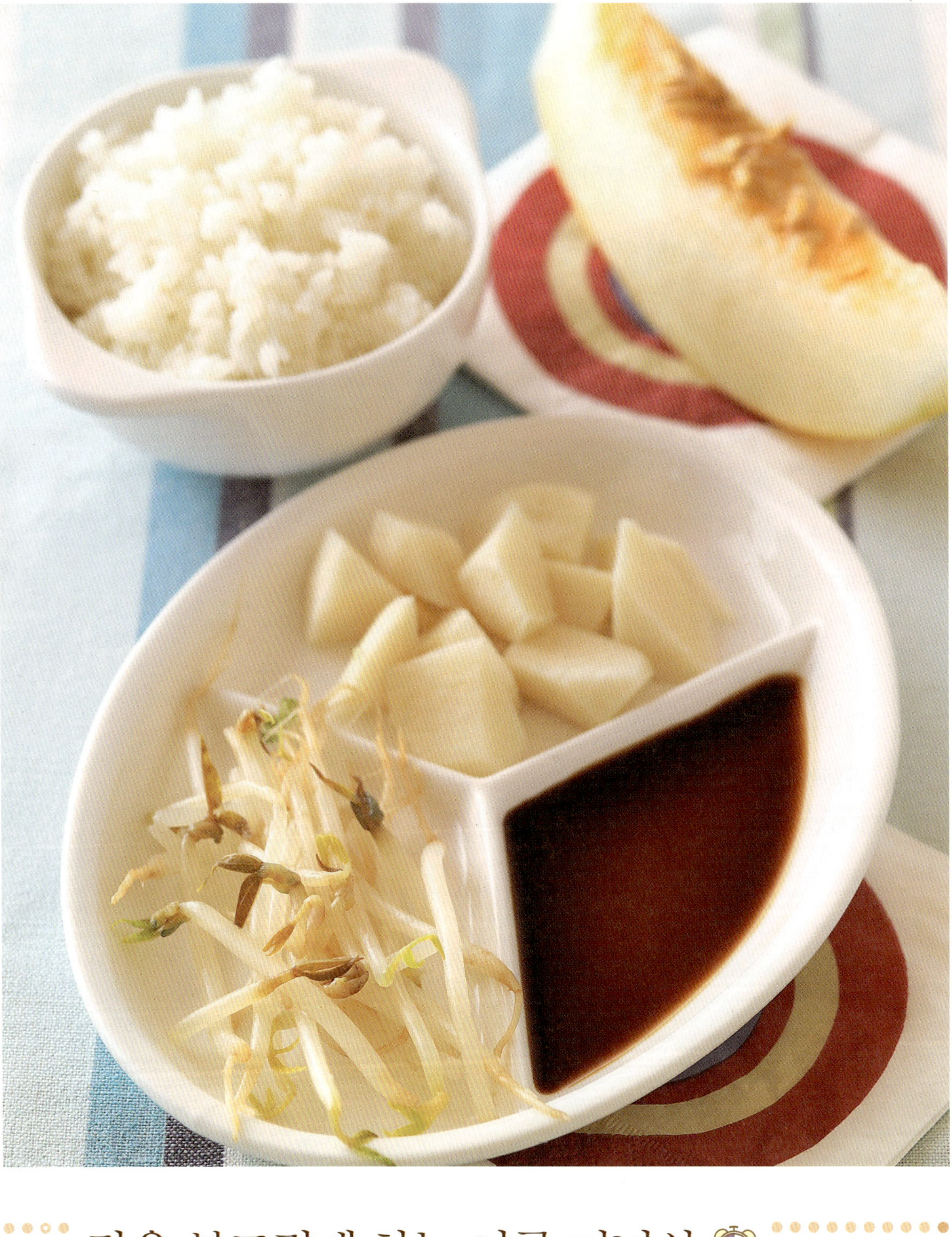

장을 부드럽게 하는 여름 저녁상

더위를 식혀주는 여름철 저녁 식단

이 식단은 더위를 식혀주고 열을 내려주며 오장을 윤택하고 부드럽게 해준다. 신체의 열기나 건조함 때문에 생기는 조증(燥症)을 해결해주는 윤조(潤燥) 효과가 있어서 피로 및 스트레스 해소에 좋다. 죽순은 가래를 없애주고 장을 부드럽게 해주며 배변을 촉진한다. 숙주나물과 참외는 삼초(三焦), 즉 심장, 폐, 비장, 위장, 복부, 신장 등 소화와 배설에 관련된 기관에 좋다.

🍠 재료

흰쌀밥 1공기, 죽순 1개(약 150g), 숙주 1줌(약 150g), 참외 1개

🥛 소스

조선간장 약간

🥣 만드는 법

1. 죽순과 숙주는 깨끗이 씻고, 참외는 껍질째 씻어 얇게 썬다(씨는 그대로 먹는다).

2. 끓는 물에 죽순을 넣고 충분히 익혀준 후 건져 내서 찬물에 헹군다. 껍질을 벗겨낸 후 깍둑썰기 한다. 숙주도 끓는 물에 살짝 데친다.

3. 준비된 재료를 그릇에 담고 소스를 뿌려 쌀밥, 참외와 함께 맛있게 먹는다.

📑 제철음식 건강비법

• 설사 환자는 죽순을 많이 먹지 않는 것이 좋다.

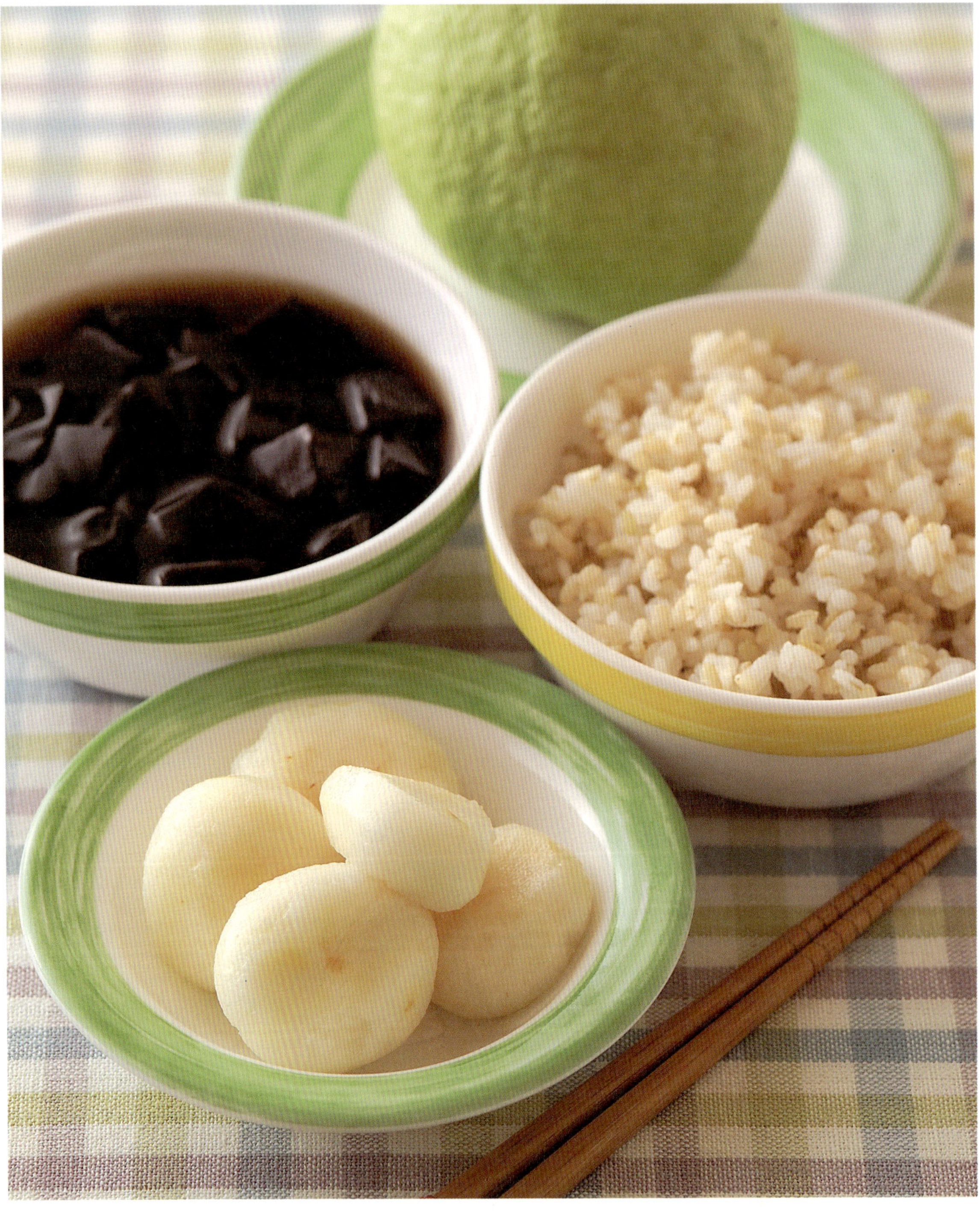

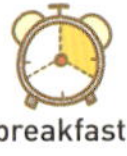

해독 효과가 있는 가을 아침상

혈압을 낮춰주는 가을철 아침 식단

이 식단은 해열 효과가 있으며 혈압을 낮춰주고 오장육부를 해독해준다. 올방개는 해열, 해독 효과가 있으며 소화를 돕고 가래를 없애준다. 당도가 낮은 구아바는 피부 미용에 좋다.

재료

흰쌀과 현미를 1:1 비율로 섞은 잡곡밥 1공기, 올방개 5개(약 100g), 구아바 작은 것 1개

만드는 법

1. 모든 재료들을 물에 깨끗이 씻는다. 올방개는 껍질을 벗겨 그릇에 담는다.

2. 잡곡밥, 구아바와 함께 맛있게 먹는다.

제철음식 건강비법

• 흰쌀밥과 현미밥의 비율은 9:1에서 5:5 사이에서 조질하는 깃이 좋다.

• 두 가지 종류의 채소를 요리해 먹을 때는 둘 다 날로 먹는 것이 가장 좋다.

• 채소와 과일을 먼저 먹고 그 다음 전분류를 먹는 것이 좋다.

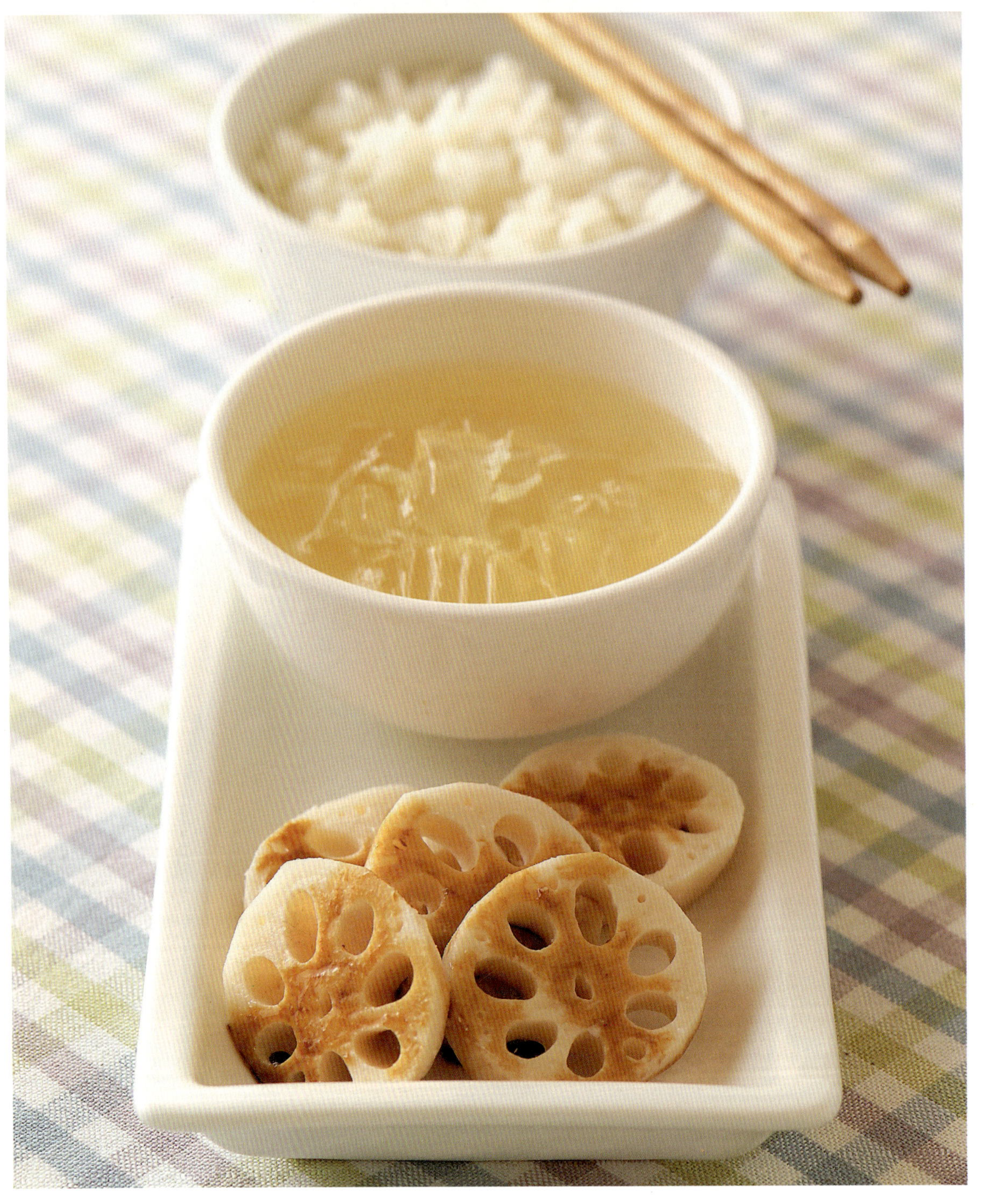

피를 맑게 하는 가을 점심상 lunch

●●●● 응용 레시피 3

더위를 식혀주고 폐를 건강하게 하는 가을철 점심 식단

이 식단은 더위를 식혀주고 해열 효과가 있으며 기침을 멎게 하고 혈관을 청소해준다.
생연근은 어혈을 풀어주고 혈관을 청소해준다. 레몬은 피부 미용에 좋고 열을 식혀주며
지방을 연소하는 효과가 있다.

🌰 재료

흰쌀밥 1공기, 연근 1개(150g), *사과 1개(약 150g), 레몬 반 개, 갈색 설탕 약간

🥤 소스

레몬 소스 : 레몬 반 개의 과육을 파낸 후 조선간장을 약간 넣고 잘 섞어준다.

🍵 만드는 법

1. 연근은 껍질째로 깨끗이 씻은 후 얇게 썬다. 사과는 깍둑썰기 하여 물을 붓고 설탕을
   넣고 잘 저어서 시원하게 보관한다.

2. 연근은 익히지 않고 날로 그릇에 담고 레몬 소스를 뿌린다. 사과는 다른 그릇에 담고
   설탕물과 레몬즙, 레몬 과육을 뿌린다. 쌀밥과 함께 맛있게 먹는다.

* 한국에서 생산되지 않는 일부 품종은 다른 재료로 대체하였습니다.
  그림과 다른 부분이 있어도 레시피를 따라 드시면 됩니다.

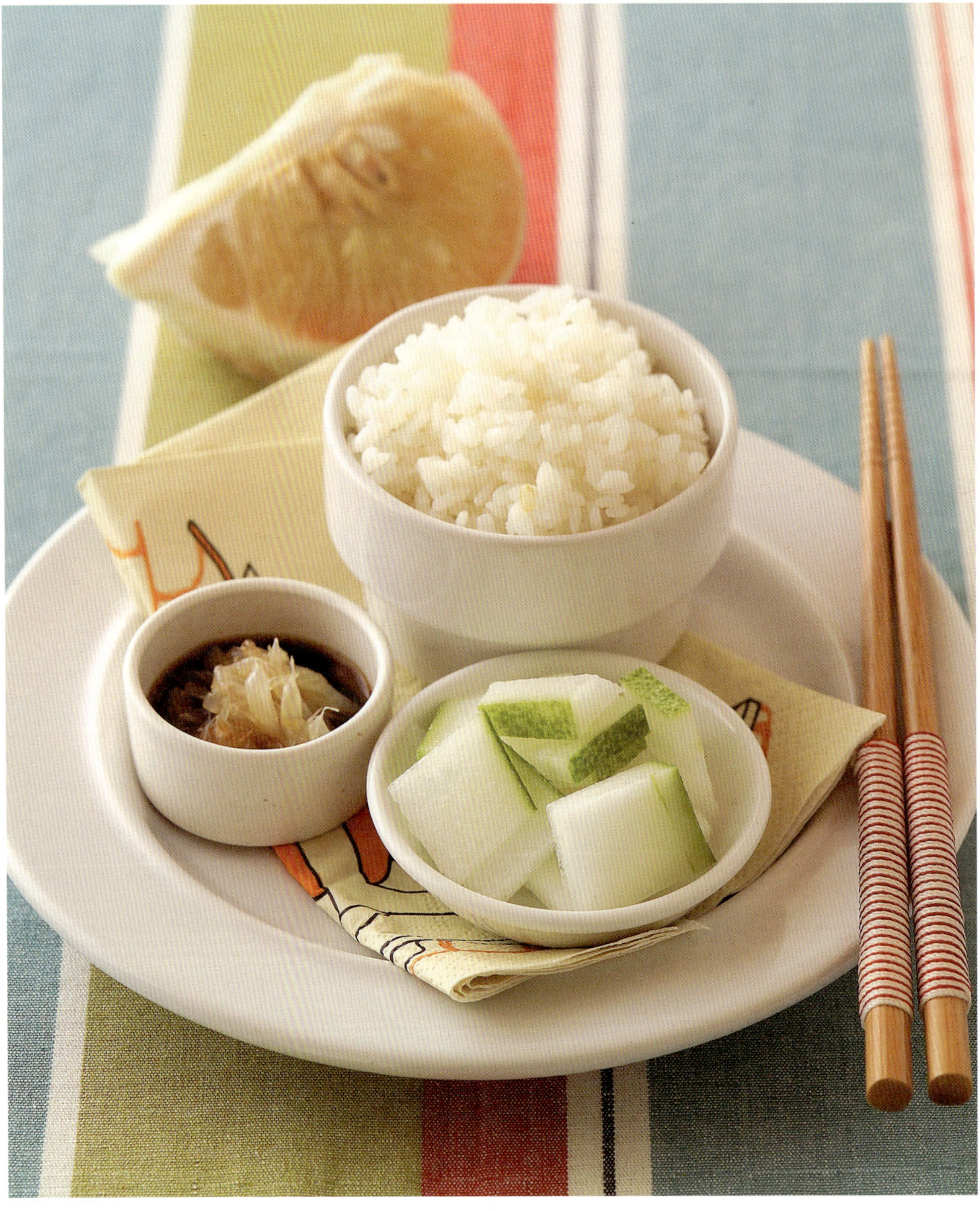

가슴을 시원하게 뚫어주는 가을 저녁상

dinner

열을 식히고 막힌 기를 뚫어주는 가을철 저녁 식단

이 식단은 열과 더위를 식혀주고 막힌 기를 뚫어준다. 동아호박은 열을 식혀주고 이뇨 작용을 도우며 두통 해소에도 좋다. 유자의 과육은 막힌 기를 뚫어주고 소화 및 배변을 촉진한다.

재료

흰쌀밥 1공기, 동아호박 1개(약 150g), 유자 1/4개

소스

유자 소스 : 유자 1조각의 과육을 빼낸 후 으깬다. 그 위에 조선간장을 약간 뿌리고 잘 섞어준다.

만드는 법

1. 동아호박은 껍질째로 깨끗이 씻고 씨를 빼낸 후 나박썰기 한다.

2. 동아호박은 익히지 않고 그대로 그릇에 담은 후 유자 소스를 뿌려준다. 쌀밥, 유자와 함께 맛있게 먹는다.

제철음식 건강비법

• 차가운 체질인 사람은 유자를 많이 먹지 않는 게 좋다.

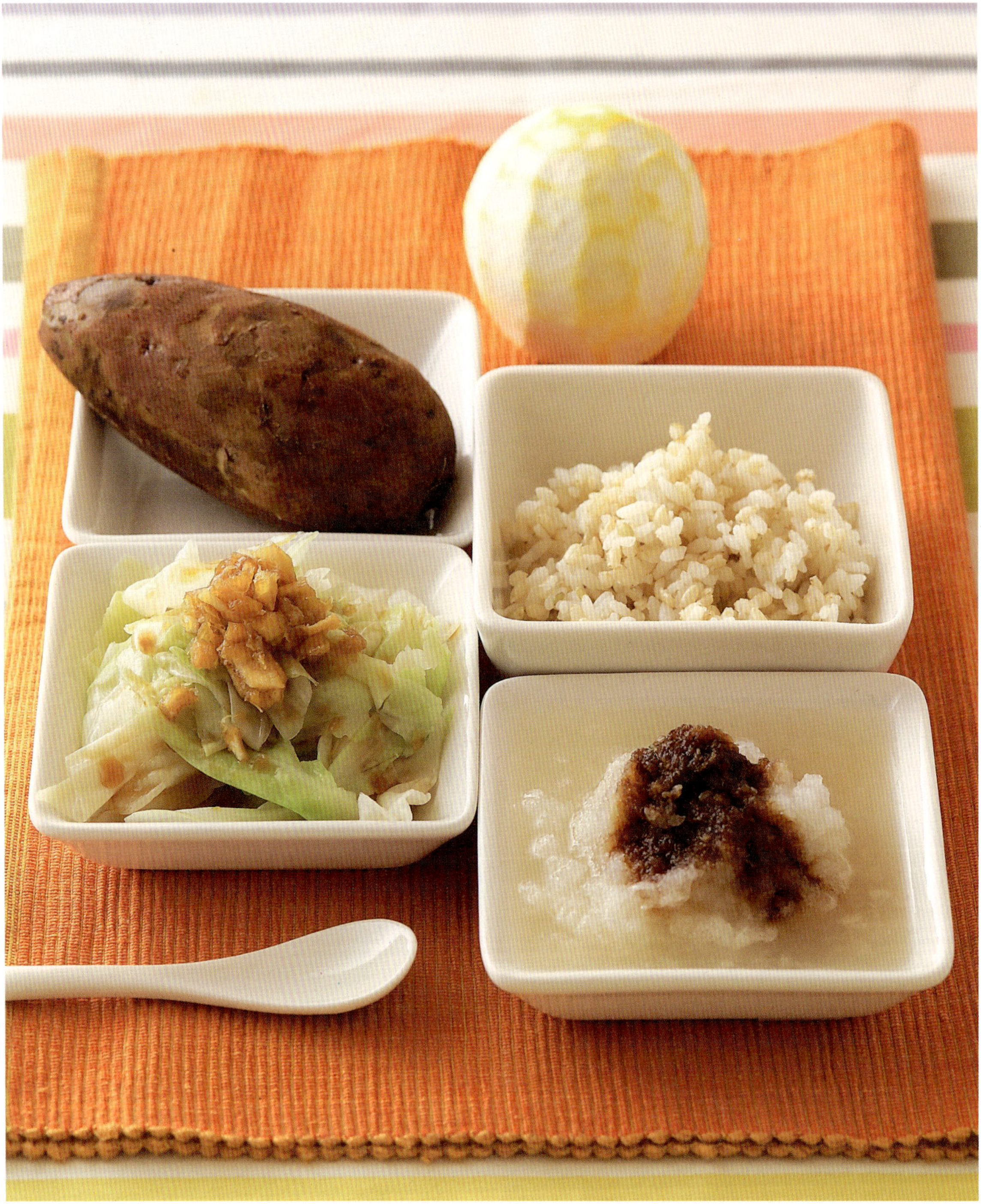

감기를 예방하는 겨울 아침상 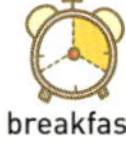 breakfast

● ● ● **응용 레시피 3**

감기를 예방하는 겨울철 아침 식단

이 식단은 위를 튼튼하게 하고 갈증을 해소하며 감기 예방에 좋다. 양배추는 위를 건강하게 해주고 뼈를 튼튼하게 하며 소화 및 배변을 돕는다. 순무는 갈증을 해소하는 효과가 있으며 열을 식혀주고 가래를 없애준다. 오렌지는 답답함을 해소해주고 목을 부드럽게 해주며 알코올 해독 효과도 있다.

🍠 재료

고구마 1개(약 100g), 흰쌀과 현미를 1:1 비율로 섞은 잡곡밥 1/3공기(약 50g), 양배추 1/8통(약 150g), 순무 1개(약 150g), 오렌지 1개

🥛 소스

오렌지 소스 : 오렌지 2쪽의 껍질을 벗긴 후 과육을 으깬다. 그 위에 조선간장을 약간 뿌리고 골고루 잘 섞어준다.

🥣 만드는 법

1. 양배추는 얇게 썰고 순무는 곱게 간다. 고구마는 껍질째로 전기밥솥에 넣고 찐다.

2. 끓는 물에 양배추를 넣고 30% 정도 익도록 데친다(바로 꺼낸다). 순무 갈은 것은 익히지 않고 그대로 먹는다(조선간장을 약간 곁들여도 좋다).

3. 준비된 재료에 오렌지 소스를 뿌려 고구마, 잡곡밥, 오렌지와 함께 맛있게 먹는다.

📋 제철음식 건강비법

• 흰쌀과 현미를 섞어 잡곡밥을 할 경우 비율은 9:1에서 5:5 사이가 좋다.

• 두 가지 종류의 채소를 요리해 먹을 때는 둘 다 날로 먹는 것이 가장 좋다.

• 채소와 과일을 먼저 먹고 그 다음 고구마와 쌀밥을 먹는 것이 좋다.

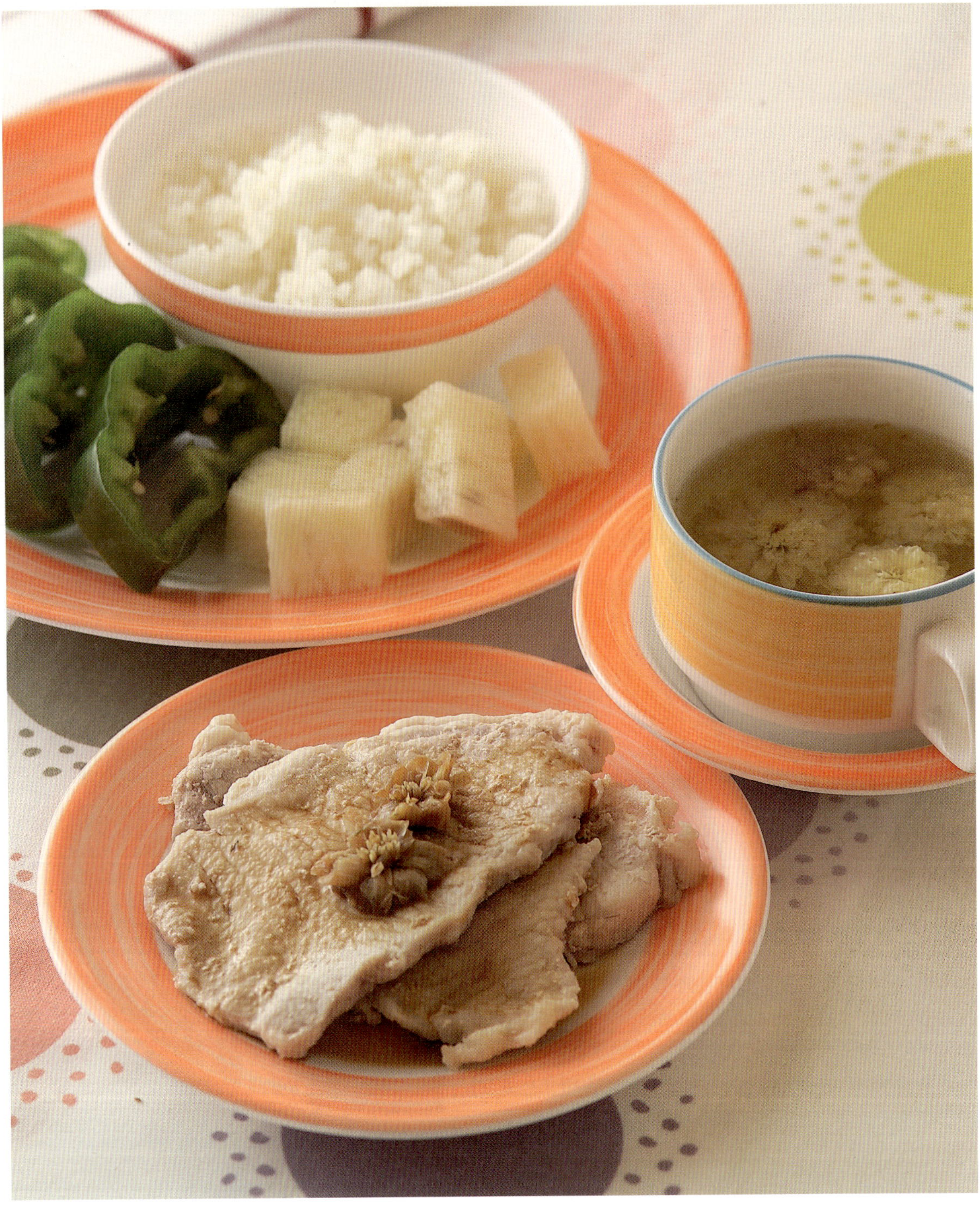

원기 회복에 좋은 겨울 점심상

● ● ● **응용 레시피 3**

정력과 노화 방지에 좋은 겨울철 점심 식단

이 식단은 신장을 튼튼하게 해주고 열을 식혀주며 눈을 밝게 한다. 마는 좋은 기를 보충해주고 노화를 방지해주며 신장에 좋고 정력을 증강시킨다. 피망은 노화 방지 및 미백효과가 있으며 음낭 부종과 신경통을 개선해준다. 국화는 열을 식혀주고 눈을 밝게 하며 감기를 예방한다. 또 현기증을 없애주고 염증 치료에도 효과적이다.

🍠 재료

흰쌀밥 1공기, 돼지고기 등심 얇게 썬 것 1~3조각(약 150g), 마 1개(약 150g), 피망 1개, 국화 5송이

🥛 소스

국화 소스 : 마른 국화꽃잎 몇 개를 잘게 썬 다음 조선간장을 몇 방울 넣고 잘 섞어준다.

🍵 만드는 법

1. 피망은 가로로 자른 다음 씨를 제거하고 반지 모양으로 썰어둔다. 마는 껍질을 벗긴 뒤 깍둑썰기를 한다.

2. 끓는 물에 마를 넣고 반 정도 익힌다(약 30초). 피망은 익히지 않고 날로 먹는다. 돼지고기는 약한 불에서 굽는다.

3. 준비한 재료를 그릇에 담고 국화 소스를 뿌린다. 국화꽃을 컵에 넣고 끓는 물을 부어 국화차를 만들어 쌀밥과 함께 맛있게 먹는다.

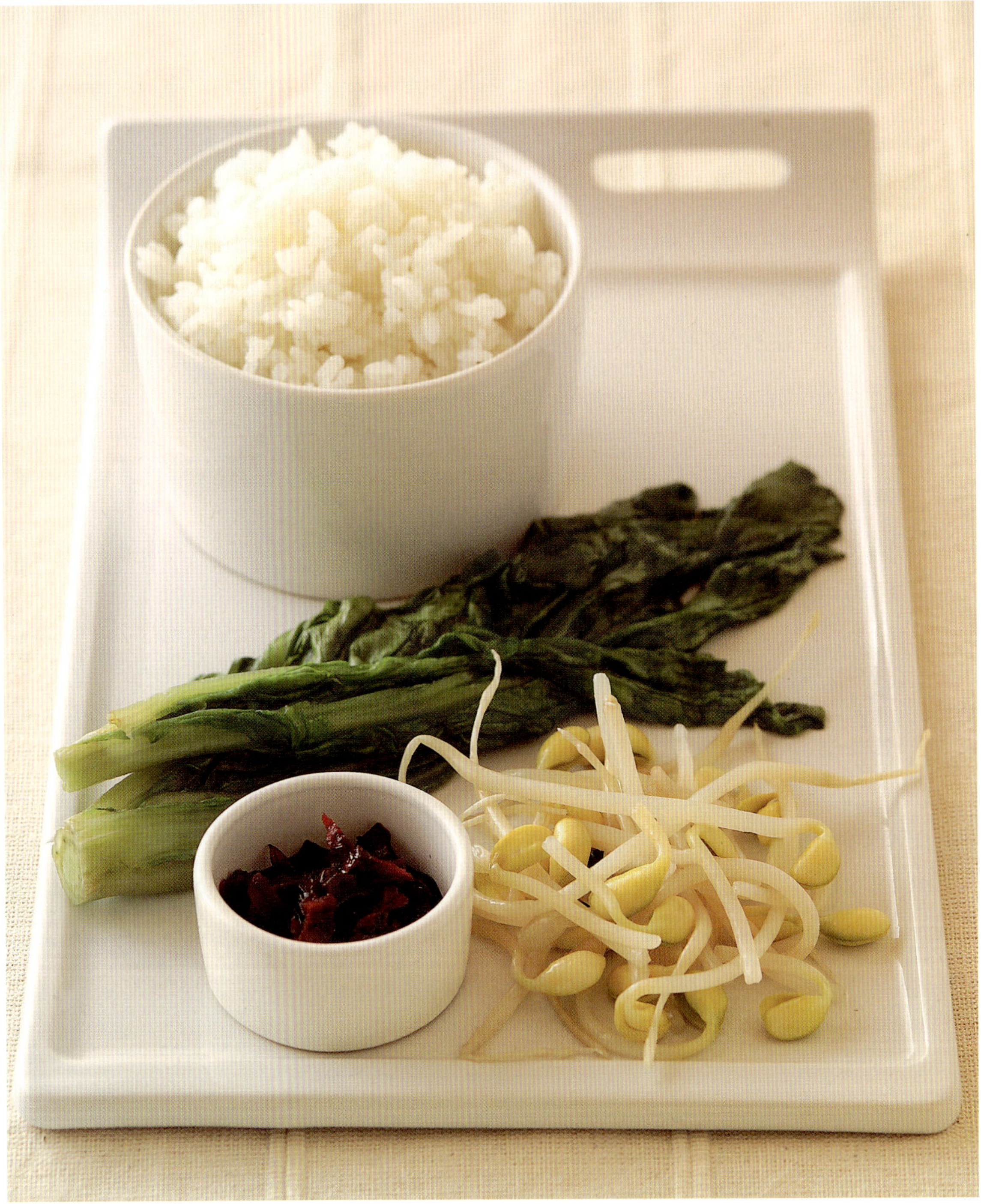

숙면을 돕는 겨울 저녁상 dinner

●●● 응용 레시피 3

숙면에 좋고 혈압을 낮춰주는 겨울철 저녁 식단

이 식단은 좋은 기를 북돋아줘 숙면에 도움이 되며 혈압을 낮춰준다. 히비스커스는 혈압을 낮춰주는 효과가 있다. 쑥갓은 비장과 위장을 따뜻하게 하고 수면을 돕는다. 쑥갓은 또한 배변을 촉진하고 가래를 제거하며 기를 북돋는다.

재료

흰쌀밥 1그릇, 쑥갓 1줌(약 150g), 콩나물 1줌(약 150g)

소스

히비스커스 소스 : 히비스커스꽃 2송이를 잘게 썰어 조선간장을 조금 넣는다.

만드는 법

1. 쑥갓은 꽁지를 제거하고 깨끗이 씻는다.

2. 끓는 물에 콩나물을 넣고 반 정도 익도록 데친다(1~2초). 쑥갓도 살짝 데진다.

3. 준비된 재료를 그릇에 담고 히비스커스 소스를 뿌려 밥과 함께 맛있게 먹는다.

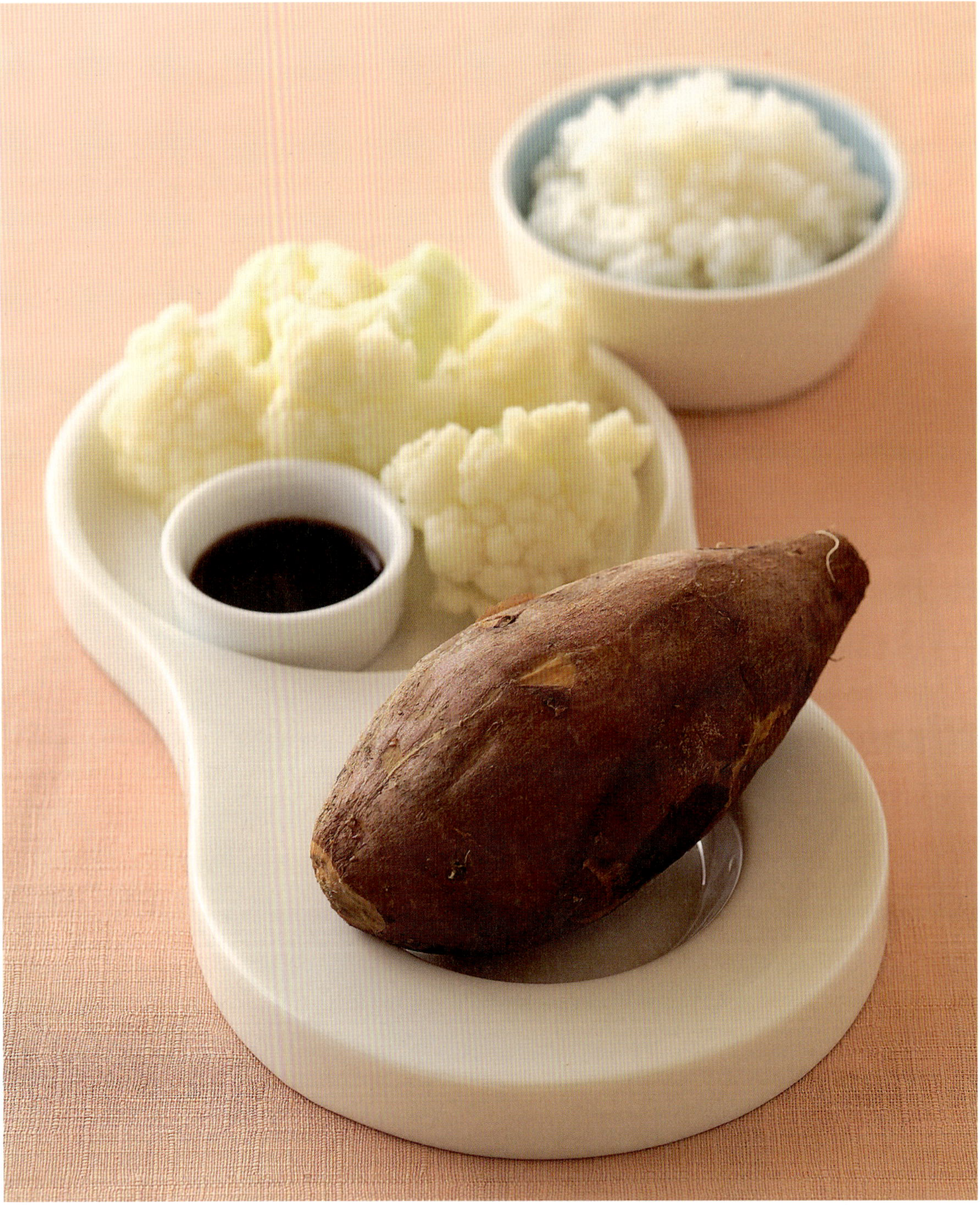

항암 효과가 탁월한 봄 아침상 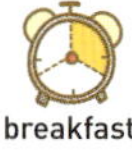 breakfast

비장에 좋고 항암 효과가 탁월한 봄철 아침 식단

이 식단은 좋은 기를 북돋아주고 비장과 위장을 튼튼하게 해준다. 흰쌀밥은 원기를 보충해준다. 콜리플라워는 항암 효과가 탁월하며 비장과 위장을 튼튼하게 해주고 고혈압을 예방한다.

재료

고구마 1개(밥공기로 약 2/3분량), 흰쌀밥 1/3공기, 콜리플라워(브로콜리나 양배추로 대체 가능) 1송이(약 150g)

소스

조선간장 약간

만드는 법

1. 콜리플라워는 깨끗이 씻은 후 먹기 좋은 크기로 손질한다. 고구마를 깨끗이 씻은 후 껍질째로 180℃로 예열한 오븐에 넣고 25분간 굽는다.

2. 끓는 물에 콜리플라워를 넣고 80% 정도 익힌다(3~4초). 그릇에 담아 조선간장 소스를 뿌린 후 고구마, 흰쌀밥과 함께 맛있게 먹는다.

제철음식 건강비법

• 만성 설사 환자는 현미밥을 먹지 않는 것이 좋다.

• 설사를 자주 하는 사람은 한 끼에 한 가지 채소만 먹는 것이 좋다.

• 채소를 요리할 때는 끓는 물에 익혀 먹는 것이 가장 좋다.

• 고구마와 쌀밥을 먼저 먹고 그 다음 채소와 과일을 먹는 것이 좋다.

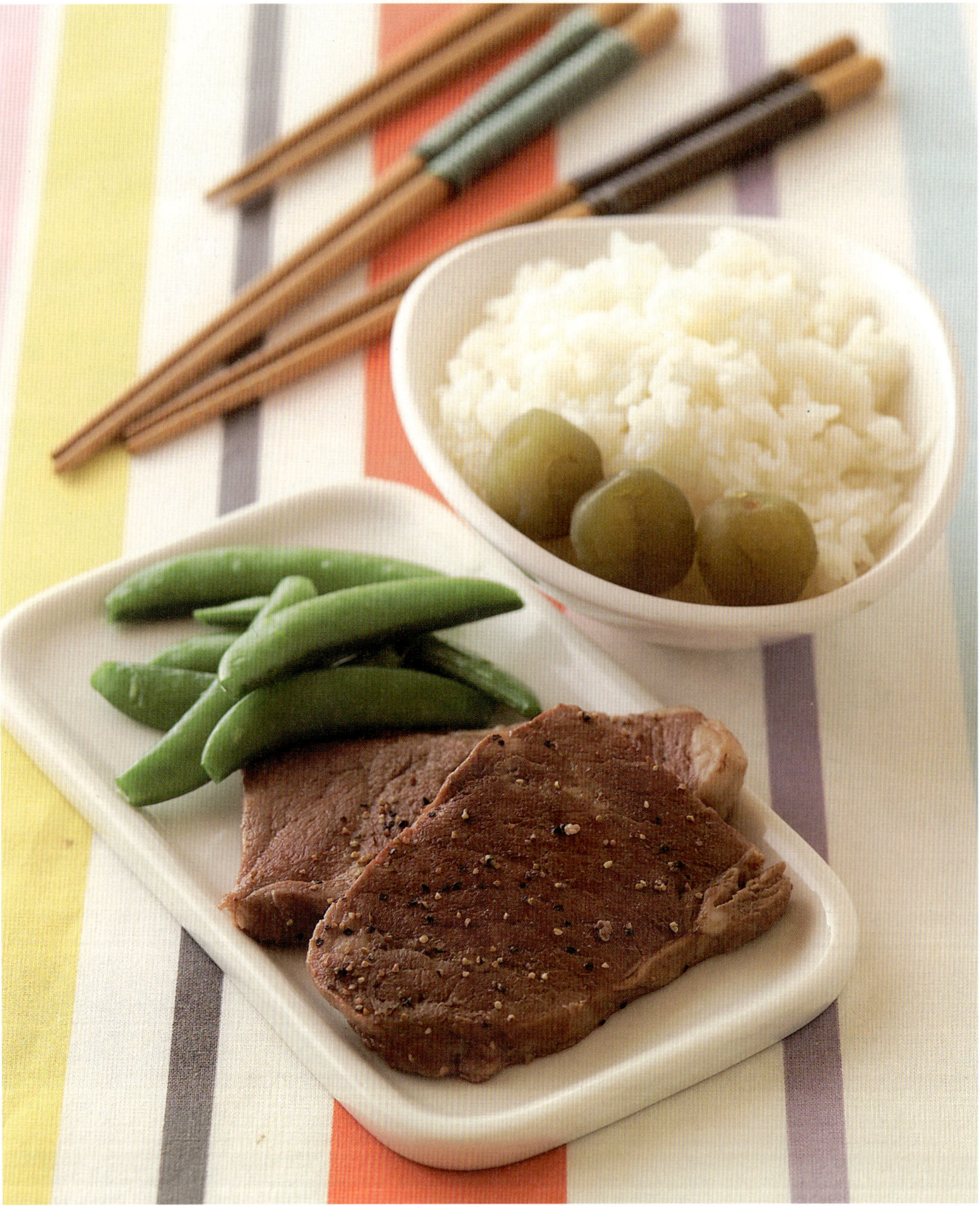

장을 튼튼하게 하는 봄 점심상
lunch

●●● 응용 레시피 4

장 건강에 좋고 좋은 기를 북돋아주는 봄철 점심 식단

이 식단은 좋은 기를 북돋아주고 장 건강에 좋으며 비장을 튼튼하게 해준다. 또한 신경을 안정시키며 경락을 뚫어주고 조혈 작용을 돕는다. 채두는 치아를 튼튼하게 해주고 성 기능 강화 및 기분을 좋게 만들어 주는 효과가 있다.

재료

흰쌀밥 1공기, 소고기 얇게 저민 것 2조각(약 50g), *채두 10개, 절인 매실 3개, 검은 후추 조금

만드는 법

1. 채두를 깨끗이 씻어서 준비한다.

2. 끓는 물에 채두를 넣고 완전히 익힌 후 건져 낸다 . 소고기는 약한 불에서 구운 다음 (익히는 정도는 개인의 식성에 따라 조절 가능) 검은 후추를 뿌려준다. 준비한 재료를 그릇에 담고 쌀밥, 절인 매실과 함께 맛있게 먹는다.

제철음식 건강비법

• 오후 1시 이후로는 채소와 과일을 먹지 않는 것이 좋다.

*한국에서 생산되지 않는 일부 품종은 다른 재료로 대체하였습니다.
　그림과 다른 부분이 있어도 레시피를 따라 드시면 됩니다.

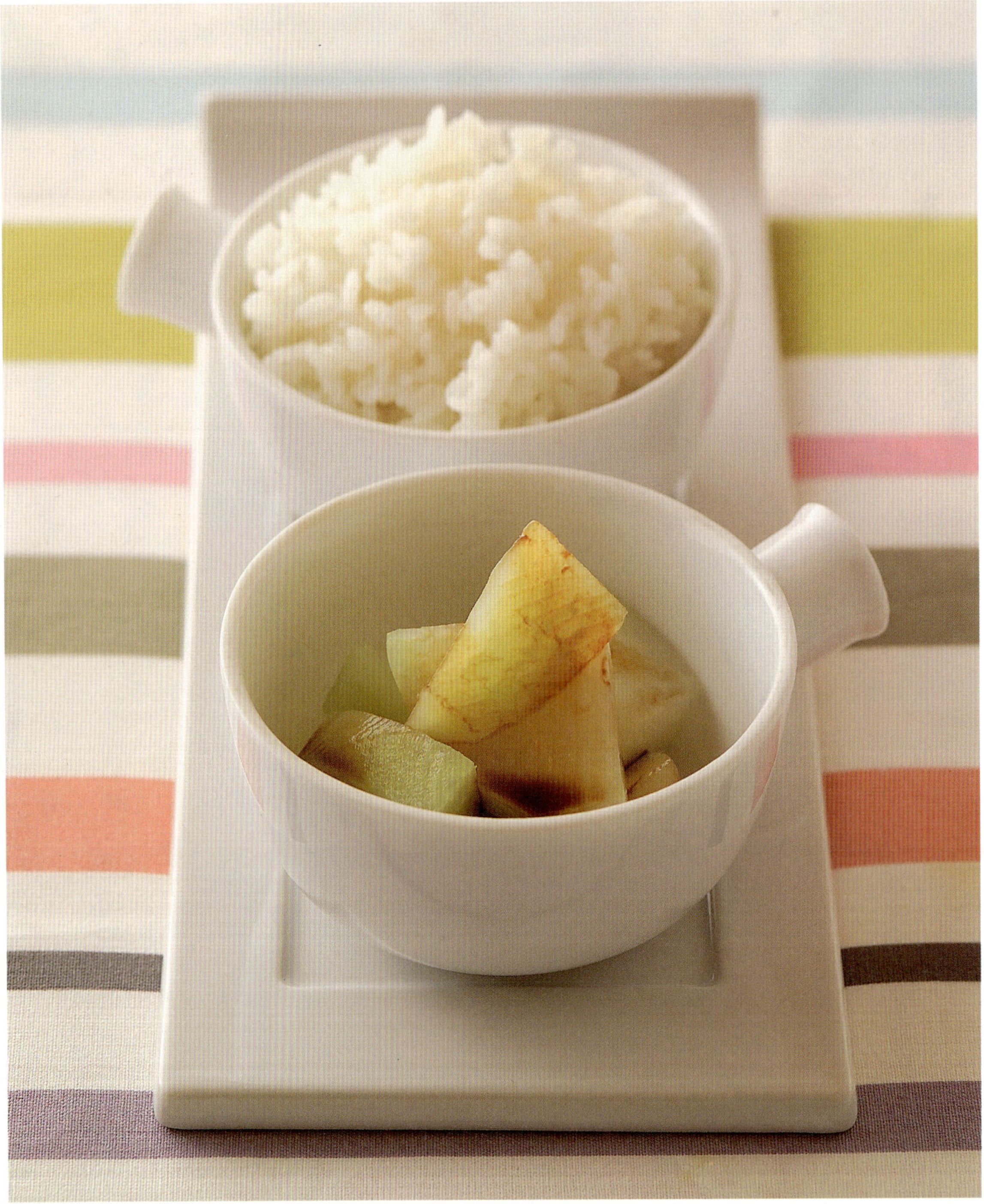

뼈를 단단하게 하는 봄 저녁상

dinner

새살을 돋게 하고 뼈를 튼튼하게 하는 봄철 저녁 식단

이 식단은 장을 청소해주고 위를 튼튼하게 해준다. 또한 새살을 돋게 하고 뼈를 튼튼하게 해줄 뿐 아니라 신경을 안정시켜준다. 흰쌀밥은 신경을 안정시키고 좋은 기를 북돋아준다.

🥔 재료

흰쌀밥 1공기, *양배추(배추, 청경채로 대체 가능) 1개(약 150g)

🥛 소스

조선간장 약간

🥣 만드는 법

1. 양배추는 깨끗이 씻은 후 깍둑썰기 한다.

2. 끓는 물에 양배추를 넣고 완전히 익힌 후 건져 낸다. 그릇에 담고 소스를 뿌려준다.
   쌀밥과 함께 맛있게 먹는다.

📑 제철음식 건강비법

• 음식은 오래오래 꼭꼭 씹어서 천천히 먹어야 소화가 잘 된다.

* 한국에서 생산되지 않는 일부 품종은 다른 재료로 대체하였습니다.
  그림과 다른 부분이 있어도 레시피를 따라 드시면 됩니다.

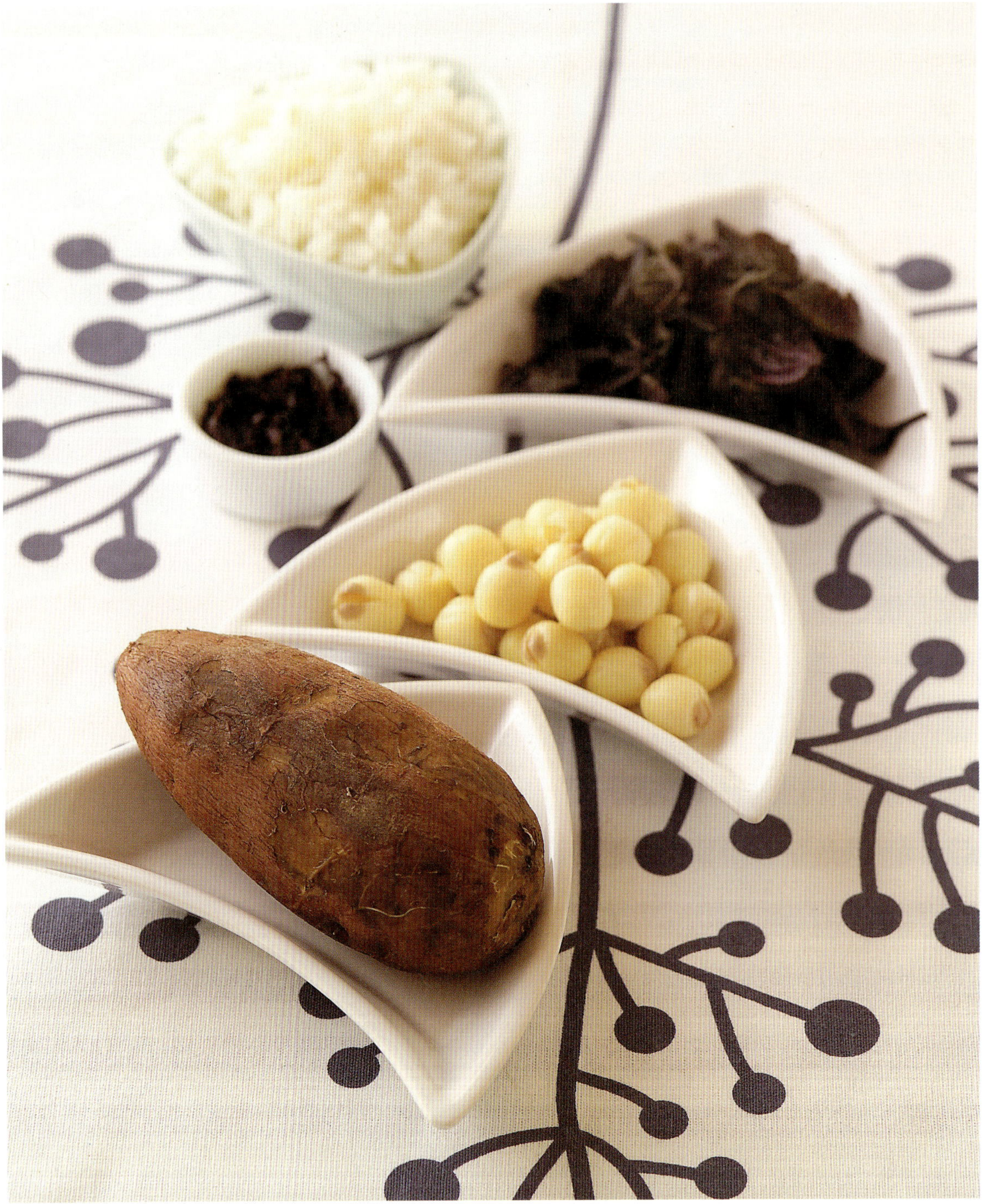

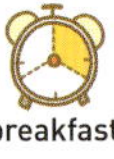

피부를 매끄럽게 하는 여름 아침상 breakfast

몸을 보양해주는 여름철 아침 식단

이 식단은 좋은 기를 보충해주고 몸을 보양해주며 피부 미용에 좋다. 차조기는 신경 안정에 좋고 긴장을 완화시켜준다. 또한 냉기를 없애주고 몸을 보양해주며 미용에도 도움이 된다. 또한 안태(安胎: 태아가 움직여서 임신부의 배와 허리가 아프고 낙태의 염려가 있는 것을 다스려 편안하게 하는 일)에도 도움이 된다. 연밥은 마음을 안정시켜주고 신장에 좋으며 노화를 막고 허한 기운을 채워준다.

재료

고구마 1개(밥공기로 약 2/3분량), 흰쌀밥 1/3공기, 차조기 1줌(약 200g), 연밥 20개

소스

차조기 소스 : 차조기 5잎을 잘게 썬 후 조선간장을 조금 넣는다.

만드는 법

1. 연밥은 깨끗이 씻어 씨눈을 제거한다. 고구마는 껍질째 전기밥솥에 찐다.

2. 끓는 물에 차조기를 넣고 70% 정도 익혀준다(바로 꺼낸다). 연밥은 완전히 익힌다. 준비된 재료를 그릇에 담고 차조기 소스를 뿌려 고구마, 쌀밥과 함께 맛있게 먹는다.

제철음식 건강비법

• 한 끼에 한 가지 채소만 먹는 것이 좋다.

• 두 가지 종류의 채소를 요리해 먹을 때는 둘 다 끓는 물에 익혀 먹는 것이 좋다.

• 고구마와 쌀밥을 먼저 먹은 다음 채소와 과일을 먹는 것이 좋다.

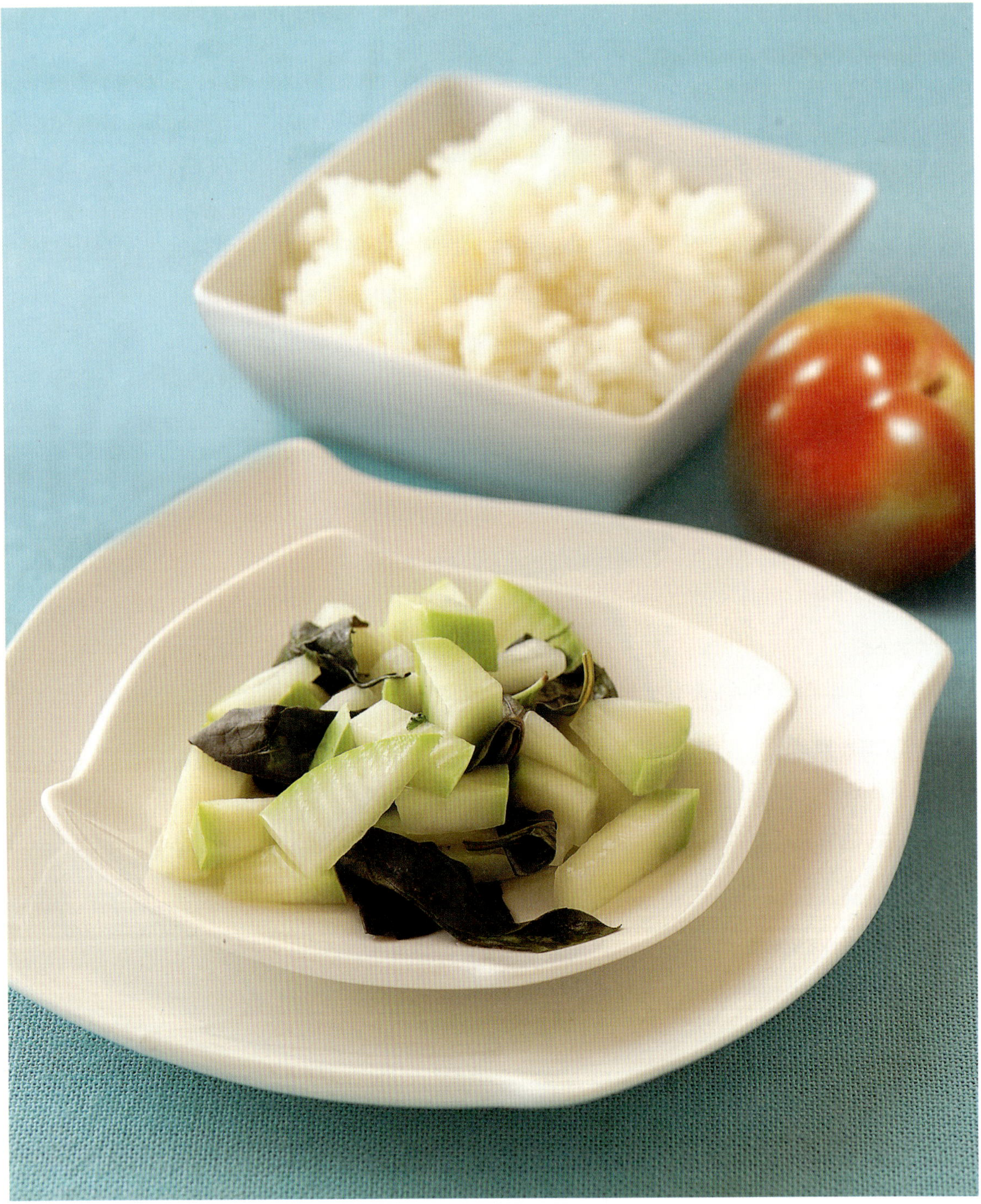

답답한 가슴을 뚫어주는 여름 점심상

● ● ● 응용 레시피 4

습한 기운을 없애주는 여름철 점심 식단

이 식단은 좋은 기를 보충해주고 열을 식혀주며 답답함을 해소해준다. 자두는 이뇨 작용을 하고 간을 깨끗하게 해주며 폐결핵에 효과가 있다. 호리병박은 열을 식혀주고 폐를 촉촉하게 해 답답함을 없애준다. 바질은 기를 통하게 해주고 습한 기운을 없애주며 허리뼈를 튼튼하게 해준다.

🍠 재료

흰쌀밥 1공기, 호리병박 1개(약 150g), 바질 1줌(약 150g), 자두 2개

🍵 만드는 법

1. 호리병박은 껍질째로 씻어 깍둑썰기 하고 바질은 한 잎씩 떼어 손질한다.

2. 끓는 물에 호리병박을 넣고 80% 정도 익히고(약 10초) 바질은 70% 정도 익힌다(끓는 물에 넣었다가 바로 꺼낸다). 준비된 재료를 그릇에 담고 쌀밥, 자두와 함께 맛있게 먹는다.

📒 제철음식 건강비법

• 오후 1시 이후에는 채소와 과일을 먹지 않는 것이 좋다.

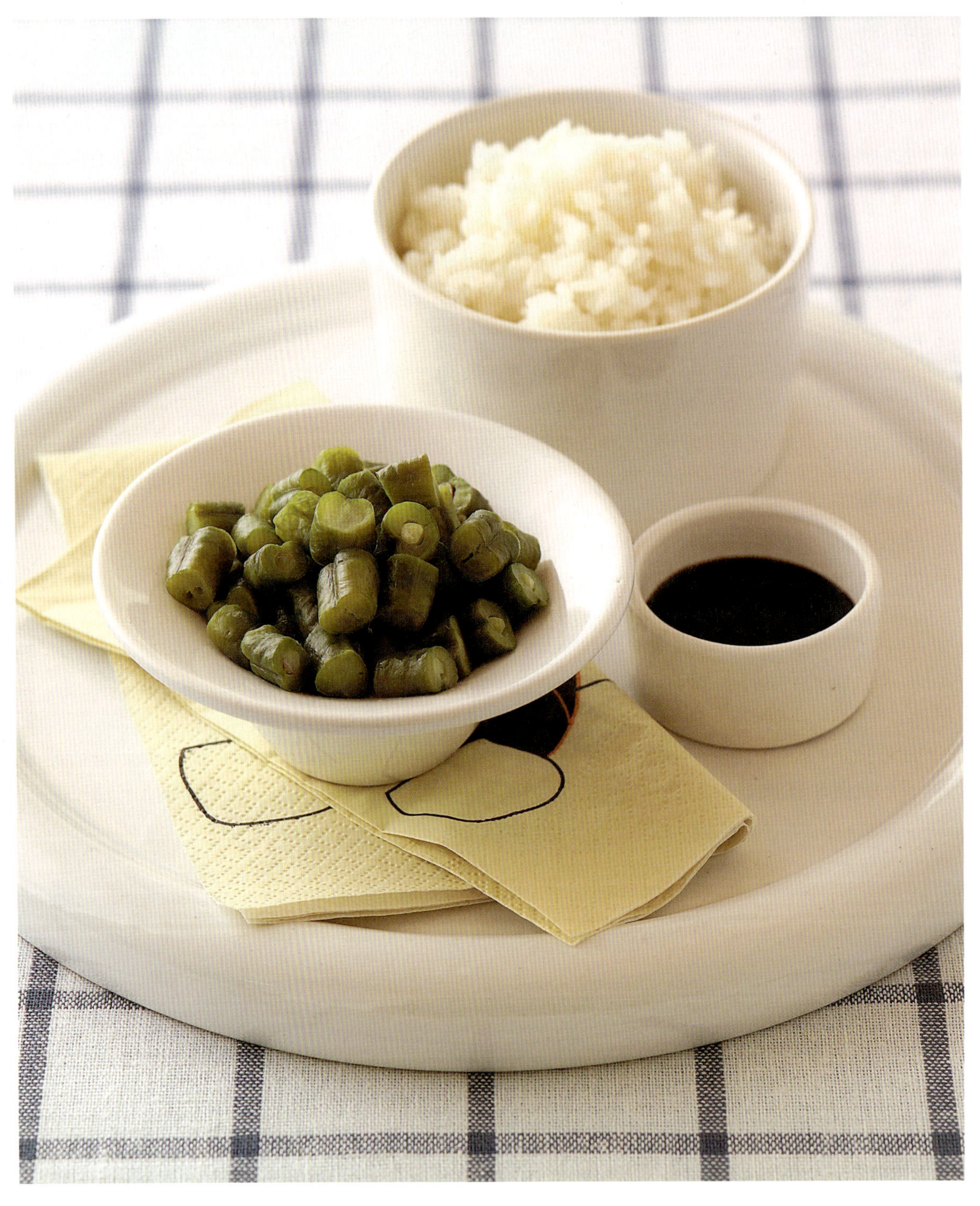

기를 북돋아주는 여름 저녁상

● ● ● 응용 레시피 4

정신을 안정시키고 위를 튼튼하게 하는 여름철 저녁 식단

이 식단은 좋은 기를 북돋아주고 신경을 안정시키며 골수 생성을 돕는다. 쌀밥은 정신을
안정시켜준다. 채두는 기를 보충해주고 위를 튼튼하게 해주며 신장과 골수에 좋다.

🍠 재료

흰쌀밥 1공기, 채두 1줌(약 150g)

🥛 소스

조선간장 약간

🍵 만드는 법

1. 채두를 깨끗이 씻은 후 먹기 좋은 크기로 자른다.

2. 끓는 물에 채두를 넣고 80% 정도 익힌 후 건져 낸다(약 30초). 그릇에 채두를 담고 조
   선간장을 뿌려준다. 쌀밥과 함께 맛있게 먹는다.

📋 제철음식 건강비법

• 섬유질이 너무 거칠거나 위를 자극할 수 있는 음식은 먹지 않도록 한다.

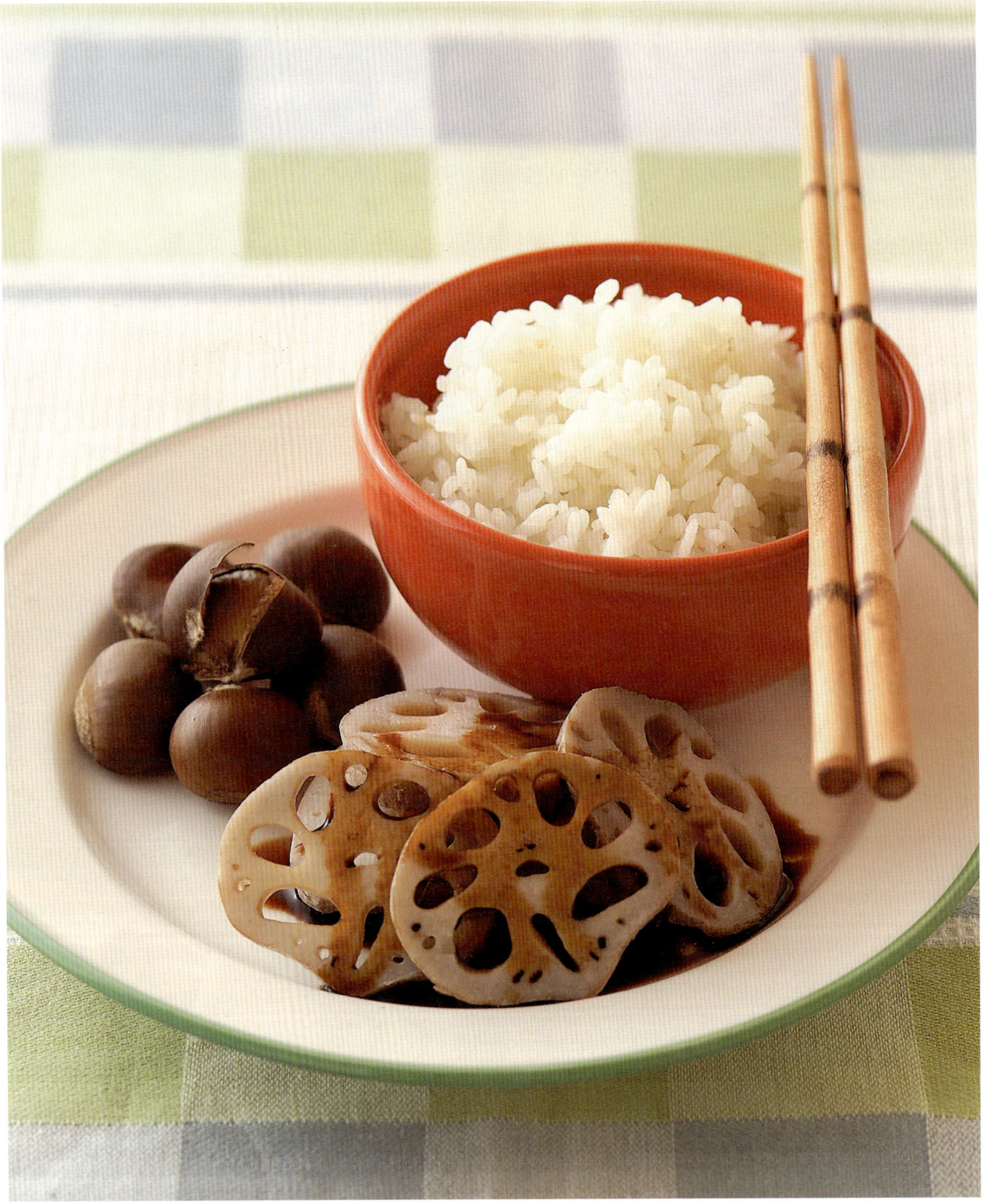

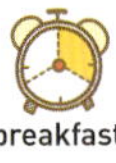

피를 맑게 하는 가을 아침상 breakfast

● ● ● 응용 레시피 4

좋은 기를 북돋고 위를 튼튼하게 하는 가을철 아침 식단

이 식단은 위를 튼튼하게 해주고 좋은 기를 보충해주며 조혈 작용을 돕는다. 익힌 연근은 새살을 돋게 하고 기를 북돋아준다. 밤은 비장과 위를 튼튼하게 해주고 힘줄을 튼튼하게 해주며 신장을 건강하게 해준다. 비장, 위장, 신장이 강화되면 스트레스가 줄어들어 기가 보충되고 소화가 잘 되며 정력이 강해진다.

재료

흰쌀밥 1공기, 연근 1대(약 200g), 밤 6개

소스

조선간장 약간

만드는 법

1. 연근은 껍질을 벗기지 않고 가로썰기를 한다. 밤은 칼집을 낸 후 180℃로 예열한 오븐에 넣고 20분간 굽는다.

2. 끓는 물에 연근을 넣고 완전히 익힌 후 건져 낸다. 그릇에 연근을 담고 조선간장 소스를 뿌려준다. 군밤, 쌀밥과 함께 맛있게 먹는다.

제철음식 건강비법

• 잡곡밥은 먹지 않는 것이 좋다.

• 한 끼에 한 가지 채소만 먹는다.

• 두 가지 종류의 채소를 요리해 먹을 때는 둘 다 익혀 먹도록 한다.

• 전분류를 먼저 먹은 다음 채소와 과일을 먹는 것이 좋다.

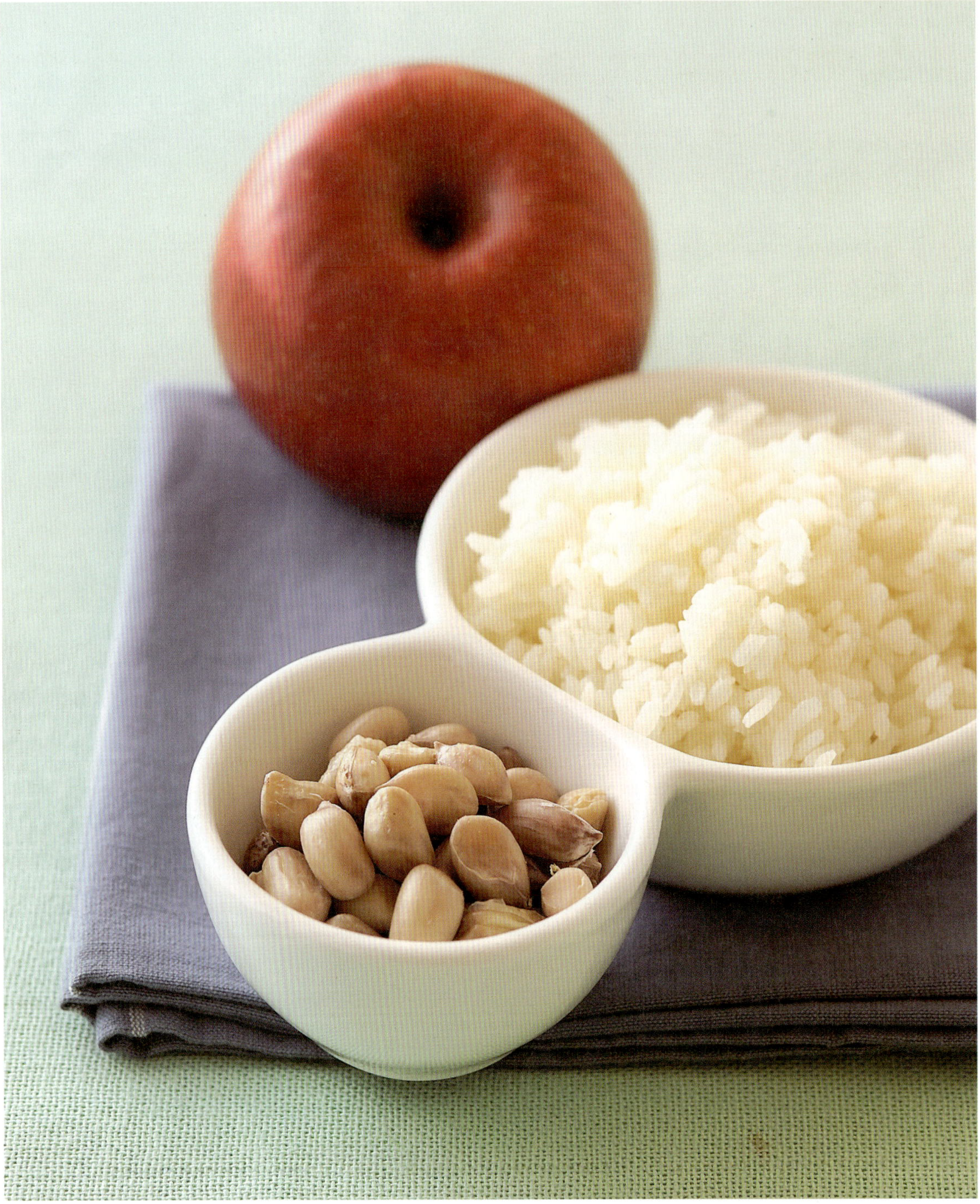

명석한 두뇌를 만드는 가을 점심상

● ● ● 응용 레시피 4

머리가 좋아지고 신장을 보호해주는 가을철 점심 식단

이 식단은 좋은 기를 북돋아주고 신장을 보호해주며 머리가 좋아지게 한다. 땅콩은 신장을 보호해주고 뇌 건강에 좋다. 땅콩은 또한 지혈 효과가 있으며 젖을 돌게 한다. 사과는 원기를 회복시켜주고 체액의 분비를 촉진해 몸의 건조한 기운을 없앤다. 또한 폐를 촉촉하게 해주고 열을 식혀주며 근심을 덜어준다.

🍠 재료

흰쌀밥 1공기, 껍질째로 있는 신선한 땅콩 20알, 사과 1개

🍵 만드는 법

1. 땅콩과 사과를 껍질째로 씻어 준비해둔다.

2. 끓는 물에 땅콩을 넣고 완전히 익힌 후 건져 낸다. 그릇에 땅콩을 담고 쌀밥, 사과와 함께 맛있게 먹는다.

📑 제철음식 건강비법

• 오후 1시 이후에는 채소와 과일을 먹지 않는 것이 좋다.

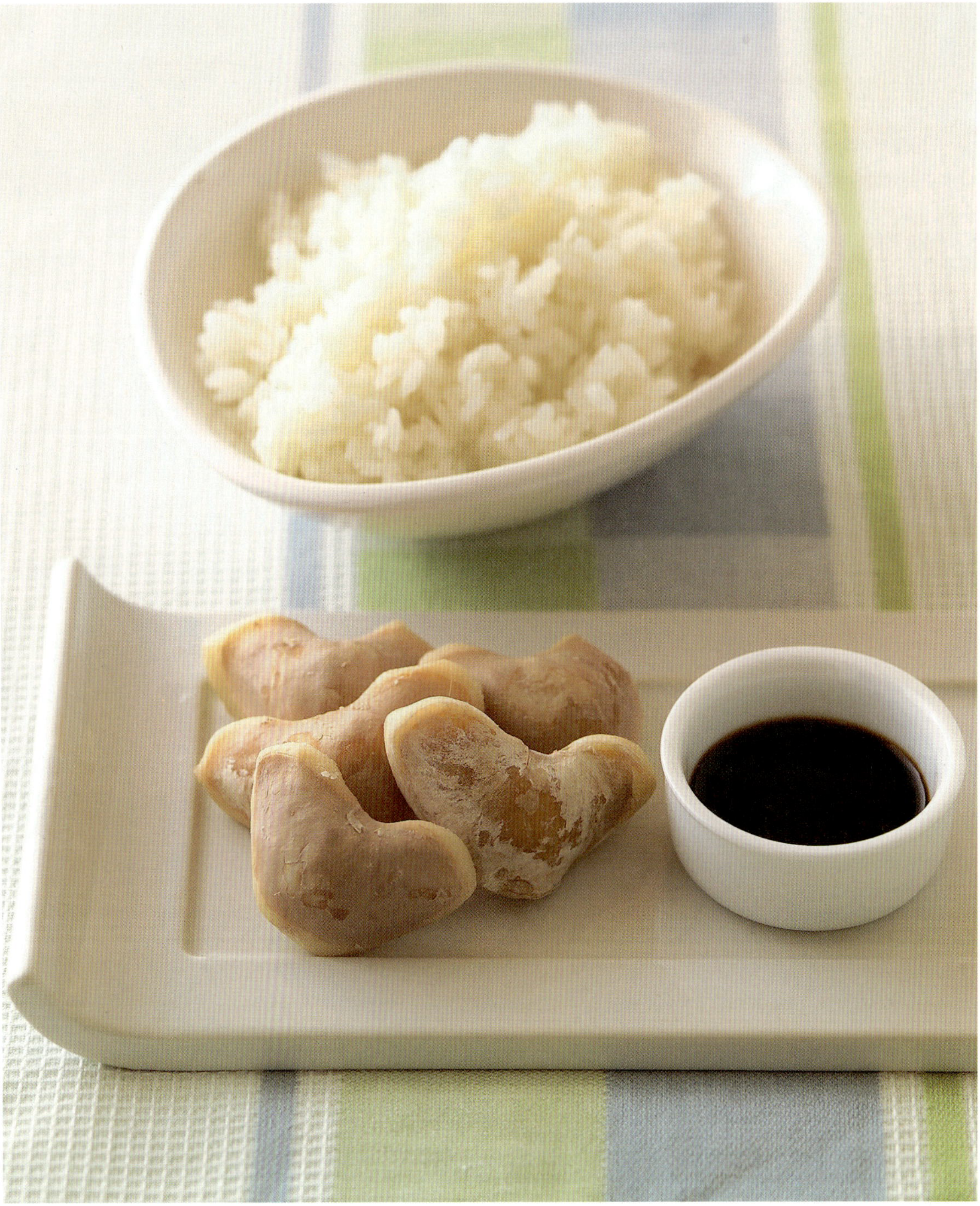

차가운 기운을 몰아내는 가을 저녁상 dinner

○ ● ● 응용 레시피 4

한기를 없애고 좋은 기를 보충해주는 가을철 저녁 식단

이 식단은 한기를 없애고 장티푸스 치료에 효과적이며 근골통(근육과 뼈가 아픈 증상)을 개선해준다. '한(寒)'은 중의학에서 '육음(六淫)'의 하나로 본다. 육음은 모든 질환의 주요 원인으로 풍(風)·한(寒)·서(暑)·습(濕)·조(燥)·화(火) 등을 가리킨다. 예를 들어 한(寒)은 차가운 기운, 조(燥)는 건조한 기운으로 이 기운이 지나치면 질환이 생긴다.

🍂 재료

흰쌀밥 1공기, 마름열매 5개(약 100g)

🥛 소스

조선간장 약간

🥣 만드는 법

1. 마름열매는 껍질을 제거한 후 깨끗이 씻어 준비한다.

2. 끓는 물에 마름열매를 넣고 완전히 익힌 다음 건져 낸다. 조선간장 소스를 뿌려준다. 흰쌀밥과 함께 맛있게 먹는다.

📒 제철음식 건강비법

• 오랫동안 설사를 하거나 소화 기능이 떨어지는 사람은 조금씩 자주 식사를 해 위의 부담을 덜어주는 것이 좋다.

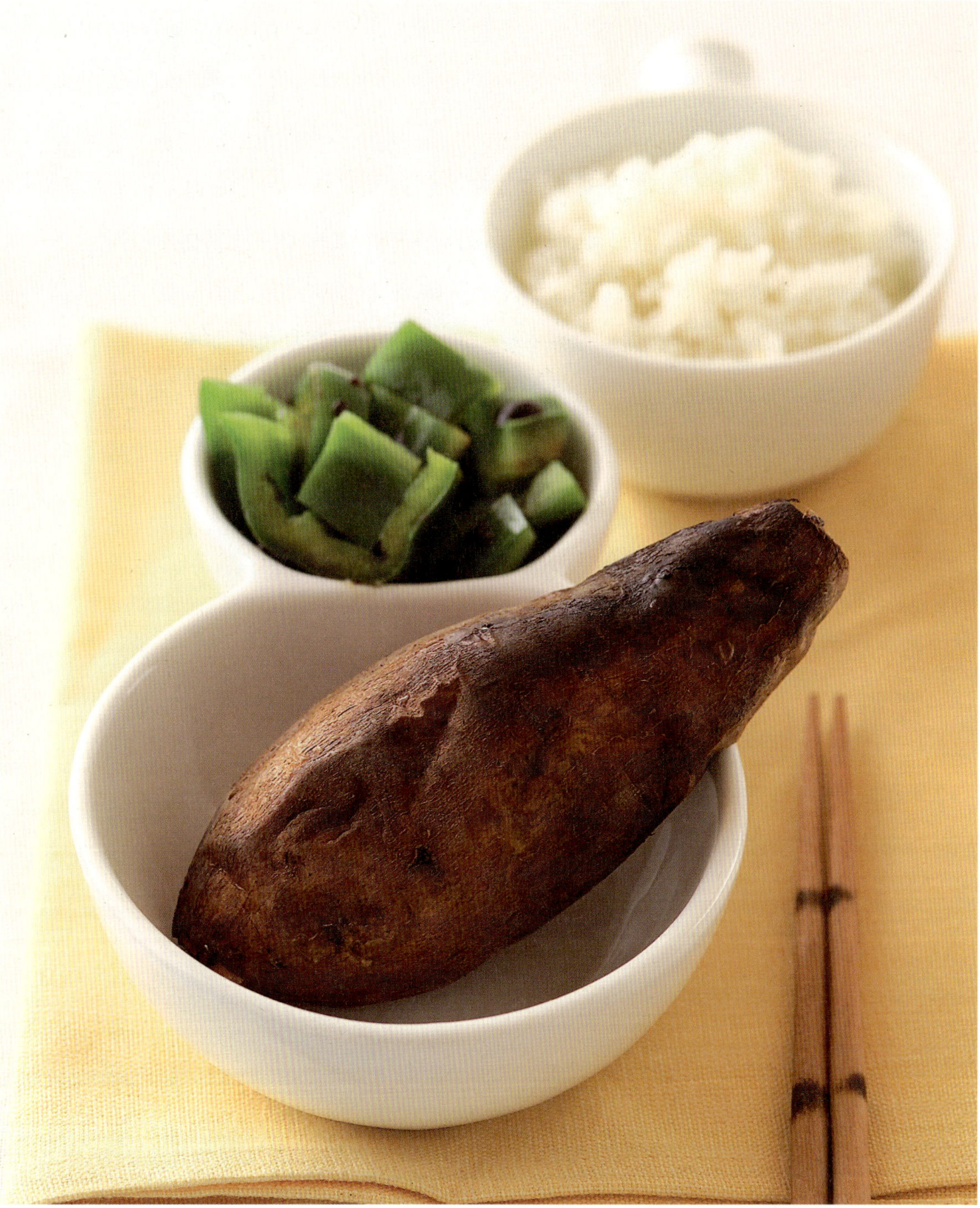

하얀 피부를 만드는 겨울 아침상 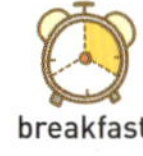 breakfast

미백 효과가 있는 겨울철 아침 식단

이 식단은 위를 편안하고 튼튼하게 해주며 붓기를 제거해준다. 피망은 미백 효과가 있으며 위산을 제거해 위를 튼튼하게 해준다.

재료

고구마 1개(밥공기로 약 2/3분량), 흰쌀밥 1/3공기, 피망 1개

소스

조선간장 약간

만드는 법

1. 피망은 씨를 제거한 후 먹기 좋은 크기로 썬다. 180℃로 예열한 오븐에 고구마를 껍질째 넣고 25분간 굽는다.

2. 끓는 물에 피망을 넣고 80% 정도 익힌 후 건져 낸다(약 5~6초). 그릇에 피망을 넣고 조선간장 소스를 뿌려 고구마, 쌀밥과 함께 맛있게 먹는다.

제철음식 건강비법

• 잡곡밥을 먹지 않는 것이 좋다.

• 한 끼에 한 가지 채소를 먹는 것이 좋으며 반드시 익혀 먹는다.

• 전분류를 먼저 먹은 다음 채소와 과일을 먹는 것이 좋다.

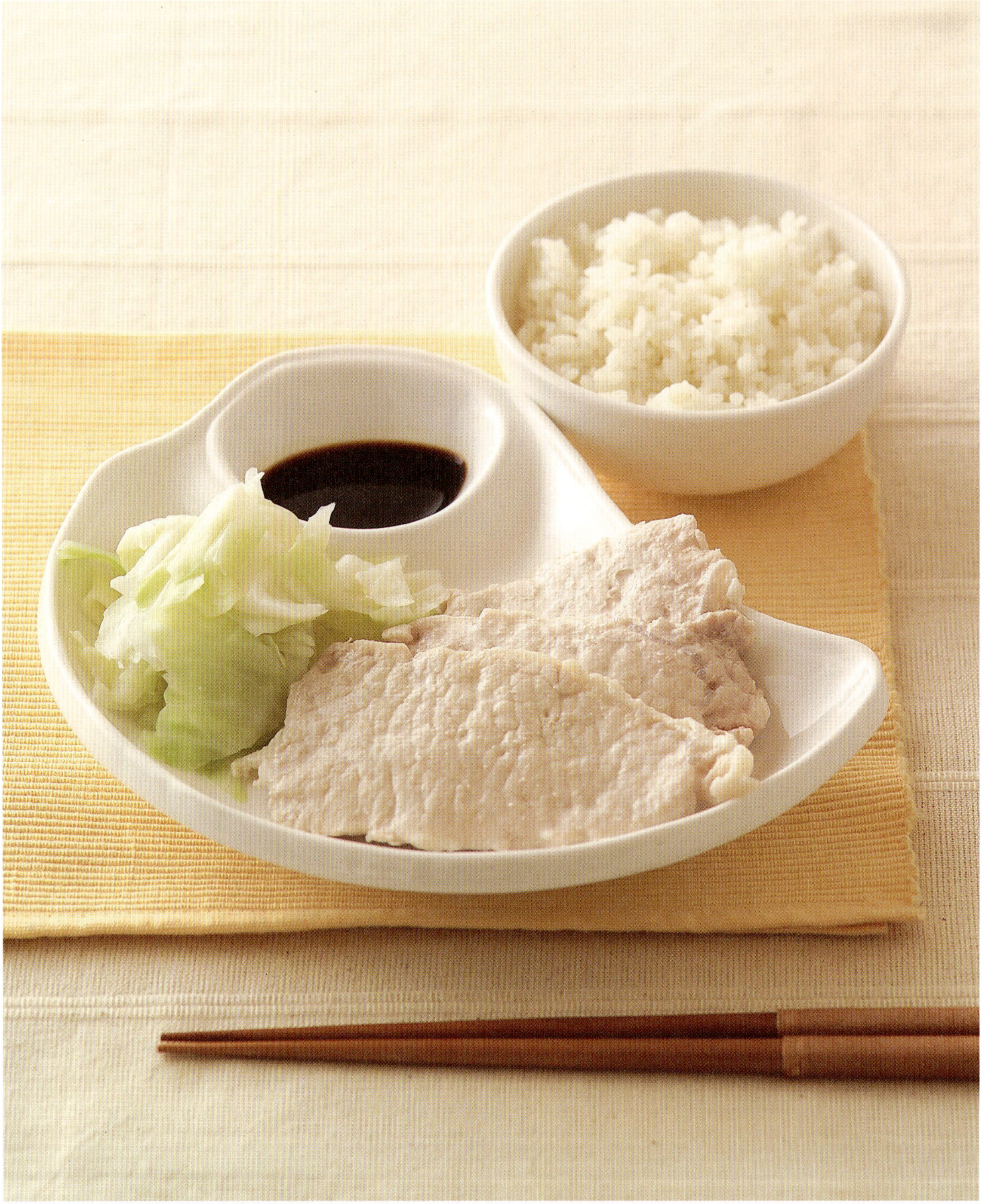

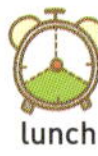

위를 튼튼하게 해주는 겨울 점심상 lunch

● ● ● **응용 레시피 4**

위를 튼튼하게 하고 뇌 건강에 좋은 겨울철 점심 식단

이 식단은 새살을 돋게 해주고 뼈와 위를 튼튼하게 해주며 뇌 건강에도 좋다. 돼지고기는 음허(陰虛)를 보양해주고 몸의 건조함을 없애준다. 양배추는 신장에 좋고 위를 튼튼하게 해주며 새살을 돋게 하고 뼈를 튼튼하게 해준다. 이외에도 양배추는 뇌를 보(補)해주고 경락을 뚫어준다.

🍠 재료

흰쌀밥 1공기, 돼지고기 등심 얇게 썬 것 1~3조각(약 150g), 양배추 1/8통(약 150g)

🥛 소스

조선간장 약간

🥣 만드는 법

1. 양배추는 깨끗이 씻은 다음 먹기 좋은 크기로 자른다.

2. 끓는 물에 양배추를 넣고 80% 정도 익힌다(약 2~3초). 돼지고기는 약한 불에 굽는다. 준비한 재료를 그릇에 담고 소스를 뿌려 쌀밥과 함께 맛있게 먹는다.

📄 제철음식 건강비법

• 오후 1시 이후에는 채소와 과일을 먹지 않는 것이 좋다.

• 체질이 습하고 열이 많은 사람, 가래가 자주 끼는 사람은 돼지고기를 많이 먹지 않는 것이 좋다.

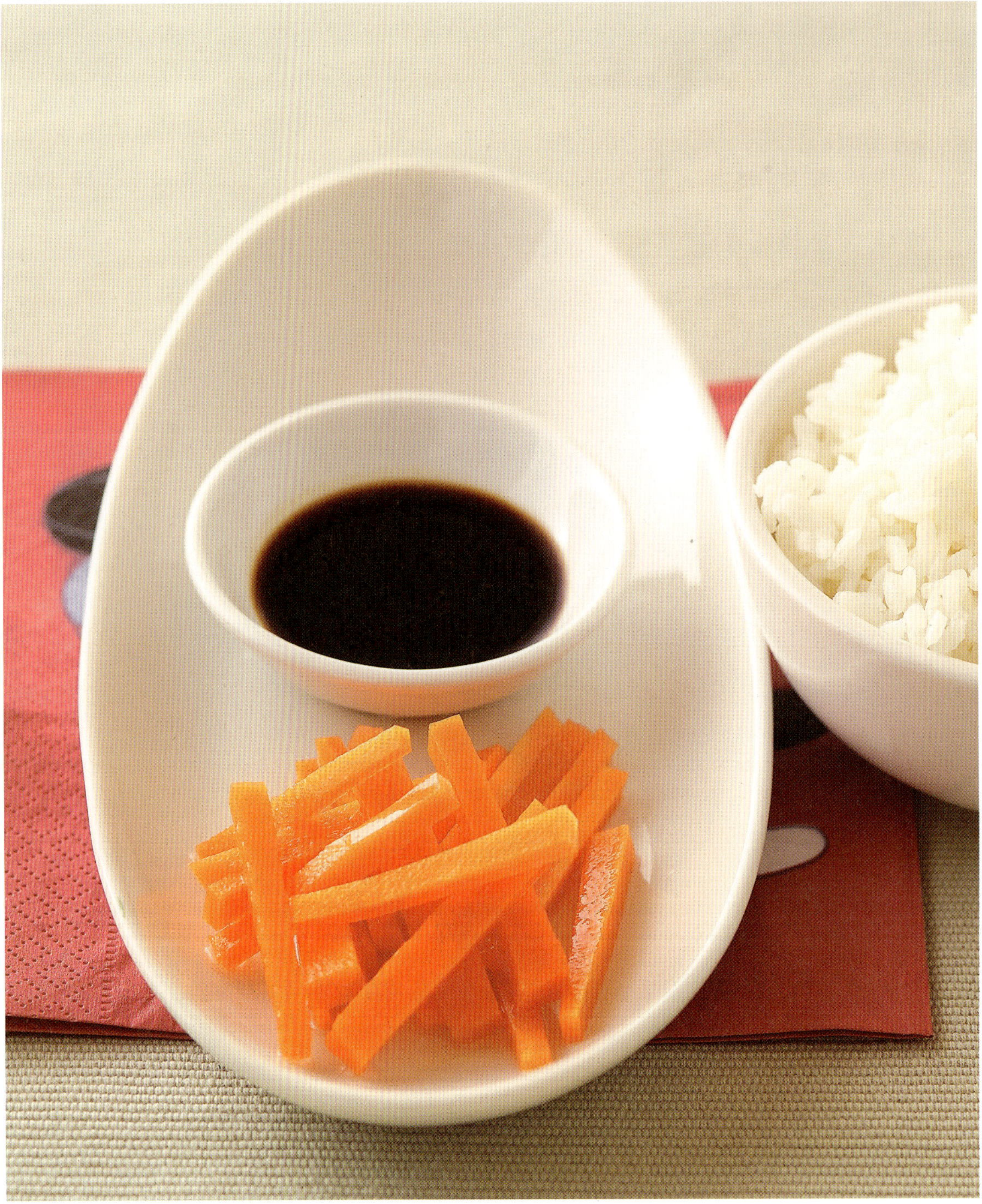

눈을 맑게 하는 겨울 저녁상

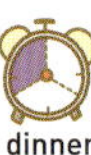

● ● ● 응용 레시피 4

조혈 작용을 돕고 눈을 맑게 하는 겨울철 저녁 식단

이 식단은 눈을 맑게 해주고 오장을 안정시켜주며 혈액 속 혈구를 만드는 조혈 작용을

돕는다. 당근은 혈을 보(補)하고 눈을 맑게 하며 항암 효과가 있다.

재료

흰쌀밥 1공기, 당근 1개(약 200g)

소스

조선간장 약간

만드는 법

1. 당근은 깨끗이 씻은 후 가늘게 썰어 준비해둔다.

2. 끓는 물에 썰어둔 당근을 넣고 약 80% 정도 익힌 후 건져 낸다(약 10~15초). 데친 당
   근에 조선간장 소스를 뿌려 흰쌀밥과 함께 맛있게 먹는다.

제철음식 건강비법

• 식사는 조금씩 자주 하는 것이 좋다. 음식은 천천히 꼭꼭 씹어 먹는다.

• 섬유질이 너무 거칠거나 위를 자극할 수 있는 음식은 피하는 것이 좋다.

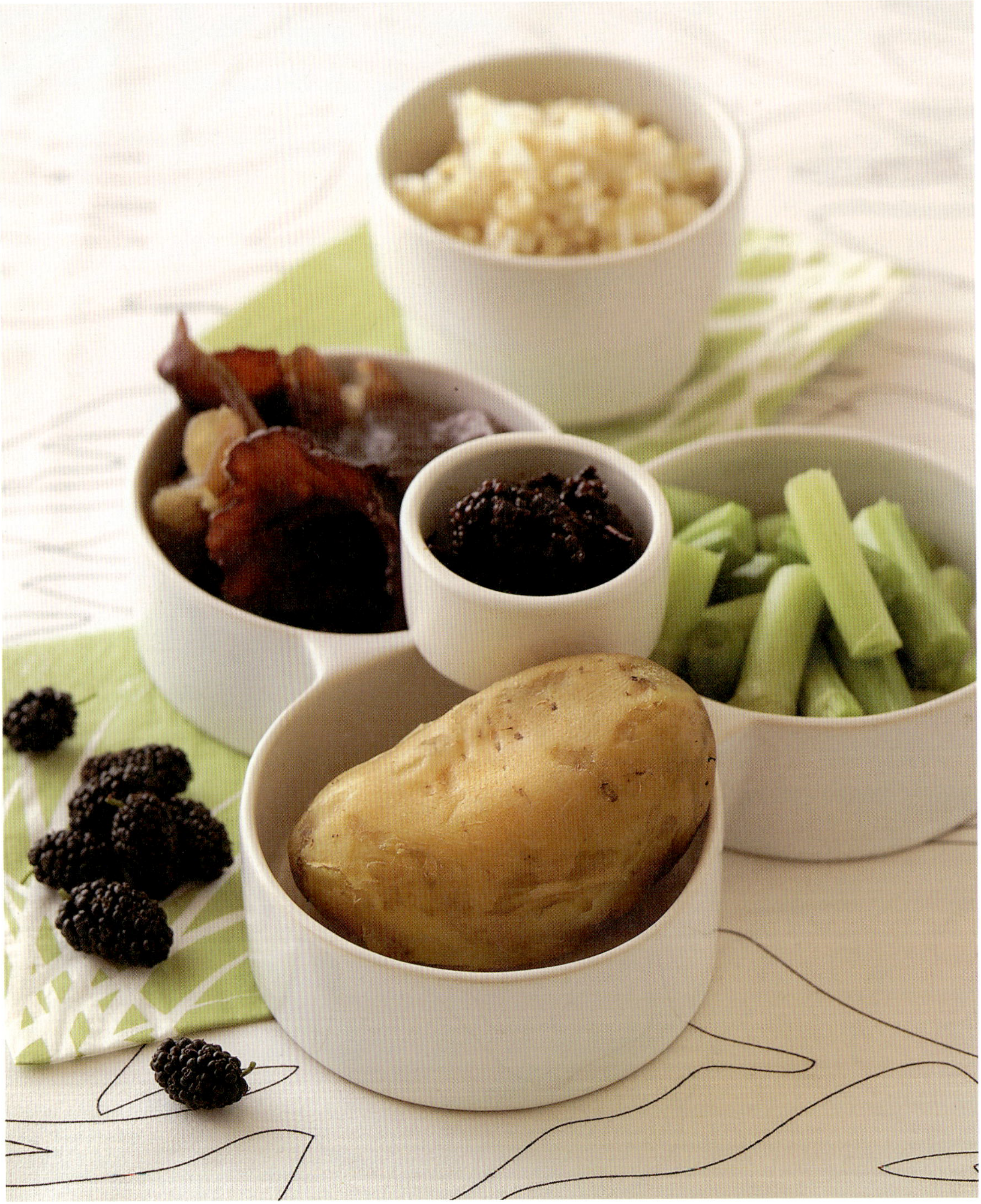

숙변을 깨끗하게 청소하는 봄 아침상 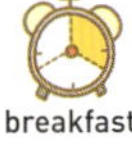 breakfast

열을 내려주고 장을 깨끗하게 하는 봄철 아침 식단

이 식단은 열을 다스리고 혈관을 깨끗하게 해주며 장과 위를 뚫어준다. 또한 간과 신장에 좋아서 심신의 안정을 가져다준다.

재료

고구마 1개(밥공기로 약 2/3분량), 흰쌀과 현미를 1:1 비율로 섞은 잡곡밥 1/3공기, 셀러리 1줌(약 100g), 목이버섯 1송이(약 100g), 오디 10알

소스

오디 소스 : 오디 2알을 잘게 썰어 조선간장을 조금 넣는다.

만드는 법

1. 셀러리는 먹기 좋은 크기로 자른다. 목이버섯도 작은 크기로 뜯어둔다. 고구마는 껍질째 씻어서 전기밥솥에 찐다.

2. 끓는 물에 목이버섯을 넣고 30% 정도 익힌 후 건져 낸다(약 10초). 셀러리는 익히지 않고 날로 먹는다. 준비된 재료를 그릇에 담고 오디 소스를 뿌려 고구마, 잡곡밥과 함께 맛있게 먹는다.

제철음식 건강비법

• 흰쌀밥과 현미밥의 비율은 9:1에서 5:5 사이에서 조절하는 것이 좋다.

• 두 가지 종류의 채소를 먹을 때는 둘 다 날로 먹도록 한다.

• 채소와 과일을 먼저 먹은 다음 고구마와 쌀밥을 먹는 것이 좋다.

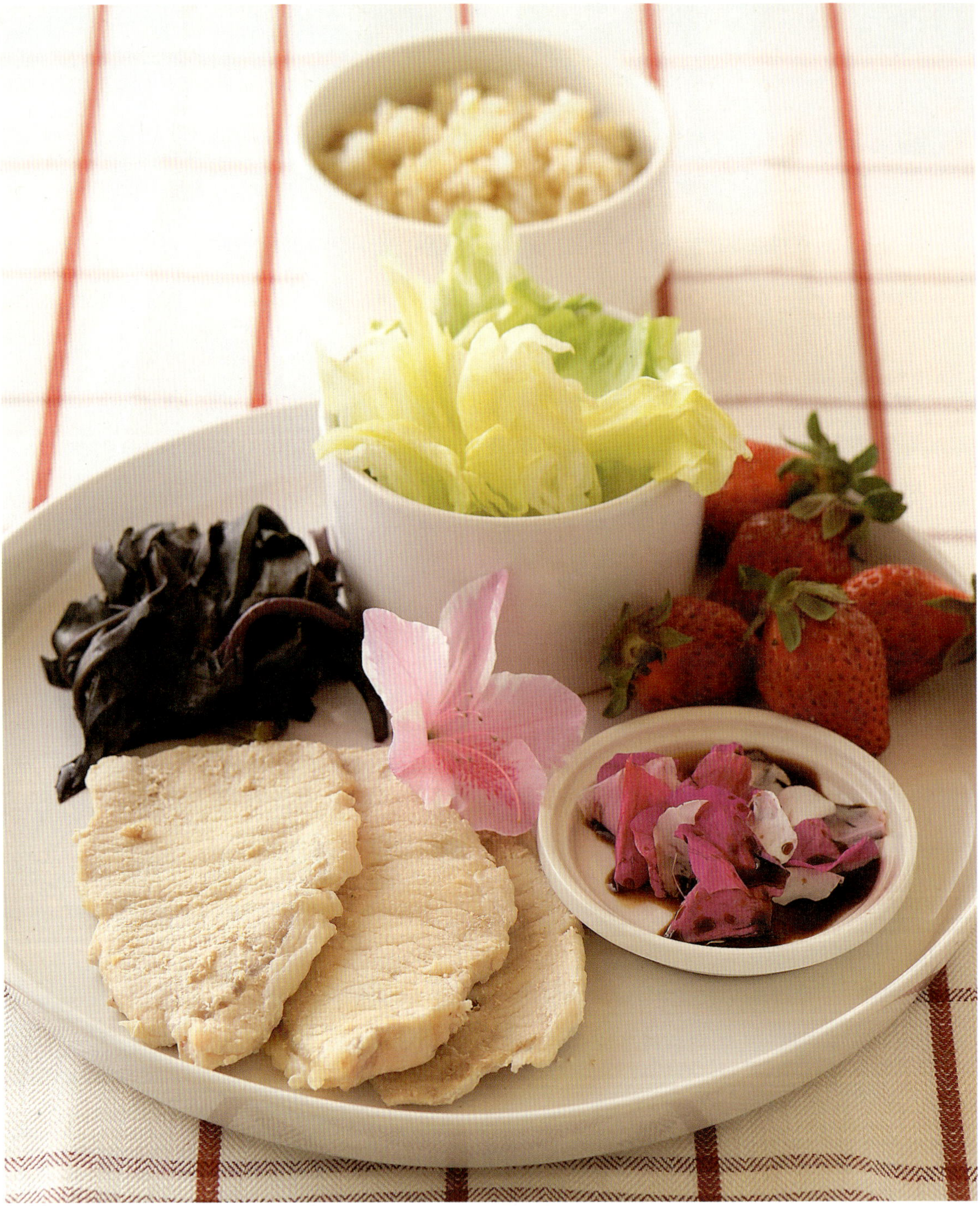

몸의 독을 빼주는 봄 점심상 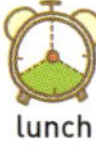

● ● ● **응용 레시피 5**

열을 내려주고 혈을 보(補)해주는 봄철 점심 식단

이 식단은 열을 내려주고 장과 위의 원활한 작용을 촉진하며 해독 효과가 있다. 양상추는 열을 내려주고 뼈를 튼튼하게 해주며 탈모를 예방한다.

🥔 재료

흰쌀과 현미를 1:1 비율로 섞은 잡곡밥 1공기, 얇게 썬 돼지고기 등심 1~3조각(약 50g), 양상추 1통(약 150g), *시금치 1줌(약 150g), 딸기 5개

🥛 소스

진달래꽃 소스 : 진달래꽃 5송이를 잘게 자르고 조선간장을 조금 넣는다.

🍵 만드는 법

1. 양상추는 먹기 좋은 크기로 찢어 준비해둔다.

2. 끓는 물에 시금치를 넣고 반 정도 익힌다(바로 꺼낸다). 돼지고기는 약한 불에 굽는다.

3. 양상추는 익히지 않고 날로 먹는다. 준비된 재료를 그릇에 담고 진달래꽃 소스를 뿌려 잡곡밥, 딸기와 함께 맛있게 먹는다.

* 한국에서 생산되지 않는 일부 품종은 다른 재료로 대체하였습니다.
  그림과 다른 부분이 있어도 레시피를 따라 드시면 됩니다.

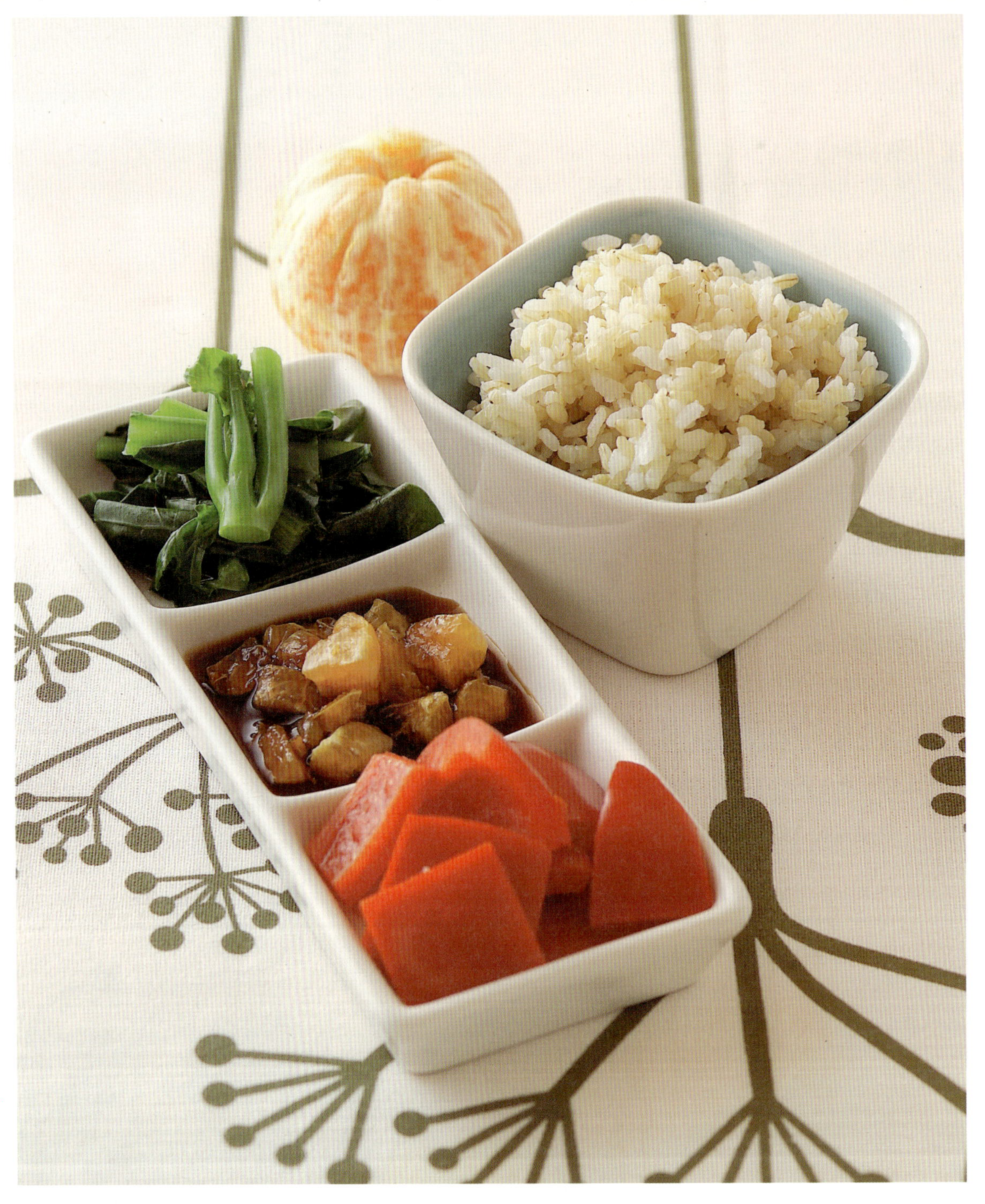

혈압을 낮춰주는 봄 저녁상

붓기를 빼주고 혈압을 낮춰주는 봄철 저녁 식단

이 식단은 기를 보하고 장을 깨끗하게 하여 붓기를 빼주고 장과 위의 기능을 원활하게 해준다. 또한 기억력 강화 효과도 있다. 파프리카는 과다 분비된 위산을 제거하고 위의 붓기를 빼준다.

재료

흰쌀과 현미를 1:1 비율로 섞은 잡곡밥 1공기, 파프리카 1개, 고구마 잎 1줌(100~150g)

소스

조선간장 약간

만드는 법

1. 파프리카는 씨를 제거한 후 먹기 좋은 크기로 잘라 둔다. 고구마 잎도 잘 씻어서 먹기 좋게 살라 둔다.

2. 끓는 물에 고구마 잎을 넣어 데친다(바로 건진다). 파프리카는 익히지 않고 날로 먹는다. 준비된 재료를 그릇에 담고 조선간장을 뿌려 잡곡밥과 함께 맛있게 먹는다.

제철음식 건강비법

• 저녁 8시 이후에는 채소를 먹지 않는 것이 좋다.

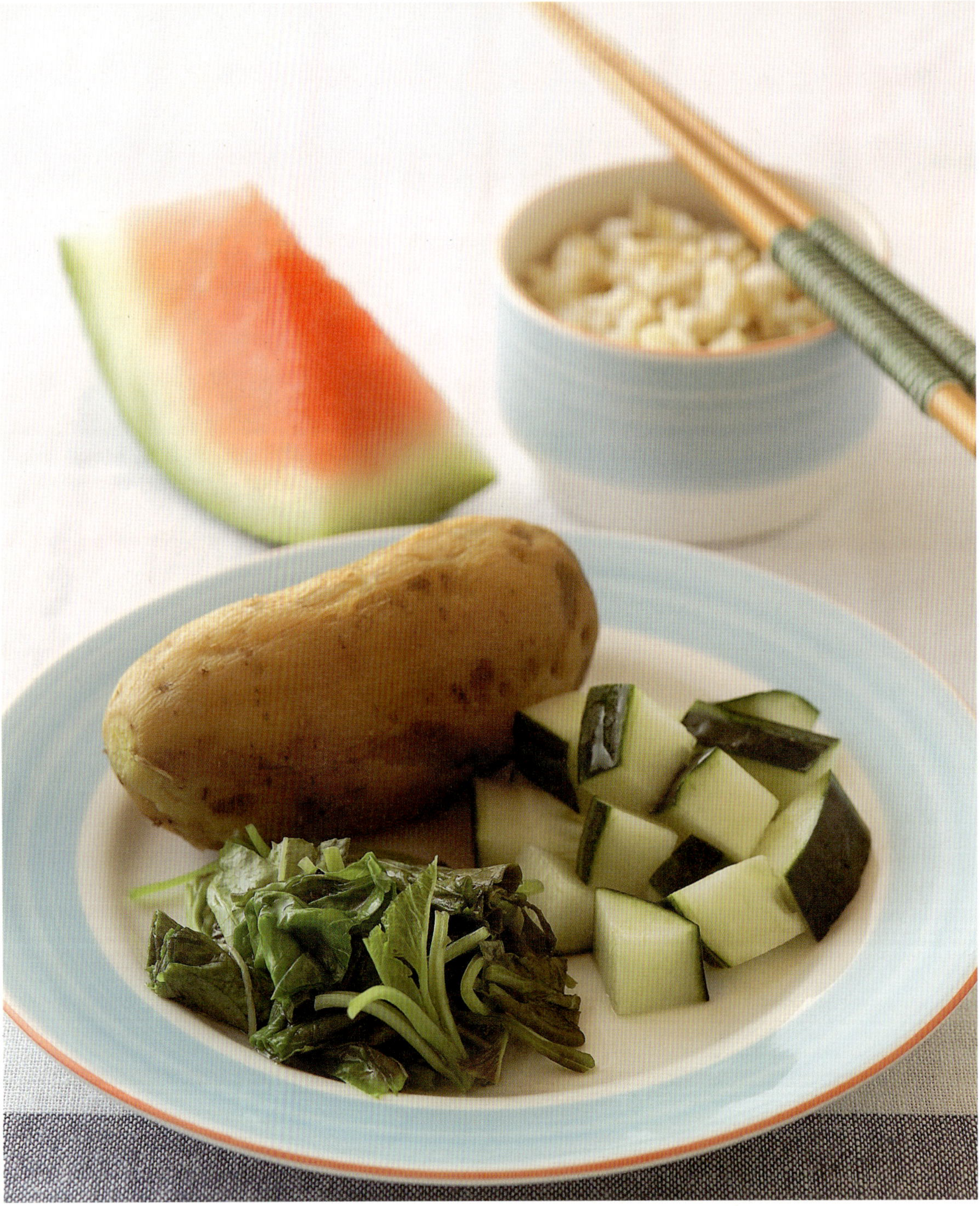

기의 순환을 돕는 여름 아침상

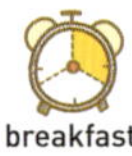

breakfast

온 몸의 기를 통하게 하는 여름철 아침 식단

이 식단은 해독 효과가 있으며 기가 잘 통하게 돕는다. 비름은 좋은 기운을 북돋아주고 열을 내려주며 배설이 원활하도록 돕는다. 오이는 얼굴빛을 좋게 해주고 부종을 가라앉혀주며 가슴이 답답하고 갈증이 나는 증상을 치료해준다. 수박은 열을 식혀주고 붓기를 제거해주며 이뇨 효과가 있다.

재료

고구마 1개(밥공기로 약 2/3분량), 흰쌀과 현미를 1:1 비율로 섞은 잡곡밥 1/3공기, 비름 1줌(약 100g), 오이 1/2개(약 100g), 수박 1조각

만드는 법

1. 오이는 껍질째 깨끗이 씻은 다음 깍둑썰기를 한다. 비름도 깨끗이 씻은 다음 먹기 좋은 크기로 썬다. 고구마는 깨끗이 씻은 후 껍질째로 전기밥솥에 넣고 찐다.

2. 끓는 물에 비름을 넣고 반 정도 익혀준다(바로 꺼낸다). 오이는 익히지 않고 날로 먹는다. 개인 입맛에 따라 무쳐 먹어도 좋다. 준비된 재료를 그릇에 담아 고구마, 잡곡밥, 수박과 함께 맛있게 먹는다.

제철음식 건강비법

- 흰쌀밥과 현미밥의 비율은 9:1에서 5:5 사이에서 조절하는 것이 좋다.
- 두 가지 종류의 채소를 요리해 먹을 때는 둘 다 날로 먹도록 한다.
- 채소와 과일을 먼저 먹고 나서 고구마와 쌀밥을 먹는 것이 좋다.
- 비장과 위장이 허하고 차가운 사람은 수박을 많이 먹지 않는 것이 좋다.

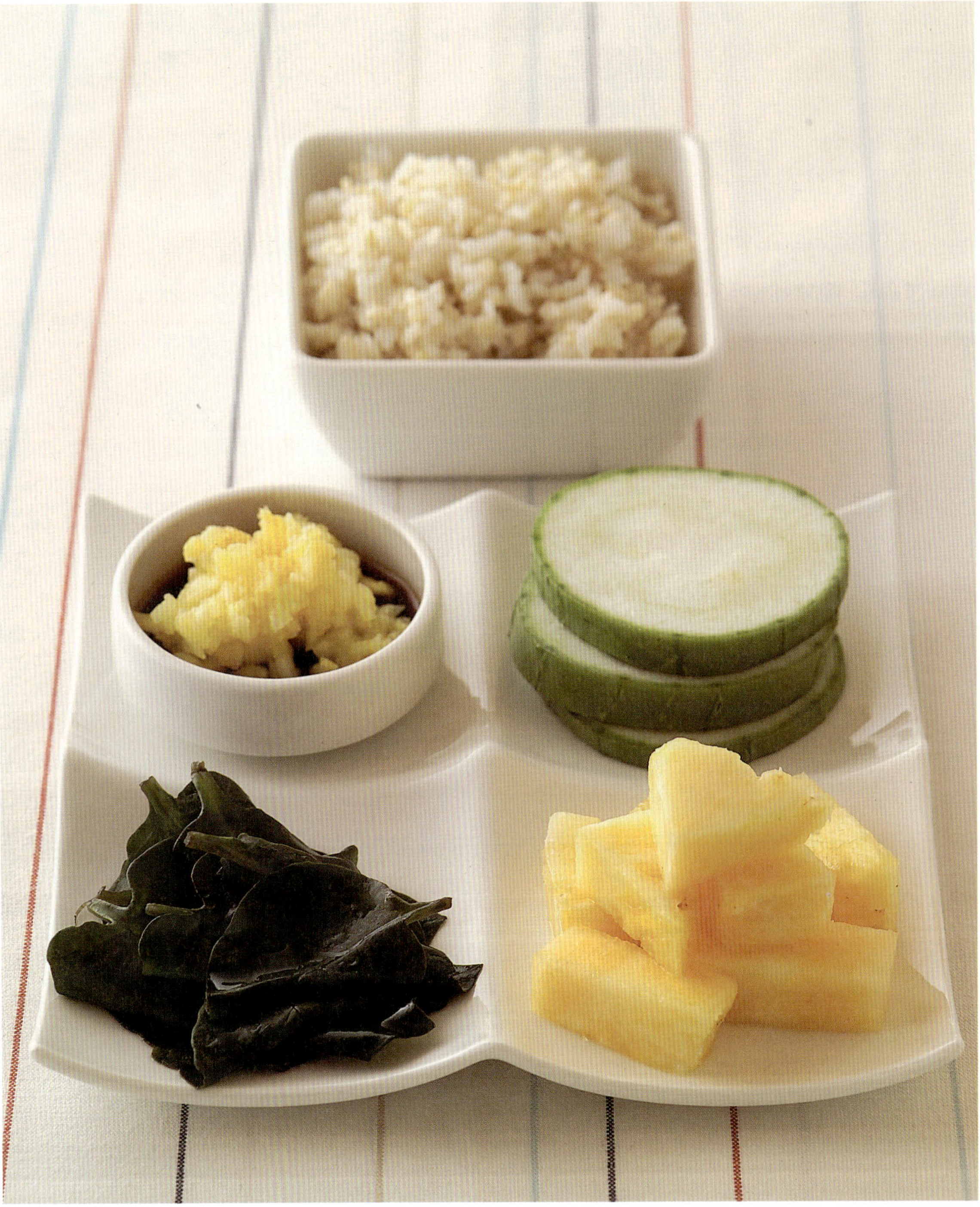

튼튼한 장을 만드는 여름 점심상 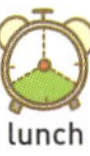

●●●● 응용 레시피 5

장에 좋고 열을 식혀주는 여름철 점심 식단

이 식단은 몸 안의 건조한 기운을 없애주고 열을 식혀주며 혈압을 낮춰준다. 파인애플은 조증(燥症)을 치료하고 해열 효과가 있으며 혈압을 낮춰주고 설사를 치료해준다. 수세미 열매는 열을 식혀주고 담(痰)을 삭여 준다.

🍂 재료

흰쌀과 현미를 1:1 비율로 섞은 잡곡밥 1공기, 수세미 열매 1개(약 150g), 공심채 1줌, 파인애플 1조각

🥛 소스

파인애플 소스 : 파인애플 1조각을 곱게 다져 조선간장을 약간 넣는다.

🥣 만드는 법

1. 파인애플은 깍둑썰기를 하고 수세미 열매는 껍질을 벗겨 가로로 썰어 둔다. 공심채는 잘 씻어 준비한다.

2. 끓는 물에 공심채를 넣고 살짝 데친다(바로 꺼낸다). 수세미 열매는 날로 먹는다. 준비된 재료를 그릇에 담고 파인애플 소스를 뿌려 잡곡밥, 파인애플과 함께 맛있게 먹는다.

📋 제철음식 건강비법

• 소화 기관이 약하거나 체질이 차고 습한 사람은 파인애플을 많이 먹지 않는 것이 좋다.

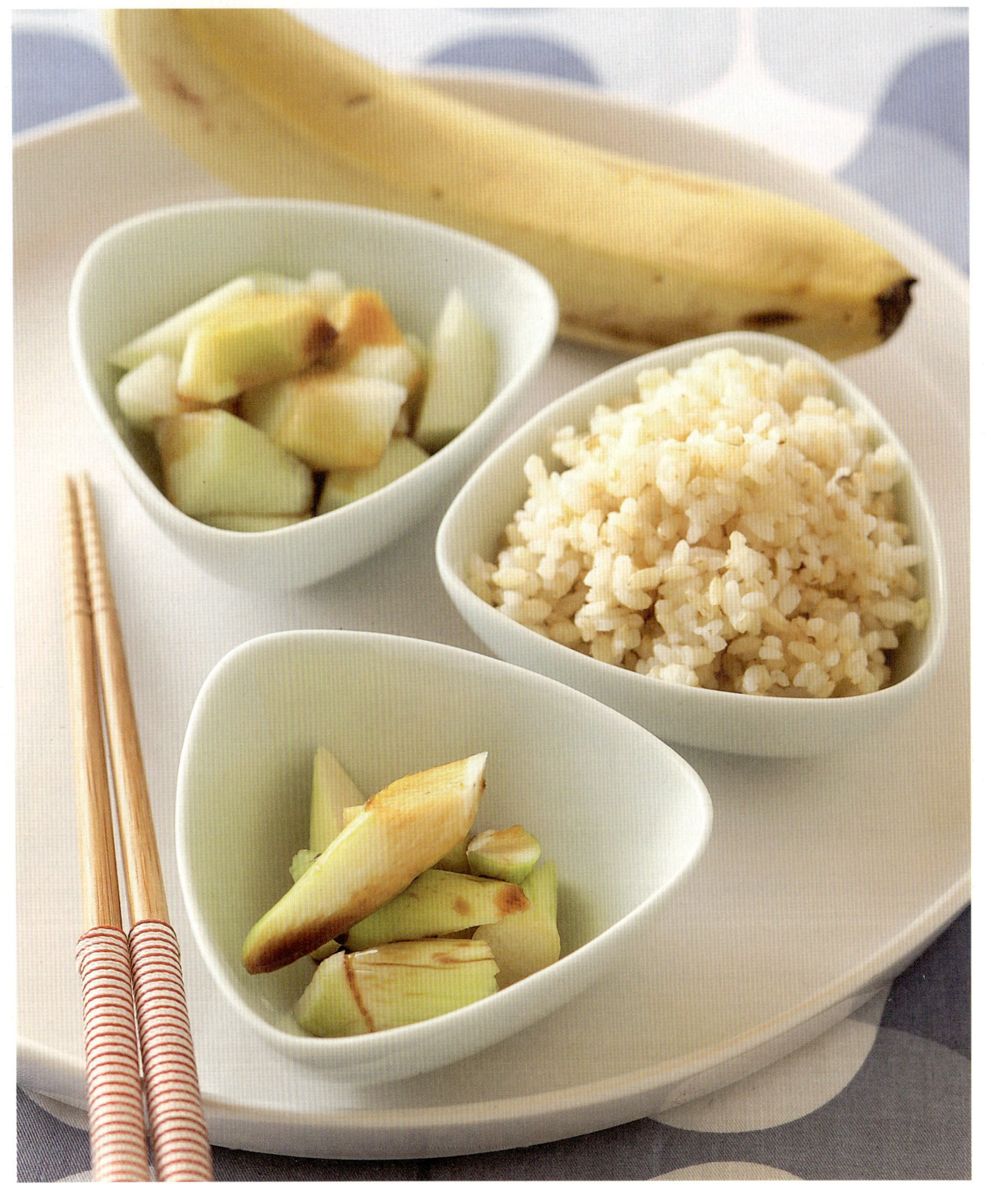

갈증을 해소하는 여름 저녁상

dinner

● ● ● ● **응용 레시피 5**

답답함을 없애주고 갈증을 해소하는 여름철 저녁 식단

이 식단은 답답함을 해소해주고 갈증 해소 및 해열, 해독 효과가 있다.

🍂 재료

흰쌀과 현미를 1:1 비율로 섞은 잡곡밥 1공기, *줄풀 1줄기(약 150g), *연근 1토막(약 150g), 바나나 1개

🥛 소스

조선간장 약간

🥣 만드는 법

1. 연근과 줄풀을 먹기 좋은 크기로 잘라 둔다.

2. 끓는 물에 줄풀을 넣고 반 정도 익혀준다(약 10~15초). 연근은 80% 정도 익힌다(약 30초). 준비된 재료를 그릇에 담고 조선간장 소스를 뿌려 잡곡밥, 바나나와 함께 맛있게 먹는다.

📋 제철음식 건강비법

• 저녁 8시 이후에는 채소를 먹지 않는 것이 좋다.

• 신장병 환자, 결석 환자는 줄풀은 많이 먹지 않는 것이 좋다.

• 비장, 위장, 폐, 신장이 허하고 약한 사람은 바나나를 먹지 않는다.

* 한국에서 생산되지 않는 일부 품종은 다른 재료로 대체하였습니다.
　그림과 다른 부분이 있어도 레시피를 따라 드시면 됩니다.

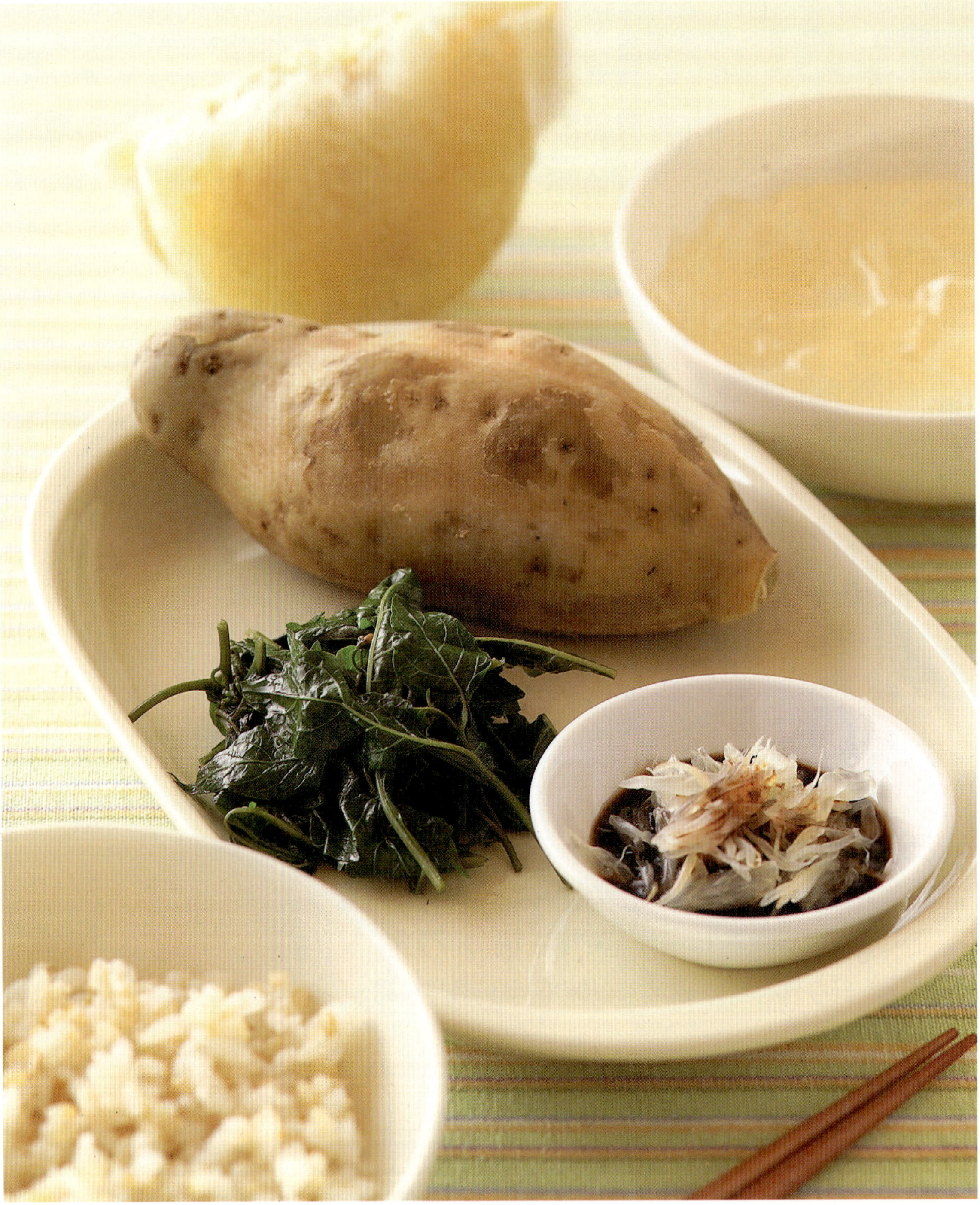

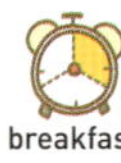

매끈한 피부를 만드는 가을 아침상

열을 식혀주고 피부 미용에 좋은 가을철 아침 식단

이 식단은 열을 식혀주고 배변을 촉진하며 피부 미용에 좋다. 유자는 음식의 소화와 배변을 촉진하며 기운을 소통시킨다. 까마중은 허열(虛熱: 허하여서 생긴 열)을 없애주고 부종을 제거해주며 타박상 및 염좌를 치료해준다.

재료

고구마 1개(밥공기로 약 2/3분량), 흰쌀과 현미를 1:1 비율로 섞은 잡곡밥 1/3공기, 까마중 1줌(약 100g), 유자 1/4개

소스

유자 소스 : 유자 한 쪽의 과육을 잘게 부숴 조선간장을 몇 방울 넣는다.

만드는 법

1. 까마중은 먹기 좋은 크기로 썰어준다. 유자는 껍질을 제거하고 과육만 준비해둔다. 고구마는 껍질째 씻어 전기밥솥에서 찐다.

2. 끓는 물에 까마중을 넣고 완전히 익힌 후 건져 낸 다음 유자 소스를 뿌려준다. 고구마, 잡곡밥, 유자와 함께 맛있게 먹는다.

제철음식 건강비법

• 흰쌀밥과 현미밥의 비율은 9:1에서 5:5 사이에서 조절하는 것이 좋다.

• 두 가지 종류의 채소를 먹을 때는 둘 다 날로 먹도록 한다.

• 채소와 과일을 먼저 먹고 나서 고구마와 밥을 먹는 것이 좋다.

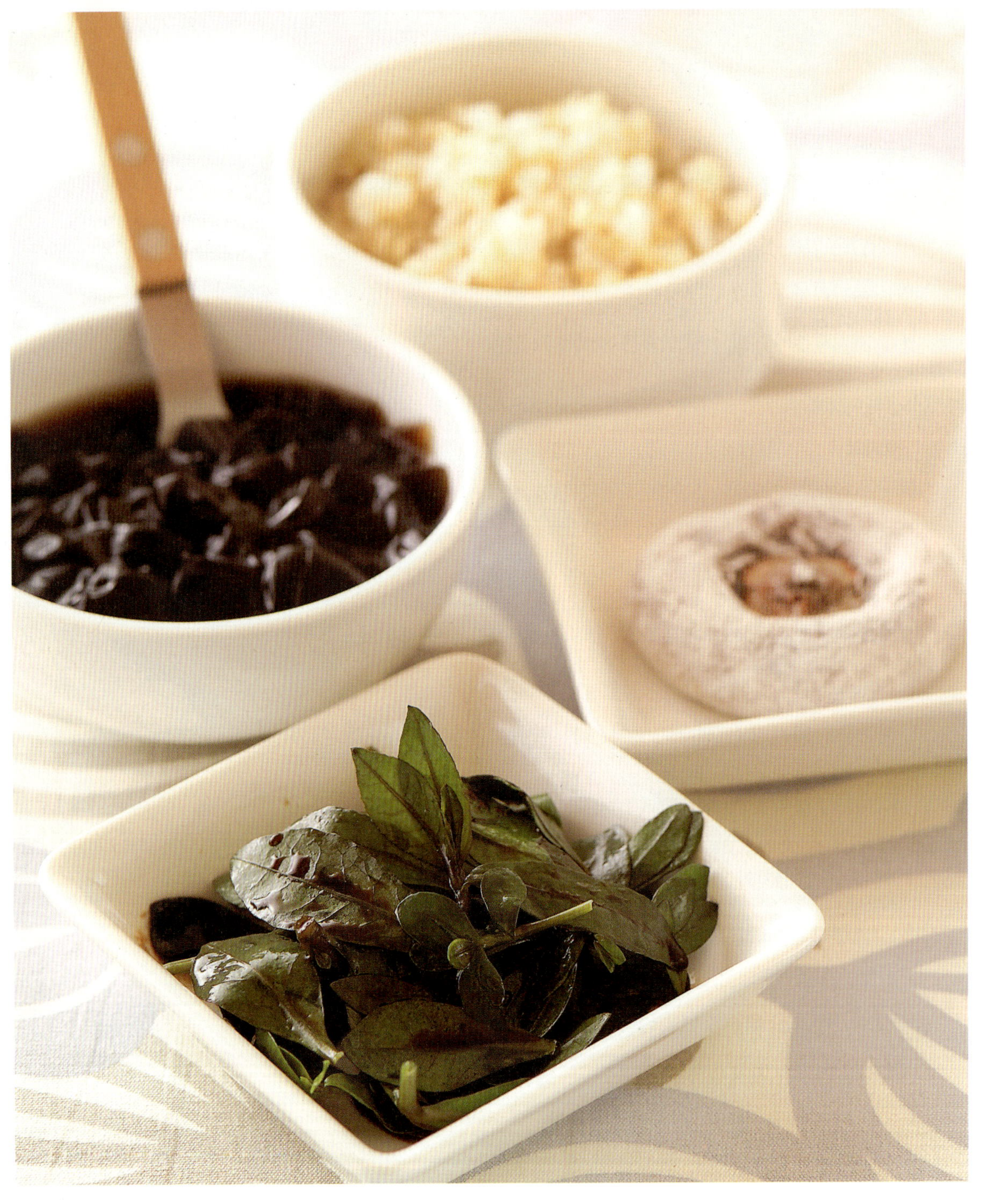

몸을 촉촉하게 하는 가을 점심상 lunch

건조함을 없애주는 가을철 점심 식단

이 식단은 좋은 기를 보충해주고 열을 식혀주며 부스럼을 없애줄 뿐만 아니라 마른 몸을 적셔주고 혈압을 낮춰준다. 펄스레인은 열을 내려주고 몸의 건조한 기운을 없애주며 혈압을 내려준다. 감은 해열 작용을 하며 허약해진 정기와 기혈을 보(補)해준다.

재료

흰쌀과 현미를 1:1 비율로 섞은 잡곡밥 1공기, 펄스레인 1줌(약 100g), 감 1개(싱싱할수록 좋음)

소스

조선간장 약간

만드는 법

1. 끓는 물에 펄스레인을 넣고 반 정도 데친다.

2. 데친 펄스레인을 그릇에 담고 조선간장 소스를 뿌려준다. 잡곡밥, 감과 함께 맛있게 먹는다.

제철음식 건강비법

• 이 식단은 새우, 고구마, 식초 등과 함께 먹지 않는 것이 좋다.

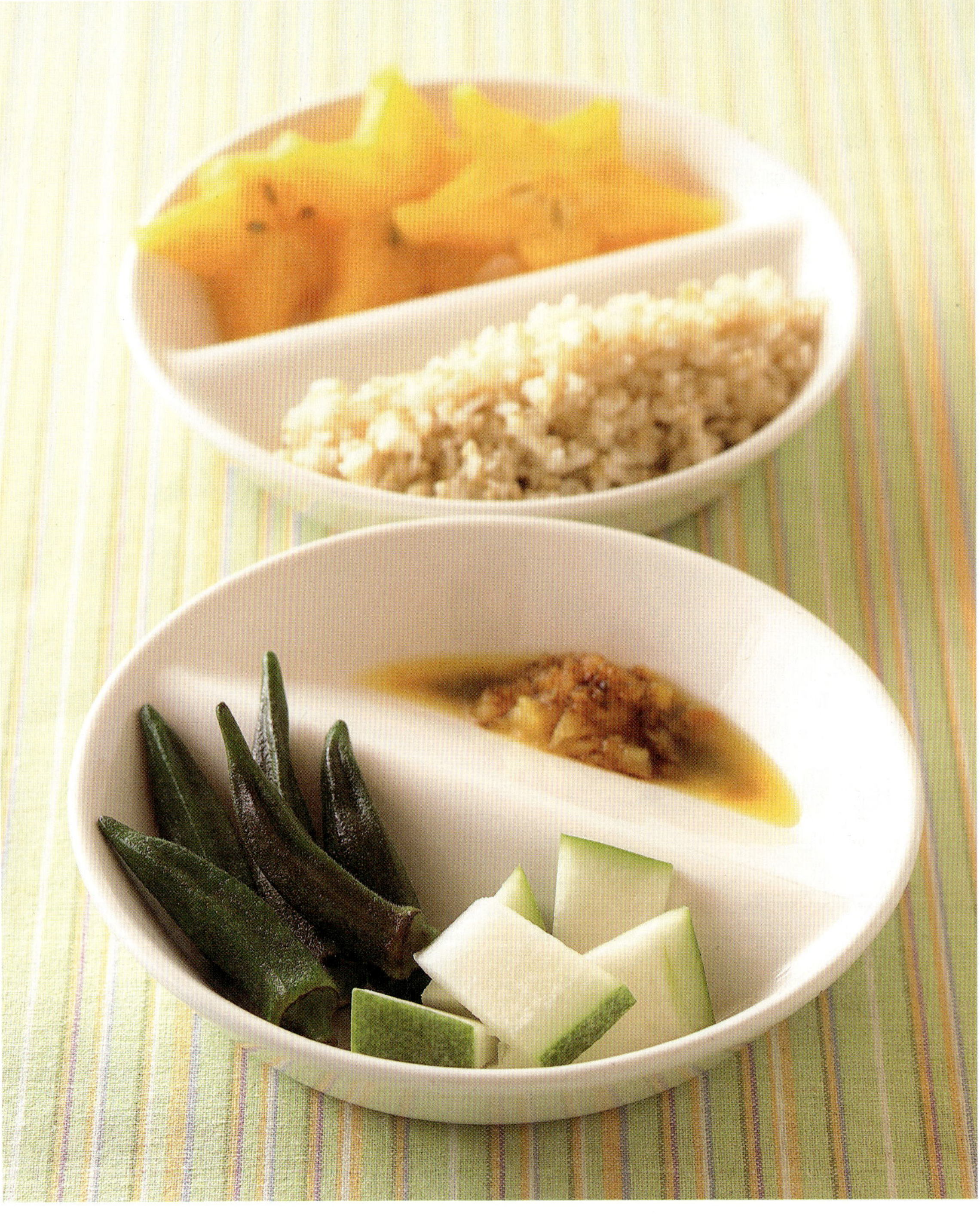

지친 몸을 생기 있게 하는 가을 저녁상

dinner

더위로 인한 질환을 없애는 가을철 저녁 식단

이 식단은 열을 식혀주기 때문에 더위로 인한 질환을 없애는 데 도움이 된다. 오크라는 목 안이 아픈 증상을 치료하고 요도염에 좋다.

🍂 재료

흰쌀과 현미를 1:1 비율로 섞은 잡곡밥 1공기, *오크라 5~8줄기(약 100g), 동아호박 1개 (약 150g), **배 1개

🥛 소스

배 소스 : 배 1조각의 과육을 간 다음 조선간장 몇 방울을 넣는다.

🥣 만드는 법

1. 오크라는 껍질째로 씻어둔다. 동아호박도 껍질째 씻은 후 씨를 제거하고 나박썰기 한다. 배는 깨끗이 씻은 다음 가로로 썰어서 준비해둔다.

2. 끓는 물에 오크라를 넣고 30% 정도 익힌다(약 2~3초). 동아호박은 익히지 않고 날로 먹는다. 준비된 재료를 그릇에 담고 배 소스를 뿌려 잡곡밥과 함께 맛있게 먹는다.

📒 제철음식 건강비법

- 저녁 8시 이후에는 채소를 먹지 않는 것이 좋다.
- 체질이 찬 사람은 동아호박을 많이 먹지 않는 것이 좋다.

* 수입 품종은 한국의 계절과 정확하게 일치하지 않을 수도 있습니다.

** 한국에서 생산되지 않는 일부 품종은 다른 재료로 대체하였습니다. 그림과 다른 부분이 있어도 레시피를 따라 드시면 됩니다.

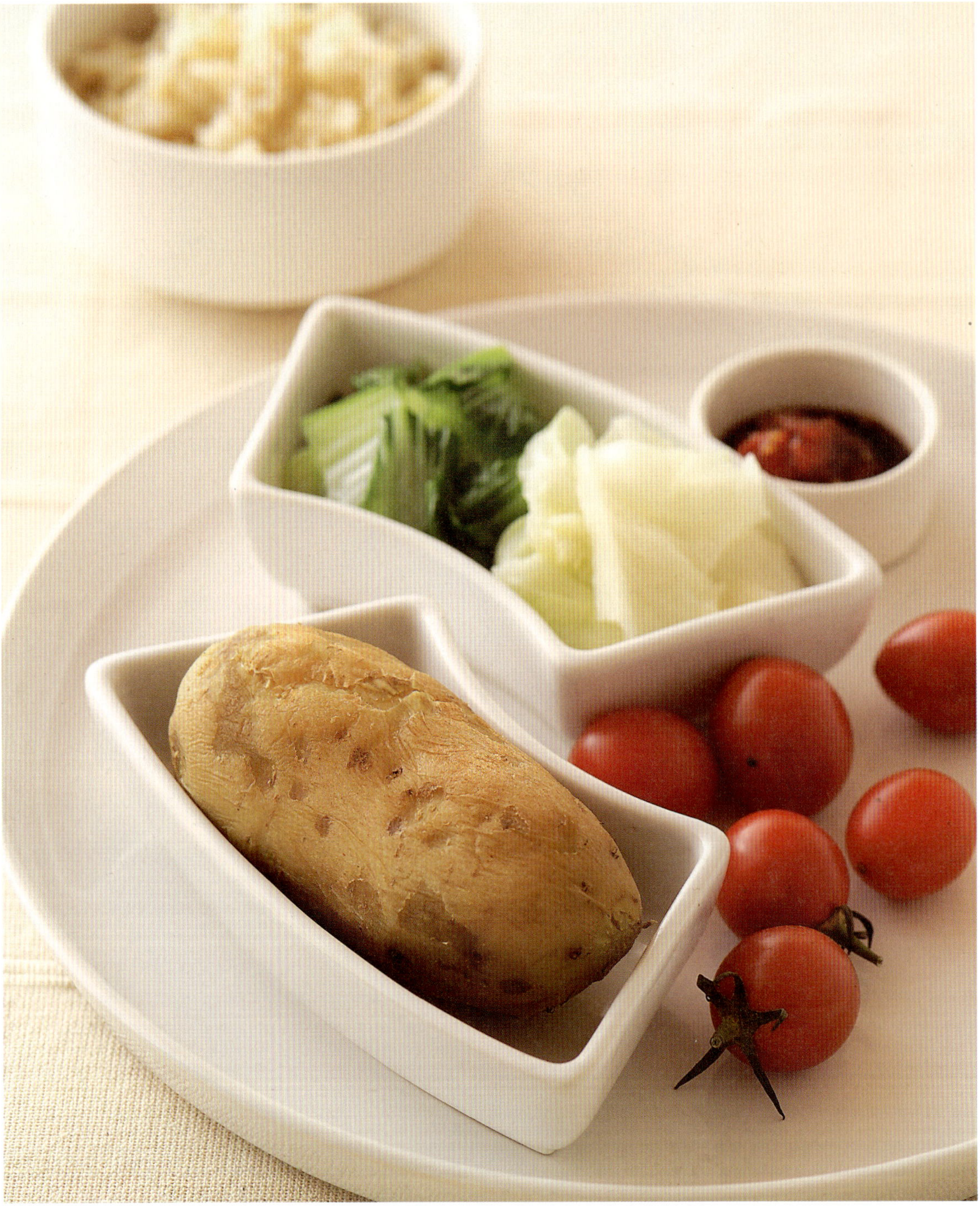

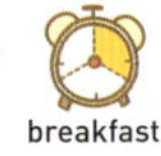

위와 장을 튼튼하게 하는 겨울 아침상

응용 레시피 5

장을 좋게 하고 열을 식혀주는 겨울철 아침 식단

이 식단은 소화를 돕고 열과 혈압을 내려준다. 양배추는 위를 튼튼하게 해주고, 청경채는 소화를 돕는다. 토마토는 항암 효과가 있으며 혈압을 낮춰주고 소화를 돕는다.

재료

고구마 1개(밥공기로 약 2/3분량), 흰쌀과 현미를 1:1 비율로 섞은 잡곡밥 1/3공기, 양배추 1/8통(약 150g), 청경채 1줌(약 150g), *방울토마토 10개

소스

토마토소스 : 방울토마토 2개를 잘게 썰어 조선간장을 약간 넣는다.

만드는 법

1. 양배추는 먹기 좋은 크기로 찢고 청경채는 작게 썬다. 고구마는 껍질째로 전기밥솥에 찐다.

2. 끓는 물에 양배추를 넣고 반 정도 익혀준다(약 2~3초). 청경채는 30% 정도 익힌다(끓는 물에 넣었다가 바로 꺼낸다). 준비된 재료를 그릇에 담고 토마토소스를 뿌려 고구마, 잡곡밥, 방울토마토와 함께 맛있게 먹는다.

제철음식 건강비법

• 흰쌀밥과 현미밥의 비율은 9:1에서 5:5 사이에서 조절하는 것이 좋다.

• 두 가지 종류의 채소를 요리해 먹을 때는 둘 다 날로 먹는 것이 좋으나 잎채소는 데쳐 먹는 것이 좋다.

• 채소와 과일을 먼저 먹고 나서 전분류를 먹는 것이 좋다.

* 한국에서는 겨울에 제철 과일과 채소가 거의 없으므로 겨울과 가까운 계절의 재료를 섭취하시면 됩니다.

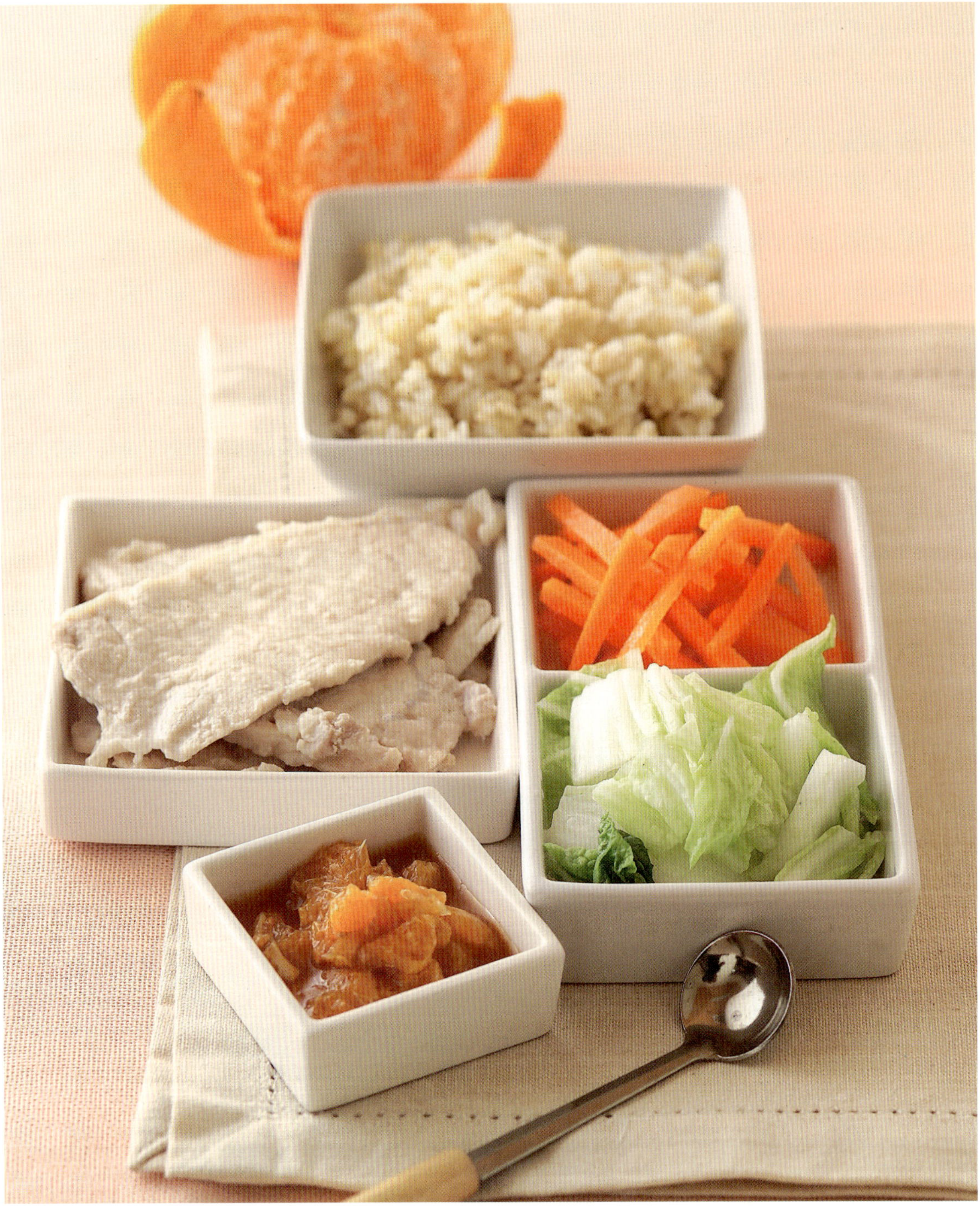

허한 기운을 몰아내는 겨울 점심상 

허한 기운을 몰아내는 겨울철 점심 식단

이 식단은 허한 기운을 몰아내고 좋은 기를 채워준다. 더불어 열을 식혀주고 장의 활동을 도와 배변이 잘 되게 한다. 배추는 열을 내려주고 배변 활동을 도와주며 다이어트 효과가 있다.

🍂 재료

흰쌀과 현미 잡곡밥 1공기, 얇게 썬 돼지고기 등심 1~3조각(약 150g), 배추 1/8통(약 150g), 당근 1개(약 150g), 귤 1개

🪣 소스

귤 소스 : 귤 2조각의 과육을 으깨서 조선간장을 약간 넣는다.

🍵 만드는 법

1. 배추는 먹기 좋은 크기로 썰고 홍당무는 채 썬다.

2. 끓는 물에 배추를 넣고 반 정도 익힌다(약 15~20초). 돼지고기는 약한 불로 굽는다. 준비된 재료를 그릇에 담고 귤 소스를 뿌려 잡곡밥, 귤과 함께 맛있게 먹는다.

📄 제철음식 건강비법

• 알레르기나 천식이 있거나 기침을 자주 하고 가래가 끼는 사람은 귤을 많이 먹지 않는 것이 좋다.

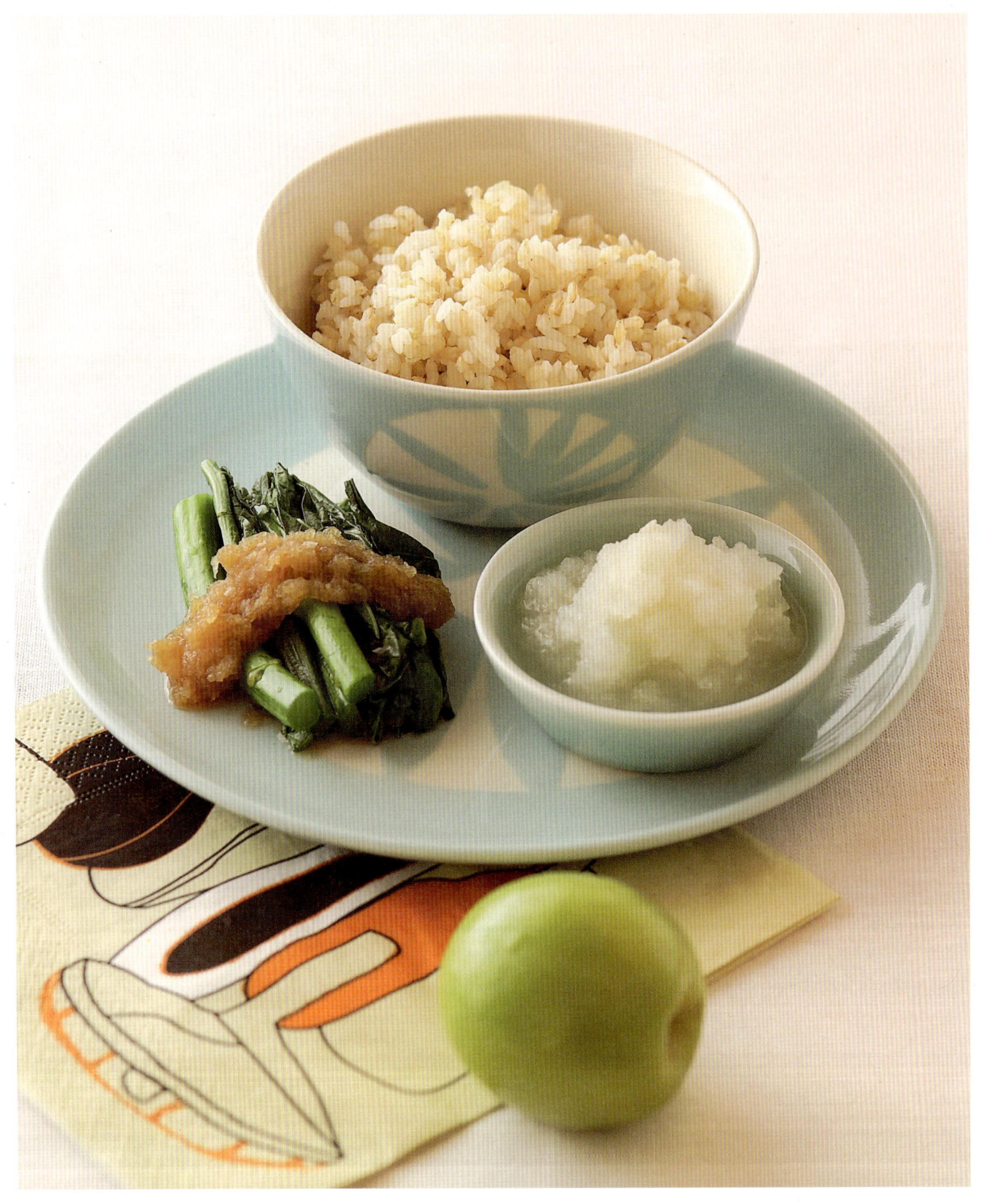

혈압을 낮춰주는 겨울 저녁상

혈압을 낮춰주는 겨울철 저녁 식단

이 식단은 더운 피를 식혀주고 열로 인한 질환을 해소해준다. 또한 혈압을 낮추고 지방을 분해하며 붓기를 제거하는 등 다이어트에도 효과가 있다.

재료

흰쌀과 현미 잡곡밥 1공기, 순무 1개(약 150g), 적겨자 1줌(약 150g), 대추 1개

소스

순무 소스 : 순무 1조각을 강판에 갈아 조선간장을 약간 넣는다.

만드는 법

1. 적겨자는 먹기 좋은 길이로 썰어 끓는 물에 반 정도 익힌다(약 4~5초).

2. 순무는 강판에 갈아 둔다. 준비된 재료를 그릇에 담고 소스를 뿌려 잡곡밥, 대추와 함께 맛있게 먹는다.

제철음식 건강비법

- 저녁 8시 이후에는 채소를 먹지 않는 것이 좋다.

- 대추는 꼭꼭 씹어 천천히 먹고 삼키지 않도록 주의한다.

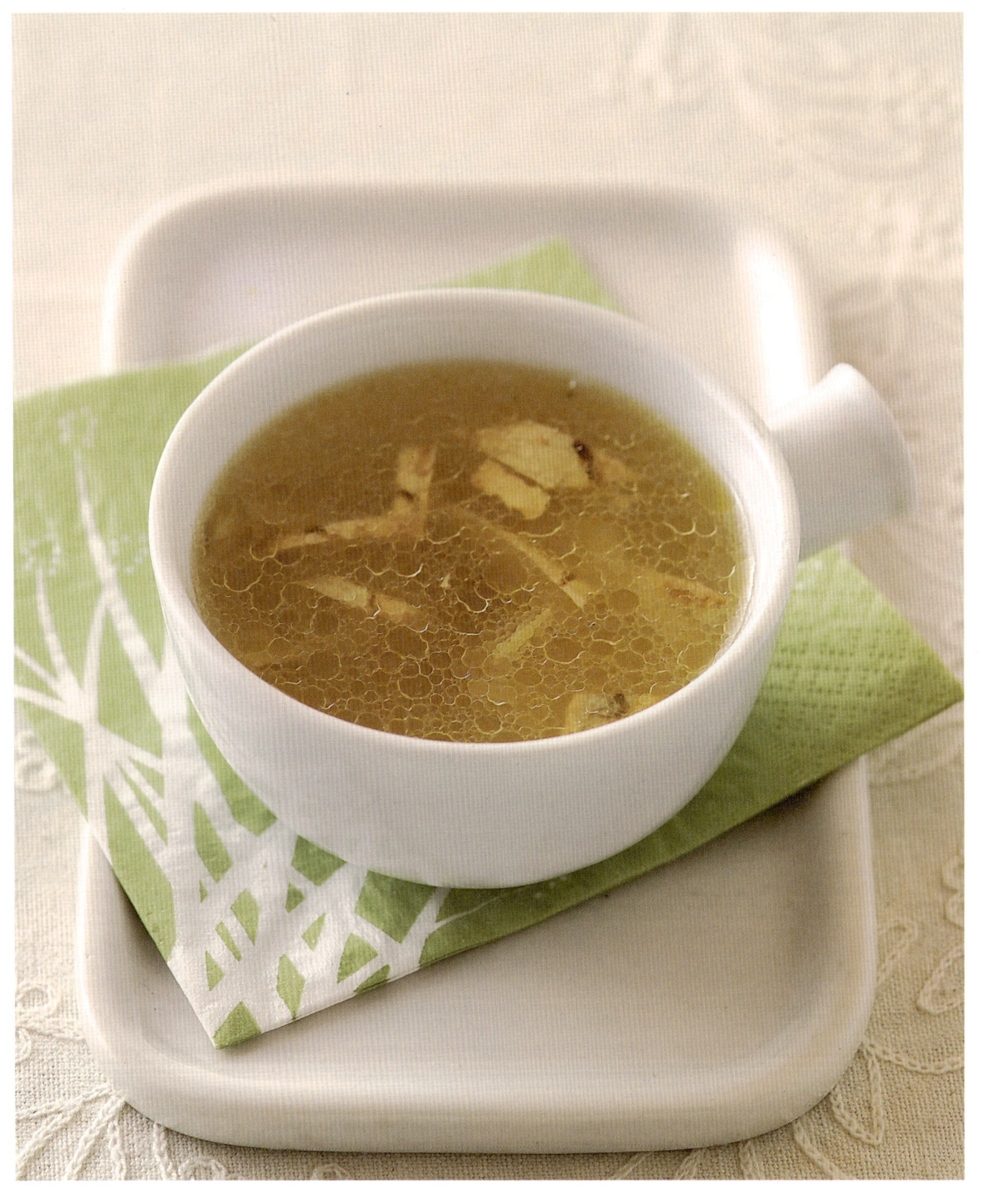

젊어지고 싶은 여성을 위한 회춘 생강술

●●● 회춘 생강술

영원히 젊음을 유지하고 싶은 여성이라면 회춘 생강술을 절대 놓치지 말라!

매달 생리가 시작하기 7일 전부터 7일 동안 매일 300cc의 회춘 생강술을 챙겨 마시면 생리 증후군을 개선할 수 있을 뿐 아니라 호르몬 분비가 안정된다. 남성이나 폐경기 여성들은 매달 고정적으로 날을 정해 연속 7일간 회춘 생강술을 마시면 된다. 하지만 남성이 여성보다 회춘 효과가 7배나 빨리 나타나기 때문에 여성은 남편을 챙기기 전에 자신부터 챙겨야 한다.

건조하고 열이 많은 체질은 여린 생강, 참기름, 술로 회춘 생강술을 만드는데 재료는 모두 조금씩 넣도록 한다. 허하고 열이 많은 체질은 늙지도 여리지도 않은 생강, 참기름, 술로 만들되 재료는 적당량을 넣는다. 차가운 체질은 늙은 생강, 검은깨 기름, 술로 만들고 재료는 모두 적당량을 넣는다. 레피시에 들어가는 재료는 제철인 것을 사용한다. 물과 술의 비율은 2:1을 넘지 않도록 한다.

🍂 재료

생강 5개, 참기름 1큰술, 쌀로 담근 술 100cc, 물 200cc

🍵 만드는 법

프라이팬을 달군 후 참기름을 붓는다. 생강을 프라이팬에 넣고 노랗게 될 때까지 볶아준다. 생강이 노랗게 되면 술과 물을 붓고 알코올이 날아갈 때까지 생강술을 끓여준다. 뜨거울 때 바로 마시면 된다.

📑 제철음식 건강비법

- 차가운 체질인 사람은 참기름 대신 검은 참깨 기름을 사용하는 것이 좋다.
- 회춘 생강술은 오전 10~12시, 오후 3~5시에 마시는 것이 가장 좋다.
- 기온이 25℃ 이하일 때에는 계절에 맞는 육류를 넣고 끓여도 좋다.

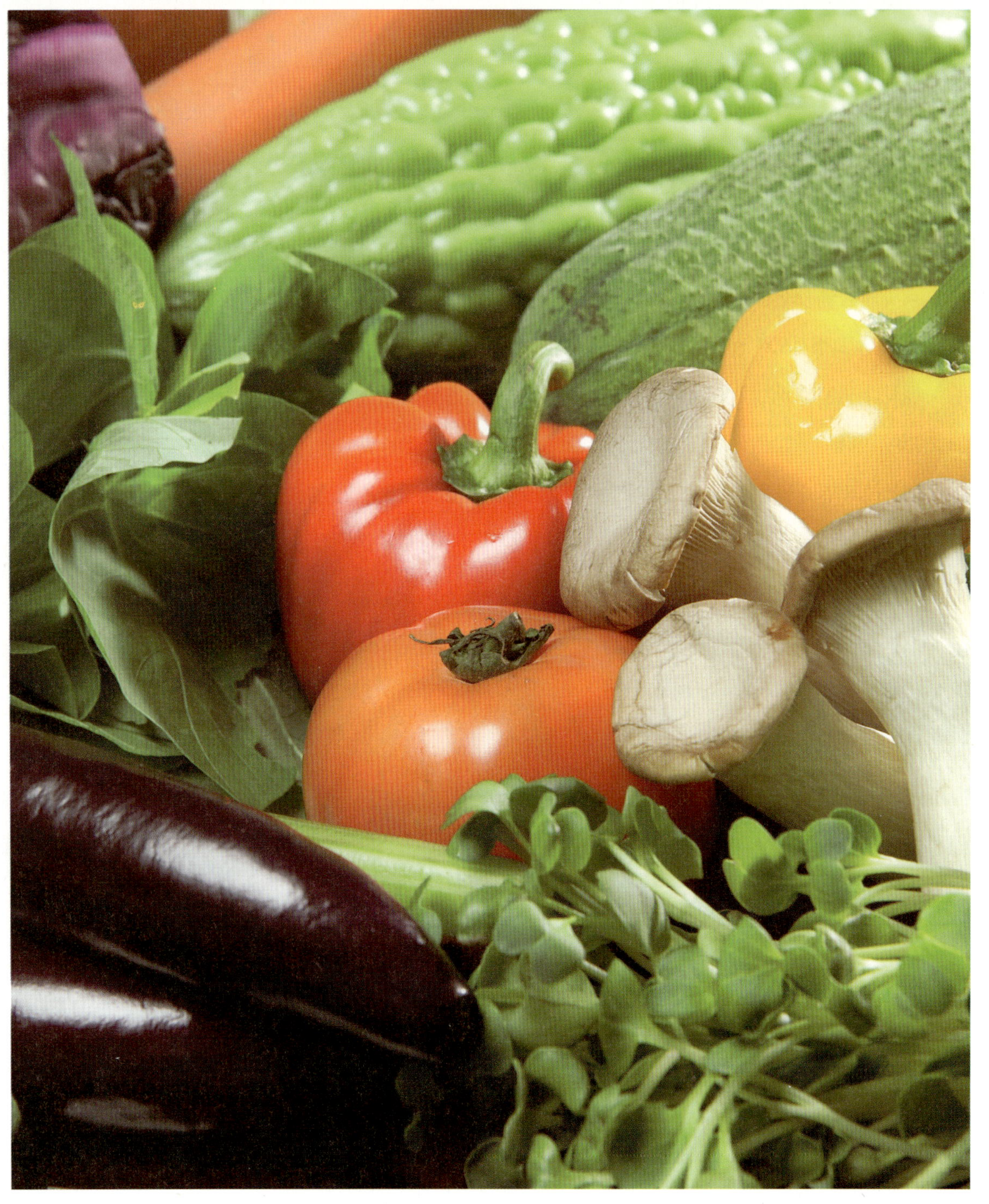

똑소리 나는 외식 노하우

똑소리 나는 아침 외식 노하우

직장인 중에는 고구마 식사를 실천하는 것이 그리 쉽지만은 않다고 고백하는 사람도 있다. 직장인들은 아침에 일어나서 씻고 출근하는 것만으로도 시간이 빠듯한 게 사실이다. 하지만 건강을 위해서 조금 일찍 자고 일찍 일어나는 것을 습관으로 삼도록 하자.

그래도 정 바빠서 힘들다고 하는 사람들을 위해 더 간단한 방법을 소개하겠다. 마트에서 파는 주먹밥을 이용하면 된다. 주먹밥은 가까운 편의점에서 구매하고, 고구마는 한꺼번에 사다가 껍질째로 찐 다음 밀폐 용기에 담아 냉장실에 보관한다. 그리고 필요할 때마다 조금씩 꺼내 데워 먹으면 된다. 신선한 고구마를 먹으려면 고구마를 3일 이상 보관하지 않도록 주의한다. 생고구마는 냉장 보관해서는 안 된다.

똑소리 나는 점심, 저녁 외식 노하우

외식을 할 때 선택할 수 있는 음식의 종류는 매우 다양하다. 때문에 자칫 자신의 체질에 맞지 않는 '금기 음식'을 먹게 될 수도 있다. 따라서 먼저 이 책의 89쪽에 있는 체질 평가표에서 자신의 체질 경향을 찾는다. 그 다음 이 책의 5부에서 체질에 맞는 응용 레시피를 찾는다. 그리고 자신에게 잘 맞는 식재료가 무엇인지 잘 기억해둔다. 이렇게 하면 외식을 자주 하더라도 자신에게 맞는 재료로 만든 음식을 선택해 먹음으로써 건강해질 수 있다.

주식은 꼭 쌀밥으로 해야 하고, 식사를 할 때는 항상 든든히 먹어 두어야만 양질의 전분이 몸에 충분한 열량을 공급해줄 수 있다.

고구마 식사법에 대하여

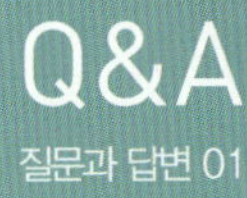

Q&A
질문과 답변 01

Q&A
질문과 답변 02

Q&A
질문과 답변 03

빨간 고구마나 호박 고구마와 같이 품종이 다르면 효능이 달라지나요?

고구마는 품종에 상관없이 효능은 거의 비슷합니다. 외형, 색깔, 크기, 질감 등이 조금씩 다르다 해도 영양 가치는 별반 차이가 없습니다. 따라서 고구마를 드실 때 굳이 품종을 가려서 드시지 않아도 됩니다.

싹이 난 고구마를 먹어도 되나요?

고구마는 감자와 달리 싹이 나도 독이 없기 때문에 안심하고 먹어도 좋습니다. 그래도 고구마의 싹은 떼어 내고 드십시오.

저는 위궤양 환자여서 위산이 불규칙적으로 과다하게 분비됩니다. 그래서 의사 선생님께서 섬유질이 너무 거친 음식은 먹지 말라고 하셨는데, 고구마를 껍질째 먹어도 될까요? 섬유질이 너무 거칠지는 않나요?

위궤양, 위산 과다 혹은 위산이 불규칙적으로 분비되는 분들은 고구마를 쪄서 껍질을 벗겨내고 먹는 것이 좋습니다. 군고구마는 몸에 좋지 않습니다.

위에 가스가 자주 차는 사람도 고구마 식단대로 식사해도 될까요?

위에 가스가 자주 차는 분들은 당분간 고구마 대신 쌀밥을 먹는 것이 좋습니다. 그러다가 위에 가스가 차는 증상이 좀 없어지고 난 후에 다시 고구마 식단대로 식사를 시작하십시오.

고구마를 먹으면 방귀가 자주 나오지 않나요? 아침부터 고구마를 먹고 출근했다가 사무실에서 방귀를 뀌게 되면 어떻게 하나요?

소화가 잘 안 되는 분들은 고구마를 먹으면 방귀를 자주 뀌게 됩니다. 하지만 이것은 좋은 현상입니다. 아침에 고구마를 먹고 채소 2종류에 과일 1종류를 함께 먹으면 방귀 냄새가 그리 독하지 않을 것입니다. 또 고구마를 먹으면 배에 가스가 차는 증상을 없앨 수 있습니다. 하지만 소화 기관이 약한 분들은 점심 이후에 고구마를 먹으면 공기 오염을 일으킬 수 있다는 점에 유의하세요.

아침에 항상 시간이 부족해서 요리를 하지 못하는데요. 이때 고구마만 먹어도 될까요? 이렇게 하면 효과가 없을까요?

건강 개선 효과를 네 달 안에 바로 보시려는 것이 아니면 고구마만 먹어도 무방합니다. 하지만 몸이 좋아지는 효과는 조금 덜할 수 있습니다.

고구마 아침 식단으로 식사할 때 반드시 쌀밥과 함께 먹어야 하나요? 혹시 먼저 고구마를 먹고 조금 있다가 쌀밥과 채소나 샐러드를 먹어도 되나요? 저는 혼자 살고 있기 때문에 평소에 밥을 해먹지 않습니다. 그래서 먼저 고구마를 먹고 사무실에 출근해서 도시락을 사다가 밥을 먹는데요. 이렇게 해도 효과에는 영향이 없나요?

따로 먹어도 됩니다. 하지만 정오 전에는 식사를 다 마치셔야 합니다.

저는 식사를 할 때 음료수를 같이 마셔야만 음식이 넘어갑니다. 고구마 아침 식단으로 식사할 때 커피나 다른 음료수를 마셔도 되나요? 음료수를 마셨을 경우 효과에 영향을 미칠까요? 저는 아침에 두유, 커피, 우유, 밀크티, 요구르트, 신선한 과일 주스 등 음료와 함께 먹는데요.

물이 가장 좋은 음료입니다. 커피, 주스, 야채즙은 모두 직접 씹어 먹는 채소, 과일의 효과와 비교가 안 됩니다.

고구마 아침 식단으로 식사할 때 반드시 쌀밥과 함께 먹어야 하나요? 혹시 다른 식품으로 대체할 만한 것이 있을까요? 빵이나 죽, 계란볶음밥 등을 대신 먹어도 되나요?

쌀국수 같은 쌀 가공식품으로 쌀밥을 대신할 수 있습니다. 하지만 쌀밥이 효과가 제일 좋습니다. 죽은 위장을 건강하게 하는 데에는 별다른 도움이 되지 못하며 그 외 쌀이 아닌 다른 식품들도 좋지 않습니다. 기온이 25℃ 이하일 때는 적당한 양의 밀가루 식품도 좋습니다. 이때 밀가루 식품은 자연율례를 벗어나지 않는 식품이어야 합니다.

고구마 아침 식단에는 전분이 많이 함유되어 있는 것 같은데요. 혹시 이렇게 먹으면 살이 찌지는 않을까요?

전분 자체로는 절대 살이 찌지 않습니다. 하지만 전분에 유지방이나 당분이 많이 함유되어 있는 음식(볶음밥이나 케이크 등)을 먹으면 균형 있게 에너지 소모가 되지 않아 신진대사가 좋지 않은 사람은 살이 찔 수 있습니다.

제가 다니는 직장은 한 달에 몇 번씩은 꼭 야근을 해야 할 때가 있습니다. 게다가 미국이나 유럽 쪽으로 자주 출장을 가는데요. 건강을 지키기 위해서는 어떻게 해야 할까요?

밤에 일이 끝나면 우선 고구마 아침 식단으로 식사를 하고 잠자리에 드세요.

저는 줄곧 비타민이나 다른 건강식품으로 건강을 챙기는 습관이 있는데요. 제철 음식 건강법을 하면서 이러한 건강식품들을 먹으면 문제가 생길까요? 건강식품이 건강에 도움이 될까요?

제철 음식 건강법과 건강식품을 함께 먹어도 둘이 충돌하지는 않습니다. 하지만 자신의 체질에 맞는 건강식품을 선택해 먹어야만 효과를 볼 수 있습니다.

저는 지병 환자라서 오랫동안 약을 복용하고 있습니다. 만약 제철 음식 건강법을 시작하게 된다면 먹던 약을 그만 먹어야 할까요? 만약 약을 계속 먹으면 제철 음식 건강법의 효과에 영향을 미치지 않을까요?

약을 먹으면 제철 음식 건강법의 효과에 영향을 미치기는 합니다. 하지만 병을 고치는 게 우선이기 때문에 병이 낫기 전에는 어떤 약도 끊지 마십시오.

발육 중인 어린이들도 제철 음식 건강법에 따라 식사를 해도 될까요? 만약 아이들에게 우유나 육류를 먹이지 않으면 발육에 문제가 생기지는 않을까요?

모든 사람들이 제철 음식 건강법을 행할 수는 있지만 고기를 먹느냐 마느냐 하는 문제는 개개인의 체질과 기온에 따라서 결정할 문제입니다.
그리고 우유는 건조하고 추운 지역에 사는 사람들의 체질에만 맞습니다. 특히 천식이 있거나 가래가 많이 끼는 분들은 우유를 많이 먹지 않는 것이 좋습니다.

※ 한국의 계절별 평균 기온은 봄 13도, 여름 24도, 가을 16.1도, 겨울 3.2도입니다. 기온이 낮은 겨울(10도 이하)에는 양고기를 먹는 것이 좋고, 봄과 가을(10~20도)에는 소고기를 먹는 것이 좋습니다. 그리고 여름(20~25도)에는 돼지고기를 먹고, 매우 무더운 날씨(25도 이상)일 경우 고기 대신 식물성 기름을 섭취하는 것이 가장 좋습니다(한국의 계절별 평균 기온은 기상청 통계 자료 중 1999~2008년 서울을 비롯한 국내 15개 지역의 기온을 집계한 결과임-편집자 주).

제철 음식 건강법에 따르면 여름에는 고기를 먹지 않는데 임산부들도 고기를 먹지 않는 게 좋은가요? 혹시 고기를 먹지 않으면 산모나 아이의 건강에 영향을 주지 않을까요?

임신부가 제철 음식 건강법을 실천하면 본인뿐 아니라 태아의 건강에도 아주 좋습니다. 임신 기간 동안 고기를 안 먹어도 좋습니다. 하지만 반드시 개개인의 체질과 생리적 반응에 따라 결정해야 합니다.

저는 평소 규칙적으로 헬스클럽에서 운동을 합니다. 혹시 특별히 몸에 좋은 운동법이 있을까요? 혹은 제철 음식 건강법의 효과를 극대화하기에 가장 좋은 운동 시간이 따로 있다면 알려주세요.

배변 후에 운동하는 게 가장 좋습니다. 매일 낮 12~6시가 운동하기에 가장 좋은 시간대입니다. 제철 음식 건강법의 효과를 극대화하려면 유산소 운동을 하시면 됩니다. 처음 5~20분 동안은 유산소 운동이 아닌 근력 운동을 해줍니다. 구체적인 운동 종목이나 운동 시간은 개인의 체질에 따라 다르지만 대체로 매일 3~4회, 1회당 5~20분이 좋습니다.

만성 질환이 있는 환자는 어떤 음식을 먹으면 좋을까요?

세포의 영양소 피라미드 비율에 따라 식사를 하세요. 89페이지의 체질 평가표를 참조하여 자신의 체질 유형을 찾아낸 다음 자신의 체질에 맞는 식단에 따라 식사를 하세요.

암 환자는 어떤 체질에 속하나요? 그리고 어떠한 식단에 맞춰 먹어야 하나요?

암 환자의 체질은 사람마다 다 다릅니다. 역시 세포의 영양소 피라미드의 비율에 맞춰 식사하시고 89페이지의 체질 평가표를 참조해 자신의 체질 유형을 찾아낸 후 자신에게 맞는 식단에 맞춰 식사하십시오. 단, 암 환자들이 공통적으로 먹으면 좋지 않은 음식은 따로 있습니다. 가지, 호박, 토란뿌리, 죽순, 용안, 망고, 리츠, 두리안, 바나나, 버섯류 등입니다.

자연율례 건강 계획표

건강 목표 :

건강해지면 하고 싶은 것 3가지

1.

2.

3.

주의할 사항

1.

2.

3.

식단 계획표

자신의 체질 :

	1일	2일	3일	4일	5일	6일	7일
아침							
점심							
저녁							
체크!							

※ 5부 응용 레시피에서 체질에 맞는 식단을 참고하세요!

※ '체크!' 에는 자신이 일어난 시간과 잠든 시간을 적고, 하루 동안 자연율례 계획을 잘 실천했는지 표시하세요.

　　만일 지키지 못했다면 왜 지키지 못했는지 그 이유를 쓰면 됩니다.

※ '주의할 사항' 에는 '체크!' 에 적었던 지키지 못한 이유를 보고 적어 놓으면 됩니다.

※ 이런 식으로 21일 계획을 세우세요. 21일은 행동이 습관이 되는 기간입니다.

한언의 사명선언문

Since 3rd day of January, 1998

Our Mission · 우리는 새로운 지식을 창출, 전파하여 전 인류가 이를 공유케 함으로써 인류 문화의 발전과 행복에 이바지한다.

· 우리는 끊임없이 학습하는 조직으로서 자신과 조직의 발전을 위해 쉼 없이 노력하며, 궁극적으로는 세계적 콘텐츠 그룹을 지향한다.

· 우리는 정신적, 물질적으로 최고 수준의 복지를 실현하기 위해 노력하며, 명실공히 초일류 사원들의 집합체로서 부끄럼 없이 행동한다.

Our Vision 한언은 콘텐츠 기업의 선도적 성공 모델이 된다.

저희 한언인들은 위와 같은 사명을 항상 가슴속에 간직하고
좋은 책을 만들기 위해 최선을 다하고 있습니다.
독자 여러분의 아낌없는 충고와 격려를 부탁 드립니다.
· 한언 가족 ·

HanEon's Mission statement

Our Mission · We create and broadcast new knowledge for the advancement and happiness of the whole human race.

· We do our best to improve ourselves and the organization, with the ultimate goal of striving to be the best content group in the world.

· We try to realize the highest quality of welfare system in both mental and physical ways and we behave in a manner that reflects our mission as proud members of HanEon Community.

Our Vision HanEon will be the leading Success Model of the content group.